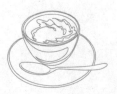

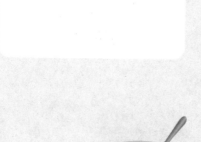
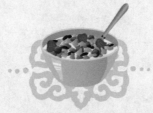

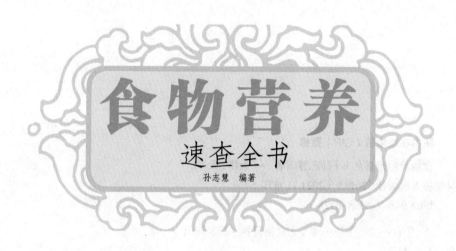

食物营养
速查全书

孙志慧　编著

一部中国家庭必备的营养健康工具书

内容全面 科学权威 简单明了 易学易用

一书在手，让您吃得美味、吃得健康、吃得明白

天津出版传媒集团

天津科学技术出版社

图书在版编目（CIP）数据

食物营养速查全书 / 孙志慧编著 . –– 天津 : 天津
科学技术出版社 , 2013.9（2021.11 重印）

ISBN 978–7–5308–8128–6

Ⅰ . ①食⋯ Ⅱ . ①孙⋯ Ⅲ . ①食物营养–基本知识
Ⅳ . ① R151.3

中国版本图书馆 CIP 数据核字（2013）第 168115 号

食物营养速查全书
SIWU YINGYANG SUCHA QUANSHU

策 划 人：	杨 譞
责任编辑：	孟祥刚
责任印制：	兰 毅
出 版：	天津出版传媒集团 天津科学技术出版社
地 址：	天津市西康路 35 号
邮 编：	300051
电 话：	（022）23332490
网 址：	www.tjkjcbs.com.cn
发 行：	新华书店经销
印 刷：	河北松源印刷有限公司

开本 720×1020 1/16 印张 15 字数 200 000
2021 年 11 月第 1 版第 3 次印刷
定价：45.00 元

前言

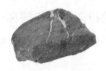

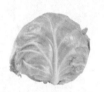

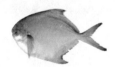

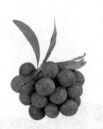

营养是人体从外界吸取的维持生长发育等生命活动所需要的物质，食物则是人体营养最主要的来源。越来越多的人已经认识到健康饮食的重要性。如今，"吃什么"已不具有决定意义。在丰富的食物面前，我们的选择余地前所未有地开阔，甚至有了不知该如何选择的烦恼，人们所关心的不再是"今天你吃了没有"或者"今天你吃什么"，而是"今天你如何吃"。于是，"如何吃"开始成为新的饮食潮流。均衡、合理的饮食可以确保我们拥有一个健康的身体，这也日益成为文明程度的一个标志。适当的饮食调理还能对身体的种种不适和潜在疾病起到辅助治疗的作用，有时可能比药物更有效。现代人的饮食追求，不仅仅是吃得舒服，还要吃得健康，吃得明白。

我们综合中华传统食物养生理论与现代营养知识，引入最先进的健康理念，结合中国人的日常饮食习惯，精心编写了这本《食物营养速查全书》。全书共分为8章，涵盖了日常生活中常见的谷物类、蔬菜类、豆类及豆制品、乳制品、畜肉类、禽蛋类、虫杂类、水产品、果品、调味品、油脂、饮品等，从全新的角度切入健康饮食，给你最科学的指导，最贴心的建议。书中没有任何高深、枯燥的健康医学理论，而是把大家最关注的健康知识融入日常饮食之中，通过"营养价值""食用方法""适宜人群"和"食用量"四个栏目分别介绍了每种食物的功效、食用和烹调的技巧、适合和忌用的人群以及最佳食用量，内容深入简出，简单明了。同时，我们为每种食物都配上了相应的精美图片，使你可以按图索骥。此外，书中还提供了细致的食物营养成分、人体营养生化正常值及正常人每日所需营养素供给量的数据表格，以便你需要的时候可以随心查阅。

最常见的食材，最实用的内容，这不仅是一本健康营养书，更是一本食物营养与健康的指南书，相信你一定可以通过阅读本书知识更全面地了解食物的特性，吃出健康，吃出营养。

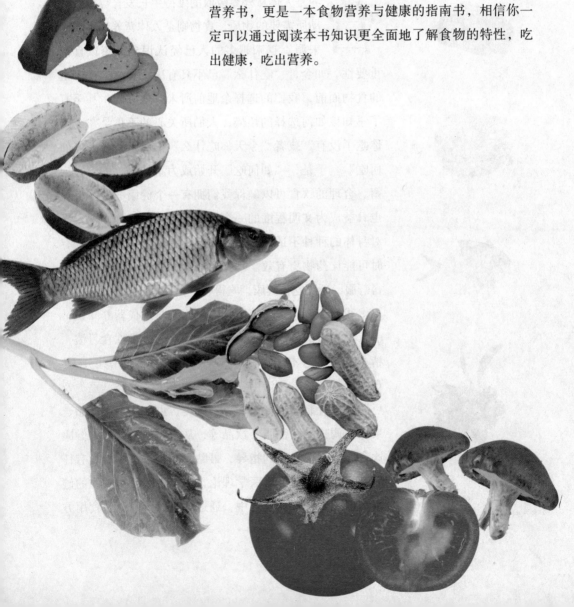

目录

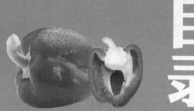

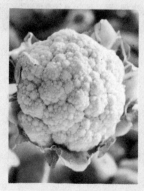

畜肉类、禽蛋类、虫杂类
的营养与饮食健康

畜肉类

禽蛋类

豆类及豆制品、乳制品
的营养与饮食健康

豆类

水产品
的营养与饮食健康

鳞介类

果品
的营养与饮食健康

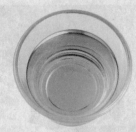

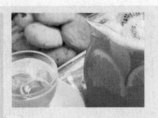

调味品、油脂
的营养与饮食健康

饮品
的营养与饮食健康

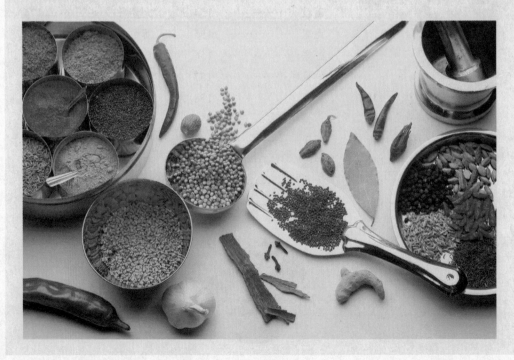

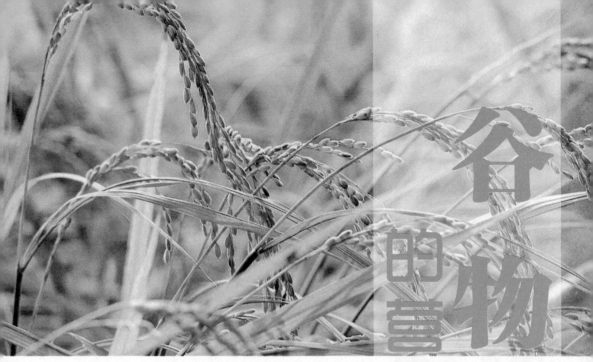

谷物
的营养与饮食健康

谷类食物能为我们提供日常所需的大部分热能及相当数量的 B 族维生素、矿物质和膳食纤维，健康而经济。

淀粉是谷类食物的主要成分，其中的营养素是碳水化合物（即糖类），能被人体迅速氧化分解，从而在短时间内获得大量的热能。谷类也是膳食中 B 族维生素的重要来源，它能促进消化液的分泌，增进食欲。谷物中含有较多的维生素 E，对降低血清胆固醇、防止动脉硬化有一定的保健作用。谷物中含有的纤维素和半纤维素则有利于高血脂、便秘、肠癌、痔疮、糖尿病等的预防。

单纯进食谷类所获取的营养是不全面的。维生素A、维生素C、维生素D缺乏，胡萝卜素的含量也不多；谷类食物内含有的铁、磷元素不易被人体吸收。所以，只有主副食合理搭配，才能真正达到健康的目的。

❀ 谷物类

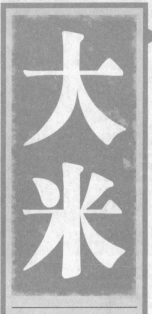

大米

⊙大米是中国人的主食之一，由稻子的籽实脱壳而成。大米中氨基酸的组成比较完全，蛋白质主要是米精蛋白，易于消化吸收。

营养指数

维生素		三大营养素	
维生素 A（微克）	—	蛋白质（克）	7.7
维生素 B_1（毫克）	0.33	脂肪（克）	0.6
维生素 B_2（毫克）	0.08	碳水化合物（克）	76.8
维生素 B_6（微克）	0.2		
维生素 B_{12}（微克）	20	矿物质	
维生素 C（毫克）	8	钙（毫克）	11
维生素 D（微克）	—	铁（毫克）	1.1
维生素 E（毫克）	1.01	磷（毫克）	121
生物素（微克）	220	钾（毫克）	97
维生素 K（微克）	—	钠（毫克）	2.4
维生素 P（微克）	—	铜（毫克）	0.19
胡萝卜素（毫克）	—	镁（毫克）	34
叶酸（微克）	3.8	锌（毫克）	1.45
泛酸（毫克）	0.6	硒（微克）	2.5
烟酸（毫克）	1.5		

热量（千卡*）	343
胆固醇（毫克）	—
膳食纤维（克）	0.6

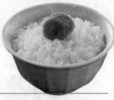

（营养指数中的数值均为每百克食物的含量）

★ 营养价值

大米是 B 族维生素的主要来源，是预防脚气病、消除口腔炎症的重要食疗资源。米粥具有补脾、和胃、清肺功效。米汤能刺激胃液的分泌，有助于消化。用米汤冲奶粉能使奶粉中的酪蛋白形成疏松而又柔软的小凝块，易于消化吸收。

▲ 食用方法

糙米中的矿物质、B 族维生素、膳食纤维含量都较精米高。米粥更易于消化，但制作时不要放碱，以免破坏维生素 B_2。做米饭时要"蒸"不要"捞"，捞饭会损失大量维生素。

◀ 适宜人群

老弱妇孺皆宜。病后脾胃虚弱或烦热口渴的病人更为适宜。产后奶水不足，可用米汤来辅助喂养婴儿。

◉ 食用量

每餐 60 克。

★ 1千卡=4.186千焦。

谷物类 ✿

营养指数

维生素		三大营养素			热量（千卡）	350
维生素 A（微克）	11	蛋白质（克）		9.4	胆固醇（毫克）	–
维生素 B_1（毫克）	0.24	脂肪（克）		1.4	膳食纤维（克）	2.8
维生素 B_2（毫克）	0.07	碳水化合物（克）		75		
维生素 B_6（毫克）	0.05	矿物质				
维生素 B_{12}（微克）	17.3					
维生素 C（毫克）	–	钙（毫克）		25		
维生素 D（微克）	–	铁（毫克）		0.6		
维生素 E（毫克）	0.3	磷（毫克）		162		
生物素（微克）	185	钾（毫克）		127		
维生素 K（微克）	–	钠（毫克）		0.2		
维生素 P（微克）	–	铜（毫克）		0.26		
胡萝卜素（毫克）	–	镁（毫克）		32		
叶酸（微克）	8	锌（毫克）		0.2		
泛酸（毫克）	0.7	硒（微克）		0.32		
烟酸（毫克）	0.47					

（营养指数中的数值均为每百克食物的含量）

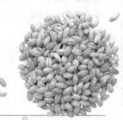

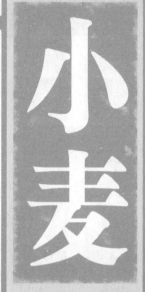

⊙小麦是我国北方人民的主食，营养价值很高，所含碳水化合物约占75%，蛋白质约占10%，是补充热量和植物蛋白的重要来源。

★ 营养价值

进食全麦可以降低血液中雌激素的含量，可防治乳腺癌。小麦粉（面粉）有很好的嫩肤、除皱、祛斑功效。《本草拾遗》中说："小麦面，补虚，实人肤体，厚肠胃，强气力。"《医林纂要》概括了它的四大用途：除烦，止血，利小便，润肺燥。

▲ 食用方法

存放时间适当长些的面粉比新磨面粉品质好，民间有"麦吃陈，米吃新"之说。面粉最好与大米搭配食用。

◖ 适宜人群

所有人都可食用，更年期妇女食用未精制小麦还能缓解更年期综合征。

◎ 食用量

每餐 100 克。

相关记载

法国一家面包厂的工人发现：无论他们年纪有多大，手上的皮肤都既不松弛也无老年斑，甚至还很娇嫩柔滑，原因就是他们每天都要揉小麦粉。

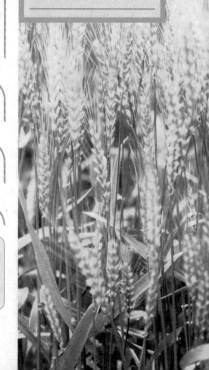

❋ 谷物类

玉米

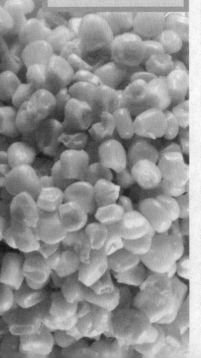

⊙玉米又名包谷、棒子、玉蜀黍，有些地区以它做主食，是粗粮中的保健佳品。

营养指数

维生素		三大营养素			
维生素 A（微克）	63	蛋白质（克）	4	热量（千卡）	196
维生素 B₁（毫克）	0.21	脂肪（克）	2.3	胆固醇（毫克）	–
维生素 B₂（毫克）	0.06	碳水化合物（克）	40.2	膳食纤维（克）	10.5
维生素 B₆（毫克）	0.11				
维生素 B₁₂（微克）	15	矿物质			
维生素 C（毫克）	10	钙（毫克）	1		
维生素 D（微克）	–	铁（毫克）	1.5		
维生素 E（毫克）	1.7	磷（毫克）	187		
生物素（微克）	216	钾（毫克）	238		
维生素 K（微克）	1	钠（毫克）	1.1		
维生素 P（微克）	–	铜（毫克）	0.25		
胡萝卜素（毫克）	0.34	镁（毫克）	96		
叶酸（微克）	12	锌（毫克）	0.9		
泛酸（毫克）	1.9	硒（微克）	1.63		
烟酸（毫克）	1.6				

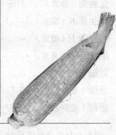

（营养指数中的数值均为每百克食物的含量）

★ 营养价值

　　玉米中的膳食纤维含量很高，能刺激胃肠蠕动、加速粪便排泄，可防治便秘、肠炎、肠癌等。玉米胚尖中所含营养物质能增强人体新陈代谢、调整神经系统、降低血脂，常食长寿。玉米胚尖可使皮肤细嫩光滑，抑制、延缓皱纹产生。玉米须有利尿降压、止血止泻、助消化的作用。玉米油能降低血清胆固醇，预防高血压和冠心病。

▲ 食用方法

　　玉米的许多营养集中在玉米粒的胚尖中，应当全部吃进。
　　玉米蛋白质中缺乏色氨酸，单一食用易发生赖皮病，以玉米为主食的地区应多吃豆类食品。
　　发霉的玉米中含致癌物质，忌食。

◻ 适宜人群

　　所有人都适宜。

◎ 食用量

　　每餐约 100 克。

营养指数

维生素		三大营养素		热量（千卡）	359
维生素A（微克）	17	蛋白质（克）	9.2	胆固醇（毫克）	–
维生素B₁（毫克）	0.67	脂肪（克）	3.2	膳食纤维（克）	1.6
维生素B₂（毫克）	0.12	碳水化合物（克）	73.3		
维生素B₆（毫克）	0.18				
维生素B₁₂（微克）	73	矿物质			
维生素C（毫克）	–	钙（毫克）	9		
维生素D（微克）	–	铁（毫克）	5.6		
维生素E（毫克）	3.63	磷（毫克）	240		
生物素（微克）	143	钾（毫克）	239		
维生素K（微克）	–	钠（毫克）	9		
维生素P（微克）	–	铜（毫克）	0.54		
胡萝卜素（毫克）	0.19	镁（毫克）	107		
叶酸（微克）	29	锌（毫克）	2.08		
泛酸（毫克）	1.7	硒（微克）	4.74		
烟酸（毫克）	1.6				

（营养指数中的数值均为每百克食物的含量）

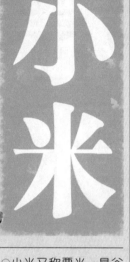

小米

⊙小米又称粟米，是谷子（也叫粟）的籽实脱壳后的产物，由于不需精制，保存了许多维生素和矿物质。

★ 营养价值

小米具有防治消化不良、反胃、呕吐的功效，还可有效地防止血管硬化。常食小米不易患失眠症。小米具有滋阴养血的功效，可使产妇虚寒体质得到调养，帮助她们恢复体力。中医认为小米有清热解渴、健胃除湿、和胃安眠等功效。

▲ 食用方法

宜与大豆或肉类食物混合食用。小米粥不宜太稀薄，与粳米同煮可提高其营养价值。小米的蛋白质营养价值并不比大米更好，因为小米蛋白质的氨基酸组成并不理想，赖氨酸过低而亮氨酸又过高，所以妇女产后不能完全以小米为主食，应注意搭配，以免缺乏其他营养。

◆ 适宜人群

老人、病人、产妇宜用的滋补品。

◎ 食用量

每餐50克。

❋ 谷物类

糯米

⊙糯米又叫江米，中国家常食粮之一。因口感香糯黏滑，常用来制成风味小吃，深受大家喜爱。逢年过节，很多地方都有吃年糕的习俗，正月十五的汤圆也是用糯米粉制成的。

营养指数

维生素		三大营养素	
维生素 A（微克）	–	蛋白质（克）	7.3
维生素 B₁（毫克）	0.19	脂肪（克）	1.4
维生素 B₂（毫克）	0.03	碳水化合物（克）	77.5
维生素 B₆（毫克）	0.04		
维生素 B₁₂（微克）	23	矿物质	
维生素 C（毫克）	–	钙（毫克）	26
维生素 D（微克）	–	铁（毫克）	6.7
维生素 E（毫克）	1.29	磷（毫克）	155
生物素（微克）	120	钾（毫克）	231
维生素 K（微克）	–	钠（毫克）	1.5
维生素 P（微克）	–	铜（毫克）	0.25
胡萝卜素（毫克）	–	镁（毫克）	49
叶酸（微克）	7	锌（毫克）	1.54
泛酸（毫克）	0.5	硒（微克）	2.71
烟酸（毫克）	2		

热量（千卡）	345
胆固醇（毫克）	–
膳食纤维（克）	0.8

（营养指数中的数值均为每百克食物的含量）

★ 营养价值

温暖脾胃，对食欲不佳、腹胀腹泻有一定缓解作用。具有收涩作用，对尿频、盗汗有较好食疗效果。

▲ 食用方法

宜加热后食用，冷食不但口感不好，且不易消化。

◀ 适宜人群

一般人都可食用。

老人、儿童或病人慎食；糖尿病、肾脏病、高血脂或体重过重者少食。

◎ 食用量

每餐约 50 克。

◉ 选购妙招

糯米以放了三四个月的为最好，因为新鲜糯米不太容易煮烂，也较难吸收佐料的香味。

营养指数

维生素		三大营养素		热量（千卡）	339
维生素A（微克）	19	蛋白质（克）	8.9	胆固醇（毫克）	－
维生素B₁（毫克）	0.41	脂肪（克）	2.2	膳食纤维（克）	2.8
维生素B₂（毫克）	0.33	碳水化合物（克）	70.8		
维生素B₆（毫克）	0.54				
维生素B₁₂（微克）	104	矿物质			
维生素C（毫克）	32	钙（毫克）	12		
维生素D（微克）	－	铁（毫克）	1.6		
维生素E（毫克）	0.6	磷（毫克）	179		
生物素（微克）	270	钾（毫克）	256		
维生素K（微克）	－	钠（毫克）	7.1		
维生素P（微克）	－	铜（毫克）	0.15		
胡萝卜素（毫克）	3.87	镁（毫克）	147		
叶酸（微克）	15	锌（毫克）	3.8		
泛酸（毫克）	0.2	硒（微克）	3.2		
烟酸（毫克）	2.3				

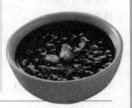

（营养指数中的数值均为每百克食物的含量）

黑米

⊙黑米和紫米都是稻中珍品，营养成分基本相同。锰、锌等矿物质含量较高，又含维生素C、叶绿素、花青素、胡萝卜素及强心甙等特殊成分，比普通大米更具营养。

★ 营养价值

多食可开胃健脾、明目活血、滑涩补精。对少年白发、产后虚弱、病后体虚及贫血、肾虚者均有很好的补养作用。

▲ 食用方法

宜熬粥煮烂食用。

黑米煮前当浸泡一夜，以使不易消化的外皮迅速被煮烂。

黑米粥煮烂后大多数营养成分才能溶出。

◀ 适宜人群

所有人都可以食用。

消化功能较弱的儿童和老人不要吃未煮烂的黑米；病后消化能力弱的人不宜急于吃黑米，可用紫米调养。

◎ 食用量

每餐约50克。

✓ 相宜食物

黑米＋大米＝开胃益中、明目

黑米＋生姜＝降胃火

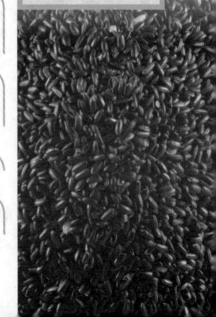

燕麦

⊙燕麦是一种低糖、高蛋白质、高脂肪、高能量食品。各种营养成分量高质优，但口感不好，制成麦片后口感得到改善。

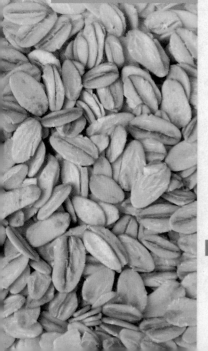

营养指数

维生素		三大营养素			
维生素A（微克）	420	蛋白质（克）	15	热量（千卡）	367
维生素B₁（毫克）	0.3	脂肪（克）	6.7	胆固醇（毫克）	–
维生素B₂（毫克）	0.13	碳水化合物（克）	61.6	膳食纤维（克）	5.3
维生素B₆（毫克）	0.16				
维生素B₁₂（微克）	54.4	矿物质			
维生素C（毫克）	–	钙（毫克）	186		
维生素D（微克）	–	铁（毫克）	7		
维生素E（毫克）	3.07	磷（毫克）	291		
生物素（微克）	73	钾（毫克）	214		
维生素K（微克）	–	钠（毫克）	3.7		
维生素P（微克）	–	铜（毫克）	0.45		
胡萝卜素（毫克）	–	镁（毫克）	177		
叶酸（微克）	25	锌（毫克）	2.59		
泛酸（毫克）	1.1	硒（微克）	4.31		
烟酸（毫克）	1.2				

（营养指数中的数值均为每百克食物的含量）

★ 营养价值

　　补钙佳品，所含钙、磷、铁、锌等矿物质有预防骨质疏松、促进伤口愈合、防止贫血的功效。北京心脑血管医学研究中心和中国农科院协作研究证实，日食50克燕麦片，可使每百毫升血液中的胆固醇平均下降39毫克，甘油三酯下降76毫克，从而有效预防心脑血管病。此外，对糖尿病也有很好的降糖功效，还能通便解秘。

▲ 食用方法

　　若在饭中添加燕麦，应由少量慢慢添加。

◆ 适宜人群

　　一般人都可食用，中老年人更宜。
　　对麸质过敏者慎食。

◎ 食用量

　　每餐约40克，多食会造成胃痉挛或胀气。

相关记载

　　美国《时代》周刊评出的十大健康食品中，燕麦名列第五。

谷物类 ❀

薏米

⊙薏米又名薏苡仁、苡仁、六谷米等。营养价值高，易于消化吸收，被誉为"世界禾本科植物之王"，日本将其列入防癌食品。

营养指数

维生素		三大营养素			
维生素 A（微克）	416	蛋白质（克）	12.8	热量（千卡）	357
维生素 B_1（毫克）	0.33	脂肪（克）	3.3	胆固醇（毫克）	–
维生素 B_2（毫克）	0.5	碳水化合物（克）	69.1	膳食纤维（克）	2
维生素 B_6（毫克）	0.07				
维生素 B_{12}（微克）	150	矿物质			
维生素 C（毫克）	–	钙（毫克）	42		
维生素 D（微克）	–	铁（毫克）	3.6		
维生素 E（毫克）	2.08	磷（毫克）	217		
生物素（微克）	–	钾（毫克）	238		
维生素 K（微克）	–	钠（毫克）	3.6		
维生素 P（微克）	–	铜（毫克）	0.29		
胡萝卜素（毫克）	–	镁（毫克）	88		
叶酸（微克）	16	锌（毫克）	1.68		
泛酸（毫克）	0.16	硒（微克）	3.07		
烟酸（毫克）	2				

（营养指数中的数值均为每百克食物的含量）

★ 营养价值

促进新陈代谢，减少胃肠负担，常食对慢性肠炎、消化不良等症有疗效。清热利尿，增强肾功能，对浮肿病人有疗效。其抗癌有效成分为"薏苡仁脂""薏苡仁内脂"等，可用于胃癌、子宫颈癌的辅助治疗。常食可保持皮肤光洁细腻，消除粉刺、色斑，改善肤色。富含维生素 B_1，可防治"脚气病"。

▲ 食用方法

用于清热利尿须以生薏米煮汤服食；用于健脾益胃、治脾虚泄泻则须炒熟食用。

◆ 适宜人群

适合一般人食用。
便秘、尿多者及孕早期妇女忌食。

◎ 食用量

每餐 50~100 克。

❋ 谷物类

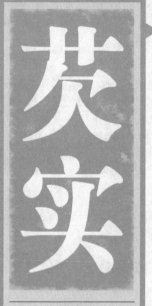

芡实

⊙芡实又名鸡头米、水鸡头、鸡头苞等。是秋季进补的首选食物。古药书中说它是"婴儿食之不老，老人食之延年"的粮菜佳品。

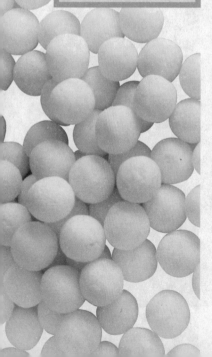

➤ 营养指数

维生素		三大营养素		热量（千卡）	144
维生素 A（微克）	10	蛋白质（克）	9.8	胆固醇（毫克）	–
维生素 B₁（毫克）	0.4	脂肪（克）	0.2	膳食纤维（克）	0.4
维生素 B₂（毫克）	0.08	碳水化合物（克）	75		
维生素 B₆（毫克）	0.02				
维生素 B₁₂（微克）	110	矿物质			
维生素 C（毫克）	6	钙（毫克）	9		
维生素 D（微克）	–	铁（毫克）	0.4		
维生素 E（毫克）	–	磷（毫克）	110		
生物素（微克）	–	钾（毫克）	134		
维生素 K（微克）	–	钠（毫克）	2.3		
维生素 P（微克）	–	铜（毫克）	0.12		
胡萝卜素（毫克）	0.02	镁（毫克）	8		
叶酸（微克）	18	锌（毫克）	1.72		
泛酸（毫克）	0.52	硒（微克）	2.28		
烟酸（毫克）	2.5				

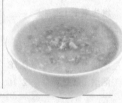

（营养指数中的数值均为每百克食物的含量）

★ 营养价值
　　芡实所含碳水化合物极为丰富，易被人体吸收。秋季服用能健脾益胃，补充营养素。与瘦肉同炖，对解除神经痛、头痛、关节痛、腰腿痛等虚弱症状大有好处。常吃可治老年尿频。

▲ 食用方法
　　分生用和炒用两种。生芡实以补肾涩精为主，炒芡实以健脾开胃为主。炒制时要加麦麸，并掌握好火候。

◀ 适宜人群
　　儿童、老人和肾虚体弱、消化不良者的最佳食物。
　　便秘、尿赤、妇女产后、婴儿不宜食用。

◎ 食用量
　　每餐约50克。

✔ 相宜食物
　　芡实 + 猪肉 = 辅助治疗神经痛、关节痛
　　芡实 + 银耳 = 固肾涩精、补脾止泻
　　芡实 + 花生 = 调补脾胃、益气养血

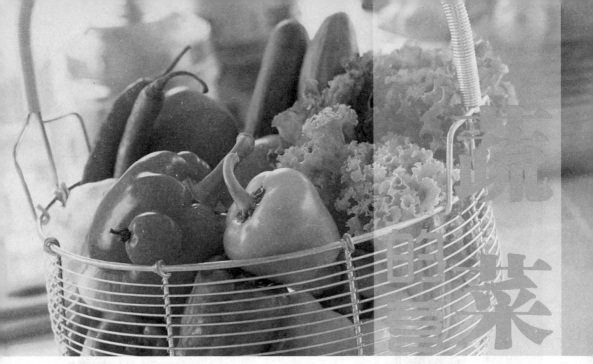

蔬菜是人们餐桌上必不可少的食物，富含多种维生素、矿物质和膳食纤维，却几乎不含蛋白质和脂肪，因而成为现代饮食观念的宠儿。

据营养学家分析，在蔬菜所含的多种维生素中，维生素C和胡萝卜素最丰富，人类机体90%以上的维生素C都是由蔬菜供给的。蔬菜中还含有丰富的矿物质，如钙、铁、镁、铜等，是膳食中矿物质的主要来源。蔬菜中的纤维素则是膳食纤维的主要来源。

研究表明，蔬菜的营养素含量与其颜色有密切的关系。一般说来，颜色越绿的蔬菜综合营养价值越高，其次是紫红、橙黄、黄色蔬菜，而白色蔬菜一般营养素含量较低。不过，食用蔬菜要讲究科学、均衡，除了绿叶蔬菜外，红、黄、白各色蔬菜要搭配食用，这样才能使蔬菜中的营养素起到互补作用。

蔬菜的营养与饮食健康

❀ 根茎类

萝卜

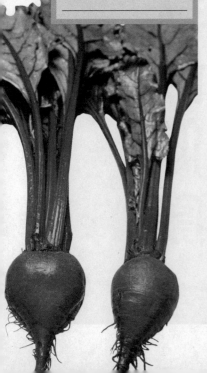

◎萝卜也叫菜菔、罗服。可生食、可做菜，还可腌制泡菜、酱菜。营养丰富，民间有"冬吃萝卜夏吃姜，一年四季保安康"的说法。

营养指数

维生素		三大营养素			
维生素 A（微克）	—	蛋白质（克）	0.5	热量（千卡）	16
维生素 B₁（毫克）	0.02	脂肪（克）	0.2	胆固醇（毫克）	—
维生素 B₂（毫克）	0.04	碳水化合物（克）	3.1	膳食纤维（克）	0.8
维生素 B₆（毫克）	0.07				
维生素 B₁₂（微克）	—	矿物质			
维生素 C（毫克）	12	钙（毫克）	77		
维生素 D（微克）	—	铁（毫克）	0.3		
维生素 E（毫克）	0.92	磷（毫克）	25		
生物素（微克）	—	钾（毫克）	196		
维生素 K（微克）	1	钠（毫克）	91.2		
维生素 P（微克）	—	铜（毫克）	0.03		
胡萝卜素（毫克）	0.02	镁（毫克）	17		
叶酸（微克）	53	锌（毫克）	0.18		
泛酸（毫克）	0.18	硒（微克）	0.61		
烟酸（毫克）	0.5				

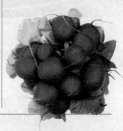

（营养指数中的数值均为每百克食物的含量）

★ 营养价值

所含热量少、膳食纤维多，易产生饱胀感。能诱导人体产生干扰素，增加机体免疫力，抑制癌细胞生长。常吃可降低血脂、软化血管、稳定血压，预防冠心病、动脉硬化、胆石症等疾病。

▲ 食用方法

生食以汁多辣味淡者为好。

不可与胡萝卜、人参、西洋参、橘子同食。

◀ 适宜人群

一般人都可食用。

十二指肠溃疡、慢性胃炎、单纯甲状腺肿、先兆流产、子宫脱垂患者忌食。

◎ 食用量

每餐 50~100 克。

根茎类 ✿

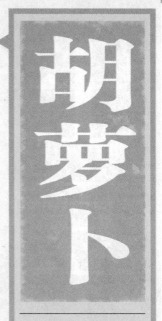

胡萝卜

////////// **营养指数**

维生素		三大营养素		热量（千卡）	38
维生素 A（微克）	802	蛋白质（克）	0.9	胆固醇（毫克）	－
维生素 B₁（毫克）	0.04	脂肪（克）	0.3	膳食纤维（克）	1.2
维生素 B₂（毫克）	0.04	碳水化合物（克）	7.9		
维生素 B₆（毫克）	0.11				
维生素 B₁₂（微克）	－	矿物质			
维生素 C（毫克）	12	钙（毫克）	65		
维生素 D（微克）	－	铁（毫克）	0.4		
维生素 E（毫克）	0.5	磷（毫克）	20		
生物素（微克）	－	钾（毫克）	232		
维生素 K（微克）	3	钠（毫克）	105.1		
维生素 P（微克）	－	铜（毫克）	0.03		
胡萝卜素（毫克）	4.81	镁（毫克）	7		
叶酸（微克）	28	锌（毫克）	0.14		
泛酸（毫克）	0.07	硒（微克）	2.8		
烟酸（毫克）	0.4				

（营养指数中的数值均为每百克食物的含量）

胡萝卜又叫黄萝卜、红萝卜，颜色靓丽，脆嫩多汁，芳香甘甜。对人体有多方面的保健功能，被誉为"小人参"。

★ 营养价值

富含维生素 A，可促进机体的正常生长与繁殖，维持上皮组织，防止呼吸道感染，保持视力正常，治疗夜盲症和干眼症。妇女进食可以降低卵巢癌的发病率。内含琥珀酸钾，有助于防止血管硬化和高血压。胡萝卜素可清除致人衰老的自由基。所含 B 族维生素和维生素 C 等营养成分也有润皮肤、抗衰老的作用。

▲ 食用方法

胡萝卜素和维生素 A 是脂溶性物质，应用油炒熟食用。与酒同食会在肝脏中产生毒素，导致肝病。

◆ 适宜人群

老少皆宜。

◎ 食用量

每餐 1 根（约 70 克），大量摄入会令皮肤色素发生变化，变成橙黄色；过量食用则易引起月经异常甚至不孕。

相天记载

原产于中亚，元代以前传入我国。

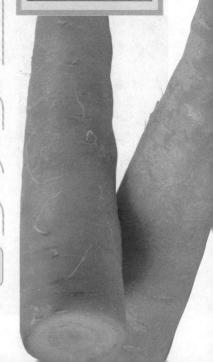

✿ 根茎类

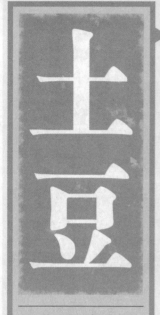

土豆

◎土豆是粮菜兼用型蔬菜，学名马铃薯，也叫洋芋。与稻、麦、玉米、高粱一起被称为全球五大农作物。

营养指数 ////////////

维生素		三大营养素		热量（千卡）	88
维生素A（微克）	5	蛋白质（克）	1.7	胆固醇（毫克）	－
维生素B₁（毫克）	0.1	脂肪（克）	0.3	膳食纤维（克）	0.3
维生素B₂（毫克）	0.03	碳水化合物（克）	19.6		
维生素B₆（毫克）	0.18				
维生素B₁₂（微克）	－	矿物质			
维生素C（毫克）	16	钙（毫克）	47		
维生素D（微克）	－	铁（毫克）	0.5		
维生素E（毫克）	0.34	磷（毫克）	64		
生物素（微克）	－	钾（毫克）	302		
维生素K（微克）	－	钠（毫克）	0.7		
维生素P（微克）	－	铜（毫克）	0.12		
胡萝卜素（毫克）	0.01	镁（毫克）	23		
叶酸（微克）	21	锌（毫克）	0.18		
泛酸（毫克）	1.3	硒（微克）	0.78		
烟酸（毫克）	0.4				

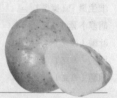

（营养指数中的数值均为每百克食物的含量）

★ 营养价值

　　土豆是低热能、高蛋白、多维生素和微量元素食品，是理想的减肥食品。土豆淀粉在体内吸收速度慢，是糖尿病患者理想的食疗蔬菜。所含粗纤维可促进胃肠蠕动，加速胆固醇代谢，能治疗习惯性便秘，预防血胆固醇增高。钾含量极高，每周吃5~6个土豆可使中风机会下降40%。对消化不良的治疗有特效。

▲ 食用方法

　　宜去皮、挖芽眼后食用。
　　土豆片、丝放入水中浸洗便于烹调，但不可泡太久以免营养流失。
　　皮色发青或发芽的土豆不能吃，以防龙葵素中毒。

◆ 适宜人群

　　一般人均可食用。
　　孕妇慎食，以免增加妊娠风险。

◎ 食用量

　　每次中等大小1个（约130克）。

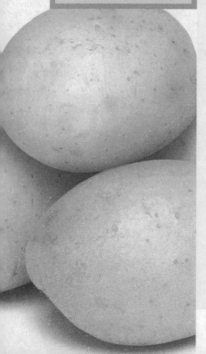

营养指数

维生素		三大营养素		热量（千卡）	119
维生素 A（微克）	35	蛋白质（克）	0.9	胆固醇（毫克）	–
维生素 B₁（毫克）	0.12	脂肪（克）	0.5	膳食纤维（克）	1.1
维生素 B₂（毫克）	0.04	碳水化合物（克）	27.7		
维生素 B₆（毫克）	0.28				
维生素 B₁₂（微克）	–	矿物质			
维生素 C（毫克）	30	钙（毫克）	44		
维生素 D（微克）	–	铁（毫克）	0.7		
维生素 E（毫克）	1.6	磷（毫克）	20		
生物素（微克）	–	钾（毫克）	5.3		
维生素 K（微克）	–	钠（毫克）	15.4		
维生素 P（微克）	–	铜（毫克）	0.18		
胡萝卜素（毫克）	0.21	镁（毫克）	12		
叶酸（微克）	49	锌（毫克）	0.14		
泛酸（毫克）	0.06	硒（微克）	0.48		
烟酸（毫克）	0.5				

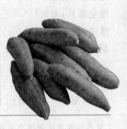

（营养指数中的数值均为每百克食物的含量）

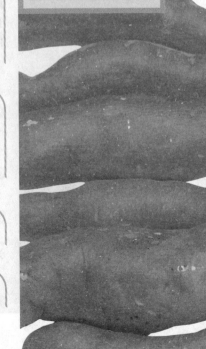

红薯

⊙红薯学名甘薯，又称白薯、山芋、红苕。味道甜美，可供给大量热能，部分地区以其为主食。

★ 营养价值

富含膳食纤维，可起到防止便秘及辅助治疗痔疮、肛裂的作用。所含被称为"冒牌荷尔蒙"的脱氢表雄甾酮能有效抑制乳腺癌和结肠癌。对人体器官黏膜有特殊的保护作用，可保持血管弹性，防止肝肾中的结缔组织萎缩。是理想的减肥食品，具有阻止糖分转化为脂肪的特殊功能。

▲ 食用方法

宜与米面搭配食用，并配以咸菜或菜汤，以免肚胀排气。
食用凉红薯会导致胃腹不适。
烂红薯（带黑斑）和发芽的红薯有毒。
过多食用红薯粉制成的粉条，会导致体内铝元素沉积，不利健康。

◆ 适宜人群

一般人都可食用。
胃溃疡、胃酸过多者不宜食用。

◎ 食用量

每次 1 个（约 150 克），以免发生烧心、吐酸水、肚胀排气等不适。

❊ 根茎类

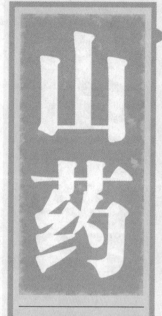

山药

◎山药是薯蓣的通称。它营养丰富，自古便被视为物美价廉的补虚佳品，既可做主粮，又可做蔬菜。

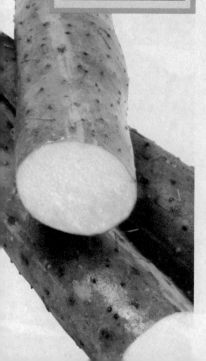

营养指数 ////////////////////////

维生素		三大营养素			
维生素 A（微克）	3	蛋白质（克）	1.5	热量（千卡）	64
维生素 B₁（毫克）	0.08	脂肪（克）	–	胆固醇（毫克）	–
维生素 B₂（毫克）	0.02	碳水化合物（克）	14.4	膳食纤维（克）	0.8
维生素 B₆（毫克）	0.06	矿物质			
维生素 B₁₂（微克）	–				
维生素 C（毫克）	6	钙（毫克）	14		
维生素 D（微克）	–	铁（毫克）	0.3		
维生素 E（毫克）	0.2	磷（毫克）	42		
生物素（微克）	–	钾（毫克）	452		
维生素 K（微克）	–	钠（毫克）	18.6		
维生素 P（微克）	–	铜（毫克）	0.24		
胡萝卜素（毫克）	0.02	镁（毫克）	20		
叶酸（微克）	8	锌（毫克）	0.27		
泛酸（毫克）	0.4	硒（微克）	0.55		
烟酸（毫克）	0.61				

（营养指数中的数值均为每百克食物的含量）

✪ 营养价值

山药富含黏蛋白、淀粉酶、皂甙、游离氨基酸的多酚氧化酶等物质，为病后康复食补之佳品。山药几乎不含脂肪，所含黏蛋白能预防心血管系统的脂肪沉积，防止动脉硬化。食用山药还能增加人体 T 淋巴细胞，增强免疫功能，延缓细胞衰老。

▲ 食用方法

宜去皮食用，以免产生麻、刺等异常口感。

◗ 适宜人群

老幼皆可食用。
山药有收涩作用，大便燥结者不宜食用。

◎ 食用量

每餐约 85 克。

◎ 选购妙招

山药要挑选表皮光滑无伤痕、薯块完整肥厚、颜色均匀有光泽、不干枯、无根须的。

根茎类 ❀

营养指数

维生素		三大营养素			
维生素A（微克）	3	蛋白质（克）	1.9	热量（千卡）	84
维生素B₁（毫克）	0.11	脂肪（克）	0.1	胆固醇（毫克）	–
维生素B₂（毫克）	0.04	碳水化合物（克）	15.2	膳食纤维（克）	1.2
维生素B₆（毫克）	–				
维生素B₁₂（微克）	–	矿物质			
维生素C（毫克）	25	钙（毫克）	19		
维生素D（微克）	–	铁（毫克）	1.4		
维生素E（毫克）	0.73	磷（毫克）	51		
生物素（微克）		钾（毫克）	497		
维生素K（微克）	200	钠（毫克）	44.2		
维生素P（微克）	–	铜（毫克）	0.11		
胡萝卜素（毫克）	0.02	镁（毫克）	19		
叶酸（微克）	–	锌（毫克）	0.23		
泛酸（毫克）	–	硒（微克）	0.39		
烟酸（毫克）	0.4				

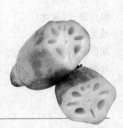

（营养指数中的数值均为每百克食物的含量）

莲藕

莲藕又名莲菜。微甜而脆，可生食，也可做菜，药用价值高，是上好的滋补食品。

★ 营养价值

莲藕含铁量较高，常食可预防缺铁性贫血。富含维生素C和膳食纤维，对肝病、便秘、糖尿病等虚弱之症颇有裨益。所含的丹宁酸有收缩血管和止血的作用，对瘀血、吐血、衄血、尿血、便血者及产妇、血友病人极为适合。可以消暑清热，是良好的祛暑食物。

◭ 食用方法

煮藕忌铁器，否则发黑。

◈ 适宜人群

一般人都可食用，老幼妇孺、体弱多病者尤宜。
藕性偏凉，产妇不宜过早食用。

◎ 食用量

每餐约200克。

相关记载

莲藕在清咸丰年间已被钦定为御膳贡品了。

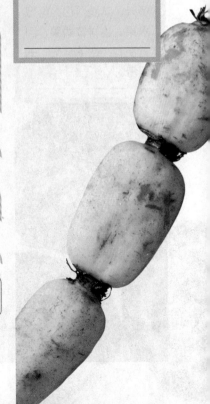

✿ 根茎类

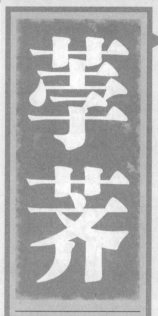

荸荠

○荸荠也称马蹄、地栗。形状、性味、成分、功用与栗子相似。它皮色紫黑、肉质洁白、味甜多汁、清脆可口，可做水果，也可做蔬菜，自古便有"地下雪梨"的美誉。

营养指数 //////////////////////

维生素		三大营养素			
维生素 A（微克）	3	蛋白质（克）	1.2	热量（千卡）	59
维生素 B₁（毫克）	0.02	脂肪（克）	0.2	胆固醇（毫克）	–
维生素 B₂（毫克）	0.02	碳水化合物（克）	13.1	膳食纤维（克）	1.1
维生素 B₆（毫克）	–				
维生素 B₁₂（微克）	–	矿物质			
维生素 C（毫克）	7	钙（毫克）	4		
维生素 D（微克）	–	铁（毫克）	0.6		
维生素 E（毫克）	0.65	磷（毫克）	44		
生物素（微克）	–	钾（毫克）	306		
维生素 K（微克）	–	钠（毫克）	15.7		
维生素 P（微克）	–	铜（毫克）	0.07		
胡萝卜素（毫克）	0.02	镁（毫克）	12		
叶酸（微克）	–	锌（毫克）	0.34		
泛酸（毫克）	–	硒（微克）	0.7		
烟酸（毫克）	0.7				

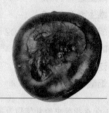

（营养指数中的数值均为每百克食物的含量）

★ 营养价值

荸荠是根茎类蔬菜中含磷量最高的蔬菜，利于牙齿、骨骼发育。荸荠含有一种不耐热的抗菌成分——"荸荠英"，对金黄色葡萄球菌、大肠杆菌均有一定的抑制作用，还可预防治肺部、食道癌肿急性传染病，同时也是春季预防麻疹、流行性脑膜炎的上佳食品。清热泻火，利尿通便，化湿祛痰，消食除胀。

▲ 食用方法

生荸荠外皮和内部可能附着较多细菌和寄生虫，需洗净煮透后再食用。

◆ 适宜人群

大众食品，儿童和发烧病人最宜食用。
脾肾虚寒、血瘀者不宜食用。

◎ 食用量

每次约 10 个。

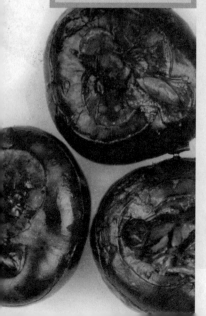

根茎类 ❀

芋头

⊙芋头又称芋艿。口感细软，绵甜香糯，营养价值近似于土豆，是一种很好的碱性食物，既可作为主食蒸熟蘸糖食用，又可用来制作菜肴、点心。

营养指数

维生素		三大营养素			
维生素 A（微克）	27	蛋白质（克）	2.2	热量（千卡）	79
维生素 B₁（毫克）	0.06	脂肪（克）	0.2	胆固醇（毫克）	－
维生素 B₂（毫克）	0.05	碳水化合物（克）	17.1	膳食纤维（克）	1
维生素 B₆（毫克）	0.15				
维生素 B₁₂（微克）	－	矿物质			
维生素 C（毫克）	6	钙（毫克）	36		
维生素 D（微克）	－	铁（毫克）	1		
维生素 E（毫克）	0.45	磷（毫克）	55		
生物素（微克）	－	钾（毫克）	378		
维生素 K（微克）	－	钠（毫克）	33.1		
维生素 P（微克）	－	铜（毫克）	0.37		
胡萝卜素（毫克）	0.16	镁（毫克）	23		
叶酸（微克）	30	锌（毫克）	0.49		
泛酸（毫克）	1	硒（微克）	1.45		
烟酸（毫克）	0.7				

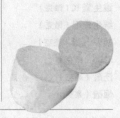

（营养指数中的数值均为每百克食物的含量）

★ 营养价值

含氟量较高，有洁齿防龋的作用。芋头中有一种高分子植物胶体，具有很好的止泻作用。可作为防治癌瘤的常用药膳主食，对癌症手术或术后放疗、化疗康复有辅助治疗作用。

▲ 食用方法

芋头烹调时一定要烹熟，否则其中的黏液会刺激咽喉。

剥洗芋头时宜戴上手套，其黏液中的化合物会令手部皮肤发痒，火上烤一烤可缓解。

不宜与香蕉同吃。

宜与红枣同食，可起到补血养颜的功效。

宜与牛肉同食，可防治食欲不振。

◆ 适宜人群

老少皆宜，身体虚弱者尤宜。

◎ 食用量

每次约80克，一次吃得过多会导致腹胀。

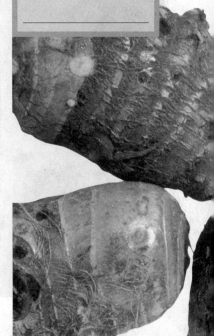

❀ 根茎类

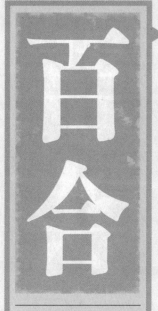

百合

百合是著名的保健食品和常用中药，因其鳞茎瓣片紧抱，状如白莲花，故名"百合"。

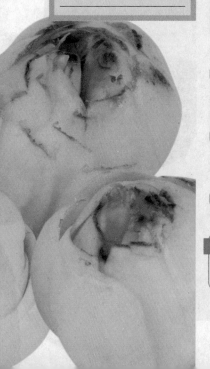

➤ 营养指数

维生素		三大营养素				
维生素 A（微克）	–	蛋白质（克）	4	热量（千卡）	125
维生素 B₁（毫克）	0.08	脂肪（克）	0.1	胆固醇（毫克）	–
维生素 B₂（毫克）	0.07	碳水化合物（克）	28.3	膳食纤维（克）	5.4
维生素 B₆（毫克）	0.12				
维生素 B₁₂（微克）	–	矿物质			
维生素 C（毫克）	9	钙（毫克）	9		
维生素 D（微克）	–	铁（毫克）	1		
维生素 E（毫克）	0.5	磷（毫克）	71		
生物素（微克）	212	钾（毫克）	740		
维生素 K（微克）	–	钠（毫克）	1		
维生素 P（微克）	–	铜（毫克）	0.32		
胡萝卜素（毫克）	–	镁（毫克）	34		
叶酸（微克）	77	锌（毫克）	2.38		
泛酸（毫克）	0.7	硒（微克）	2		
烟酸（毫克）	–				

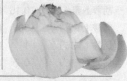

（营养指数中的数值均为每百克食物的含量）

★ 营养价值

百合能解渴润燥，可止咳、止血、开胃、安神，改善支气管。富含秋水碱等多种生物碱和营养物质，对病后体弱、神经衰弱等症大有裨益。能显著抑制黄曲霉素突变作用，可用于白血病、肺癌、鼻咽癌等肿瘤的辅助治疗。

▲ 食用方法

新鲜百合食疗效果更佳。
四季皆可食用，秋季最宜。

◀ 适宜人群

老少皆宜。
百合性偏凉，风寒咳嗽、脾虚便稀薄者不宜食用。

◎ 食用量

鲜品每次约 30 克。

相关记载

百合常被人们视为团结友好、和睦合作的象征。民间每逢喜庆节日，有互赠百合或将百合做成糕点款待客人的习俗。

营养指数

维生素		三大营养素			
维生素 A（微克）	3	蛋白质（克）	1.1	热量（千卡）	39
维生素 B$_1$（毫克）	0.03	脂肪（克）	0.2	胆固醇（毫克）	–
维生素 B$_2$（毫克）	0.03	碳水化合物（克）	8.1	膳食纤维（克）	0.9
维生素 B$_6$（毫克）	0.16				
维生素 B$_{12}$（微克）	–	矿物质			
维生素 C（毫克）	8	钙（毫克）	24		
维生素 D（微克）	–	铁（毫克）	0.6		
维生素 E（毫克）	0.14	磷（毫克）	39		
生物素（微克）	210	钾（毫克）	138		
维生素 K（微克）	–	钠（毫克）	4.4		
维生素 P（微克）	–	铜（毫克）	0.05		
胡萝卜素（毫克）	20	镁（毫克）	15		
叶酸（微克）	16	锌（毫克）	0.23		
泛酸（毫克）	0.19	硒（微克）	0.92		
烟酸（毫克）	0.2				

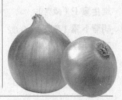

（营养指数中的数值均为每百克食物的含量）

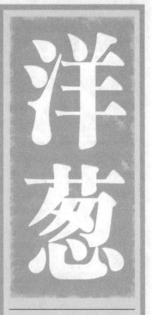

洋葱

○ 洋葱又名葱头、圆葱。有辛辣香气，在国外被誉为"菜中皇后"，是价低而营养丰富的家常菜。

★ 营养价值

洋葱是唯一含前列腺素 A 的蔬菜，能扩张血管，降低血液黏度和血压、血脂，从而预防血栓。洋葱中含有大蒜素等植物杀菌素，嚼生洋葱可以预防感冒。所含矿物质硒是一种很强的抗氧化剂，能增强细胞的活力和代谢能力，可防癌、抗衰老。常食能提高骨密度，有助于防治骨质疏松症。

▲ 食用方法

不宜加热过久，以有些微辣味为佳。

◀ 适宜人群

一般人均可食用。

皮肤瘙痒性疾病、眼部充血患者忌食；肺胃发炎者少食。

◉ 食用量

每餐 1 个（约 50 克），过量会产生胀气。

◉ 选购妙招

要挑选球体完整、没有裂开或损伤、表皮完整光滑的。

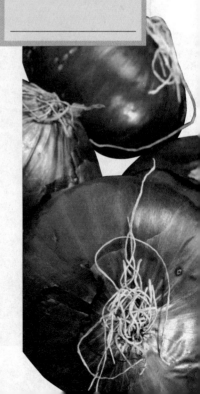

❋ 根茎类

苤蓝

○苤蓝是甘蓝的一种，介于大头菜和卷心菜之间。可清蒸做小菜或切丝做成凉拌沙拉。

▷ 营养指数

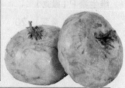

维生素		三大营养素		热量（千卡）	30
维生素A（微克）	3	蛋白质（克）	1.3	胆固醇（毫克）	—
维生素B₁（毫克）	0.04	脂肪（克）	0.2	膳食纤维（克）	1.3
维生素B₂（毫克）	0.02	碳水化合物（克）	5.7		
维生素B₆（毫克）	—				
维生素B₁₂（微克）	—	矿物质			
维生素C（毫克）	76	钙（毫克）	25		
维生素D（微克）	—	铁（毫克）	0.3		
维生素E（毫克）	0.13	磷（毫克）	46		
生物素（微克）	68	钾（毫克）	190		
维生素K（微克）	—	钠（毫克）	29.8		
维生素P（微克）	—	铜（毫克）	0.02		
胡萝卜素（毫克）	0.02	镁（毫克）	24		
叶酸（微克）	—	锌（毫克）	0.03		
泛酸（毫克）	—	硒（微克）	0.45		
烟酸（毫克）	0.5				

（营养指数中的数值均为每百克食物的含量）

★ 营养价值

内含大量水分和膳食纤维，可宽肠通便，防治便秘，排除毒素。

▲ 食用方法

苤蓝如用于治疗十二指肠球部溃疡，不宜炒得过熟，以生拌或绞汁服用为好。

不宜与鲫鱼同食，会引发水肿。

不宜与梨同食，会引起呕吐。

不宜与鸡肉同食，会伤元气。

不宜与兔肉同食，会引起食物中毒。

◀ 适宜人群

适合所有人食用。

◎ 食用量

每次50~80克。

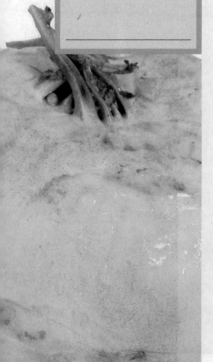

营养指数

维生素		三大营养素			
维生素A（微克）	47	蛋白质（克）	2.4	热量（千卡）	36
维生素B₁（毫克）	0.03	脂肪（克）	0.3	胆固醇（毫克）	–
维生素B₂（毫克）	0.08	碳水化合物（克）	6	膳食纤维（克）	2.4
维生素B₆（毫克）	0.21				
维生素B₁₂（微克）	–	矿物质			
维生素C（毫克）	5	钙（毫克）	77		
维生素D（微克）	–	铁（毫克）	6.1		
维生素E（毫克）	0.16	磷（毫克）	41		
生物素（微克）	–	钾（毫克）	268		
维生素K（微克）	–	钠（毫克）	23.7		
维生素P（微克）	–	铜（毫克）	0.09		
胡萝卜素（毫克）	2.38	镁（毫克）	19		
叶酸（微克）	–	锌（毫克）	0.78		
泛酸（毫克）	–	硒（微克）	1.4		
烟酸（毫克）	0.8				

（营养指数中的数值均为每百克食物的含量）

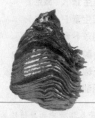

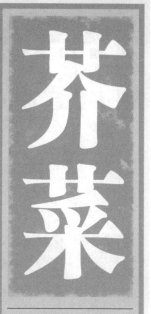

芥菜

○芥菜有多个变种，大头菜为根用芥菜，榨菜是茎用芥菜，雪里蕻则是叶用芥菜。

★ 营养价值

芥菜富含膳食纤维，可促进结肠蠕动，防止便秘。芥菜类蔬菜有清热解毒、抗菌消肿、促进伤口愈合的作用。雪里蕻富含维生素C，能醒脑提神、解除疲劳。

▲ 食用方法

芥菜、榨菜可鲜食、可腌制；雪里蕻一般只腌制。
芥菜不宜烧得过烂，否则鲜味全无，且易诱发高血压。
不宜病后食用，会损伤元气。
糖尿病患者不宜多食。

◐ 适宜人群

一般人都能食用。
内热偏盛，患有疮疡、痔疮便血及眼疾者忌食；高血压、血管硬化病人少食腌制芥菜。

◎ 食用量

鲜食每次50~80克，腌制品每次约10克。

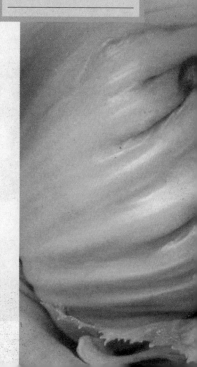

✿ 根茎类

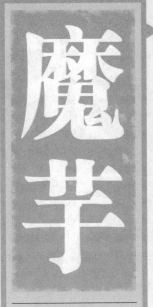

魔芋

魔芋又称麻芋、鬼芋。含有大量穷驱甘露糖酐、维生素、膳食纤维及一定量的黏液蛋白，被人们誉为"魔力食品"，有"不想胖，吃魔芋；要想瘦，吃魔芋；要想肠胃好，还是吃魔芋"的说法。

营养指数

维生素		三大营养素			
维生素 A（微克）	15	蛋白质（克）	0.1	热量（千卡）	7
维生素 B₁（毫克）	0.02	脂肪（克）	0.1	胆固醇（毫克）	–
维生素 B₂（毫克）	0.03	碳水化合物（克）	3.3	膳食纤维（克）	3
维生素 B₆（毫克）	0.06				
维生素 B₁₂（微克）	–	矿物质			
维生素 C（毫克）	–	钙（毫克）	68		
维生素 D（微克）	–	铁（毫克）	0.6		
维生素 E（毫克）	0.11	磷（毫克）	7		
生物素（微克）	87	钾（毫克）	44		
维生素 K（微克）	–	钠（毫克）	2		
维生素 P（微克）	–	铜（毫克）	0.11		
胡萝卜素（毫克）	–	镁（毫克）	26		
叶酸（微克）	2	锌（毫克）	3		
泛酸（毫克）	–	硒（微克）	1.85		
烟酸（毫克）	6				

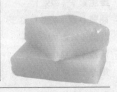

（营养指数中的数值均为每百克食物的含量）

★ 营养价值

所含黏液蛋白能预防动脉硬化和防治心脑血管疾病。能提高机体免疫力，所含的穷驱甘露糖酐对癌细胞代谢有干扰作用，能够防治癌瘤。膳食纤维能防止便秘和辅助肠道疾病的治疗。其葡萄甘露聚糖吸水膨胀，食后有饱腹感，是理想的减肥食品。魔芋能延缓葡萄糖的吸收，有效地降低餐后血糖。魔芋还具有补钙、平衡盐分、洁胃、整肠、排毒等作用。

▲ 食用方法

生魔芋有毒，必须煎煮 3 小时以上方可食用。
不宜与酸性食物同食，易产生有毒物质。
宜与猪肉同食，可起到滋补营养的作用。

◆ 适宜人群

人皆可食，糖尿病患者和肥胖者尤宜。

◎ 食用量

每餐约 80 克。

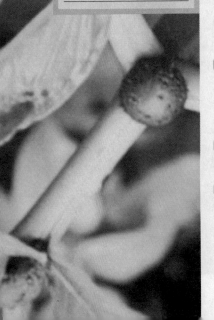

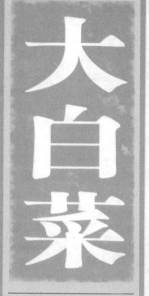

茎叶类 ❀

营养指数

维生素		三大营养素			
维生素 A（微克）	13	蛋白质（克）	0.8	热量（千卡）	10
维生素 B₁（毫克）	0.03	脂肪（克）	0.1	胆固醇（毫克）	–
维生素 B₂（毫克）	0.04	碳水化合物（克）	1.5	膳食纤维（克）	1.2
维生素 B₆（毫克）	0.09				
维生素 B₁₂（微克）	–	**矿物质**			
维生素 C（毫克）	9	钙（毫克）	43		
维生素 D（微克）	–	铁（毫克）	0.7		
维生素 E（毫克）	0.36	磷（毫克）	33		
生物素（微克）	–	钾（毫克）	90		
维生素 K（微克）	59	钠（毫克）	48.4		
维生素 P（微克）	–	铜（毫克）	0.04		
胡萝卜素（毫克）	0.02	镁（毫克）	9		
叶酸（微克）	61	锌（毫克）	0.87		
泛酸（毫克）	0.6	硒（微克）	0.39		
烟酸（毫克）	0.3				

（营养指数中的数值均为每百克食物的含量）

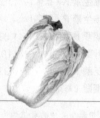

○大白菜有"菜中之王"的美名，在我国北方的冬季餐桌上必不可少，有"冬日白菜美如笋"之说。民间说：鱼生火，肉生痰，白菜豆腐保平安，即所谓"百菜不如白菜"。

★ 营养价值

　　大白菜中有一种化合物，能够帮助分解同乳腺癌相联系的雌激素。美国纽约激素研究所的科学家发现，由于中国和日本妇女常吃大白菜，乳腺癌发病率比西方妇女低得多。大白菜富含维生素，多吃可护肤养颜，促进人体排毒和对动物蛋白质的吸收。

▲ 食用方法

　　大白菜顺丝切易熟。
　　不宜用煮焯、浸烫、挤汁等方法烹调。
　　腐烂的大白菜含有亚硝酸盐等毒素，食后可使人体严重缺氧，甚至有生命危险。

◀ 适宜人群

　　所有人均可食用。

◎ 食用量

　　每次约 100 克。

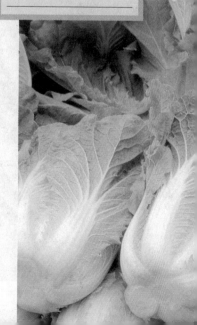

✿ 茎叶类

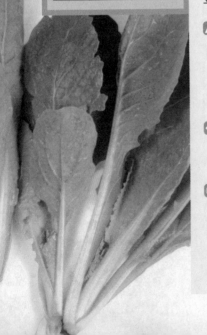

小白菜

⊙小白菜又叫青菜、油白菜。是蔬菜中含矿物质和维生素最丰富的菜。与大白菜相比，小白菜的钙含量是其2倍，维生素C含量为3倍，胡萝卜素含量高达74倍。

营养指数 ///////////////////////////////

维生素		三大营养素			
维生素A（微克）	280	蛋白质（克）	1.5	热量（千卡）	15
维生素B₁（毫克）	0.02	脂肪（克）	0.3	胆固醇（毫克）	–
维生素B₂（毫克）	0.09	碳水化合物（克）	1.6	膳食纤维（克）	1.1
维生素B₆（毫克）	0.12				
维生素B₁₂（微克）	–	矿物质			
维生素C（毫克）	28	钙（毫克）	90		
维生素D（微克）	–	铁（毫克）	1.9		
维生素E（毫克）	0.7	磷（毫克）	36		
生物素（微克）	–	钾（毫克）	178		
维生素K（微克）	110	钠（毫克）	73.5		
维生素P（微克）	–	铜（毫克）	0.08		
胡萝卜素（毫克）	1.68	镁（毫克）	18		
叶酸（微克）	110	锌（毫克）	0.51		
泛酸（毫克）	0.32	硒（微克）	1.17		
烟酸（毫克）	0.7				

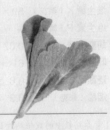

（营养指数中的数值均为每百克食物的含量）

★ 营养价值

　　小白菜所含的矿物质能够促进骨骼发育，加速人体新陈代谢，增强机体造血功能。它还能缓解精神紧张，有助于保持心态平静。小白菜还有助于荨麻疹的消退。

▲ 食用方法

不宜生食。
不宜与兔肉同食，易引起腹泻和呕吐。
不宜与醋同食，易引起营养流失。
炒、熬时间不宜过长。

▷ 适宜人群

一般人都可食用。
脾胃虚寒、大便稀薄者少食。

◎ 食用量

每餐约70克。

茎叶类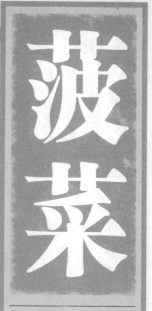

营养指数

维生素		三大营养素		热量（千卡）	22
维生素 A（微克）	487	蛋白质（克）	2.4	胆固醇（毫克）	–
维生素 B_1（毫克）	0.04	脂肪（克）	0.3	膳食纤维（克）	1.4
维生素 B_2（毫克）	0.11	碳水化合物（克）	2.5		
维生素 B_6（毫克）	0.3				
维生素 B_{12}（微克）	–	矿物质			
维生素 C（毫克）	15	钙（毫克）	158		
维生素 D（微克）	–	铁（毫克）	1.7		
维生素 E（毫克）	1.74	磷（毫克）	44		
生物素（微克）	270	钾（毫克）	140		
维生素 K（微克）	210	钠（毫克）	117.8		
维生素 P（微克）	–	铜（毫克）	0.1		
胡萝卜素（毫克）	13.32	镁（毫克）	58		
叶酸（微克）	110	锌（毫克）	0.52		
泛酸（毫克）	0.2	硒（微克）	0.97		
烟酸（毫克）	0.6				

（营养指数中的数值均为每百克食物的含量）

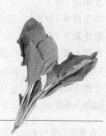

菠菜

○菠菜又叫波斯菜、赤根菜。不仅富含 β 胡萝卜素和铁，也是维生素 B_6、叶酸、铁和钾的极佳来源，还富含酶。

★ 营养价值

养颜佳，对缺铁性贫血有改善作用，能令人面色红润。所含类胰岛素样物质能保持血糖稳定。含量丰富的维生素能防止口角炎、夜盲等维生素缺乏症。大量的抗氧化剂有助于防止大脑老化，防治老年痴呆症。可保护视力，降低视网膜退化的危险。利于清理人体肠胃热毒，能养血、止血、敛阴、润燥，可防治便秘。

▲ 食用方法

食前宜先用沸水烫软，捞出再炒。

尽可能与海带、蔬菜、水果等碱性食品同食，可促使草酸钙溶解排出，防止结石。

◆ 适宜人群

电脑工作者、糖尿病人应常食。

婴幼儿和缺钙、软骨病、肺结核、肾结石、腹泻病患者忌食。

◎ 食用量

每餐 80~100 克。

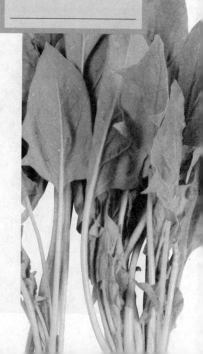

❀ 茎叶类

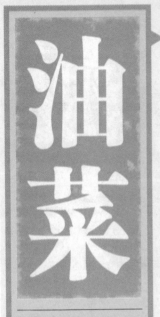

◎油菜颜色深绿，营养素含量及食疗价值可称得上诸种蔬菜中的佼佼者，所含维生素C比大白菜高1倍多。

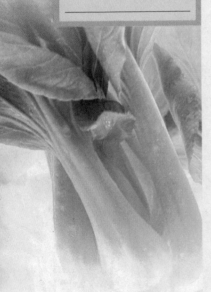

营养指数

维生素		三大营养素		热量（千卡）	12
维生素A（微克）	3	蛋白质（克）	1.3	胆固醇（毫克）	－
维生素B₁（毫克）	0.03	脂肪（克）	0.3	膳食纤维（克）	0.2
维生素B₂（毫克）	0.07	碳水化合物（克）	1.2		
维生素B₆（毫克）	0.08				
维生素B₁₂（微克）	－	矿物质			
维生素C（毫克）	12	钙（毫克）	148		
维生素D（微克）	－	铁（毫克）	1.1		
维生素E（毫克）	0.88	磷（毫克）	58		
生物素（微克）	－	钾（毫克）	110		
维生素K（微克）	33	钠（毫克）	89		
维生素P（微克）	－	铜（毫克）	0.06		
胡萝卜素（毫克）	0.02	镁（毫克）	22		
叶酸（微克）	66	锌（毫克）	0.4		
泛酸（毫克）	0.17	硒（微克）	0.79		
烟酸（毫克）	0.3				

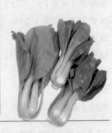

（营养指数中的数值均为每百克食物的含量）

★ 营养价值

富含钙、铁、胡萝卜素和维生素C，对抵御皮肤过度角质化大有裨益，爱美人士不妨多摄入一些油菜。可促进血液循环，散血消肿。孕妇产后瘀血腹痛、丹毒、肿痛脓疮者可用以进行辅助治疗。含有能促进眼睛视紫质合成的物质，能明目。

▲ 食用方法

食用时要现做现切，并用旺火爆炒。

吃剩的熟油菜过夜后不要再吃，以免造成亚硝酸盐沉积，易引发癌症。

◼ 适宜人群

一般人都适合食用。

孕早期妇女、小儿麻疹后期和疥疮、狐臭患者忌食。

◎ 食用量

每餐约150克。

营养指数

维生素		三大营养素		热量（千卡）	13
维生素 A（微克）	8	蛋白质（克）	0.6	胆固醇（毫克）	—
维生素 B₁（毫克）	0.03	脂肪（克）	—	膳食纤维（克）	2.7
维生素 B₂（毫克）	0.04	碳水化合物（克）	0.9		
维生素 B₆（毫克）	0.08	矿物质			
维生素 B₁₂（微克）	—				
维生素 C（毫克）	6	钙（毫克）	152		
维生素 D（微克）	—	铁（毫克）	8.5		
维生素 E（毫克）	0.2	磷（毫克）	18		
生物素（微克）	—	钾（毫克）	163		
维生素 K（微克）	10	钠（毫克）	516.9		
维生素 P（微克）	—	铜（毫克）	0.09		
胡萝卜素（毫克）	0.05	镁（毫克）	18		
叶酸（微克）	29	锌（毫克）	0.1		
泛酸（毫克）	0.26	硒（微克）	0.57		
烟酸（毫克）	0.3				

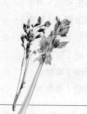

（营养指数中的数值均为每百克食物的含量）

⊙芹菜是常用蔬菜之一。既可热炒，又能凉拌，是一种具有很好药用价值的植物。

★ 营养价值

　　芹菜含铁量较高，是缺铁性贫血患者的佳蔬。同时，芹菜也是治疗高血压及其并发症的首选食品，对于血管硬化、神经衰弱患者亦有辅助治疗作用。芹菜汁可降血糖。

▲ 食用方法

　　芹菜叶中所含的胡萝卜素和维生素 C 比茎多，因此吃时不要把能吃的嫩叶扔掉。

◀ 适宜人群

　　适合所有人食用。
　　血压偏低者慎用。

◎ 食用量

　　每餐约 50 克。

相关记载

　　芹菜能促进人的性兴奋，西方称之为"夫妻菜"，曾被古希腊的僧侣禁食。泰国研究发现常吃芹菜能减少男性精子的数量，对避孕有所帮助。

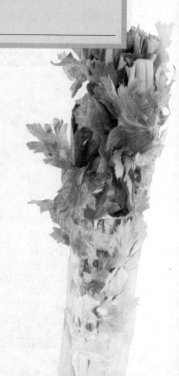

❀ 茎叶类

生菜

⊙生菜是莴苣的一个变种，因适宜生食而得名，质地脆嫩，口感鲜嫩清香。市场上一般有两种：球形的包心生菜和叶片褶皱的奶油生菜（花叶生菜）。

营养指数

维生素		三大营养素		热量（千卡）	12
维生素 A（微克）	133	蛋白质（克）	1.3	胆固醇（毫克）	–
维生素 B$_1$（毫克）	0.03	脂肪（克）	0.3	膳食纤维（克）	0.7
维生素 B$_2$（毫克）	0.06	碳水化合物（克）	1.4		
维生素 B$_6$（毫克）	0.05	矿物质			
维生素 B$_{12}$（微克）	–				
维生素 C（毫克）	4	钙（毫克）	36		
维生素 D（微克）	–	铁（毫克）	1.3		
维生素 E（毫克）	1.02	磷（毫克）	24		
生物素（微克）	–	钾（毫克）	250		
维生素 K（微克）	29	钠（毫克）	147		
维生素 P（微克）	–	铜（毫克）	0.08		
胡萝卜素（毫克）	0.8	镁（毫克）	29		
叶酸（微克）	73	锌（毫克）	0.21		
泛酸（毫克）	0.2	硒（微克）	1.15		
烟酸（毫克）	0.4				

（营养指数中的数值均为每百克食物的含量）

★ 营养价值

生菜所含膳食纤维较白菜多，可消除多余脂肪，故又叫减肥生菜。茎叶中所含的莴苣素有镇痛催眠、降低胆固醇、治疗神经衰弱等功效。性味甘凉，清热爽神，有清肝、利胆、养胃的功效。

⚠ 食用方法

因可能有农药残留，生吃前一定要洗净。
储藏时应远离苹果、梨和香蕉，以免诱发赤褐斑点。
宜与兔肉同食，可起到促进消化的作用。
不宜与醋同食，会破坏营养物质。

◀ 适宜人群

老少皆宜。
生菜性寒凉，尿频、胃寒者少食。

◎ 食用量

每餐约 80 克。

茎叶类 ❀

营养指数

维生素		三大营养素		热量（千卡）	14
维生素 A（微克）	25	蛋白质（克）	1	胆固醇（毫克）	–
维生素 B_1（毫克）	0.02	脂肪（克）	0.1	膳食纤维（克）	0.6
维生素 B_2（毫克）	0.02	碳水化合物（克）	2.2		
维生素 B_6（毫克）	0.05	**矿物质**			
维生素 B_{12}（微克）	–	钙（毫克）	23		
维生素 C（毫克）	4	铁（毫克）	0.9		
维生素 D（微克）	–	磷（毫克）	48		
维生素 E（毫克）	0.19	钾（毫克）	318		
生物素（微克）	–	钠（毫克）	36.5		
维生素 K（微克）	54	铜（毫克）	0.07		
维生素 P（微克）	–	镁（毫克）	19		
胡萝卜素（毫克）	0.15	锌（毫克）	0.33		
叶酸（微克）	120	硒（微克）	0.54		
泛酸（毫克）	0.23				
烟酸（毫克）	0.5				

（营养指数中的数值均为每百克食物的含量）

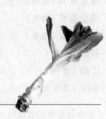

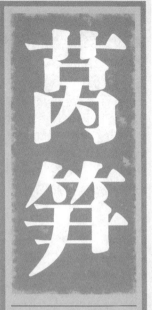

莴笋

⊙莴笋是莴苣的一个变种，又名生笋。色泽淡绿，制作菜肴可荤可素、可凉可热，口感鲜嫩爽脆，具有独特的营养价值。

★ 营养价值

食用莴笋，能改善消化系统和肝脏功能，对抵御风湿性疾病和痛风有一定作用。它含钾量较高，可清热利尿，对高血压和心脏病患者极为有益。所含的少量碘元素，对人具有镇静作用，可帮助睡眠。氟元素含量极丰，可参与牙齿骨骼生长。

▲ 食用方法

莴笋怕咸，少放盐才好吃。

◖ 适宜人群

一般人都可食用，老幼尤宜。

莴笋中含有刺激视神经的物质，患眼疾特别是夜盲症的人不宜食用。

◎ 食用量

每次约 60 克。

✕ 相克食物

莴笋 + 蜂蜜 = 引起腹泻

莴笋 + 乳酪 = 引起消化不良

❀ 茎叶类

空心菜

◎空心菜的学名为蕹菜，又名无心菜、通心菜，夏秋季节主要绿叶菜之一。

营养指数

维生素		三大营养素			
维生素A（微克）	253	蛋白质（克）	2.2	热量（千卡）	20
维生素B$_1$（毫克）	0.03	脂肪（克）	0.3	胆固醇（毫克）	–
维生素B$_2$（毫克）	0.08	碳水化合物（克）	2.2	膳食纤维（克）	1.4
维生素B$_6$（毫克）	0.11				
维生素B$_{12}$（微克）	–	矿物质			
维生素C（毫克）	25	钙（毫克）	99		
维生素D（微克）	–	铁（毫克）	2.3		
维生素E（毫克）	1.09	磷（毫克）	38		
生物素（微克）	–	钾（毫克）	266		
维生素K（微克）	250	钠（毫克）	94.3		
维生素P（微克）	–	铜（毫克）	0.1		
胡萝卜素（毫克）	1.52	镁（毫克）	29		
叶酸（微克）	120	锌（毫克）	0.39		
泛酸（毫克）	0.4	硒（微克）	1.2		
烟酸（毫克）	0.8				

（营养指数中的数值均为每百克食物的含量）

★ 营养价值

　　粗纤维素含量丰富，具有促进肠蠕动、通便解毒的作用。所含叶绿素有"绿色精灵"之称，可洁齿防龋除口臭，健美皮肤，是美容佳品。空心菜汁对金黄色葡萄球菌、链球菌等有抑制作用。夏季常吃，可防暑解热、防治痢疾。

▲ 食用方法

　　宜旺火快炒以避免营养流失。
　　不宜与牛奶、酸奶、乳酪同食，会影响钙质吸收。
　　宜与尖椒同食，可起到解毒降压的作用。

◆ 适宜人群

　　一般人皆可食用。
　　性寒滑利，体质虚弱、脾胃虚寒者不宜多食。

◎ 食用量

　　每餐50克。

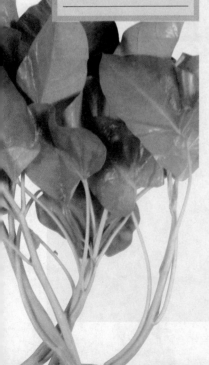

茎叶类 ❋

营养指数

维生素		三大营养素			
维生素 A（微克）	137	蛋白质（克）	3.2	热量（千卡）	47
维生素 B₁（毫克）	0.03	脂肪（克）	0.6	胆固醇（毫克）	–
维生素 B₂（毫克）	0.1	碳水化合物（克）	7.1	膳食纤维（克）	2.3
维生素 B₆（毫克）	–				
维生素 B₁₂（微克）	–	矿物质			
维生素 C（毫克）	13	钙（毫克）	228		
维生素 D（微克）	–	铁（毫克）	10.5		
维生素 E（毫克）	1.54	磷（毫克）	57		
生物素（微克）	–	钾（毫克）	473		
维生素 K（微克）	78	钠（毫克）	52.6		
维生素 P（微克）	–	铜（毫克）	0.07		
胡萝卜素（毫克）	0.82	镁（毫克）	38		
叶酸（微克）	–	锌（毫克）	0.64		
泛酸（毫克）	–	硒（微克）	0.09		
烟酸（毫克）	0.6				

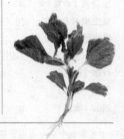

（营养指数中的数值均为每百克食物的含量）

苋菜

⊙苋菜又名野苋菜、赤苋、雁来红，原本是一种野菜。有的地区把苋菜称为"长寿菜"。

★ 营养价值

富含易被人体吸收的钙质，能有效促进牙齿和骨骼的生长，并能防止肌肉痉挛。富含铁、钙和维生素 K，可以促进凝血，促进造血功能。常食可以促进排毒，防止便秘，减肥轻身。

▲ 食用方法

烹调时间不宜过长。
不可与甲鱼、龟同食。
不可与菠菜同食，会降低其营养价值。
不可与牛奶同食，会影响钙的吸收。

◆ 适宜人群

一般人都可食用，尤其适合老、幼、妇女、减肥者食用。
脾胃虚弱者不宜多食。

◎ 食用量

每餐 80~100 克。

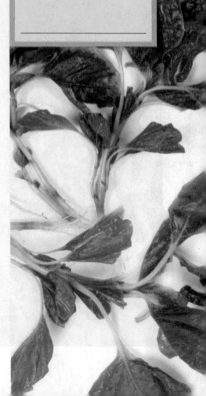

❀ 茎叶类

芥蓝

◎芥蓝的食用部分为带叶的菜薹，叶色翠绿。芥蓝含淀粉多，口感十分爽脆，别有风味。

营养指数 ////////////////

维生素		三大营养素		热量（千卡）	19
维生素 A（微克）	575	蛋白质（克）	2.8	胆固醇（毫克）	—
维生素 B₁（毫克）	0.02	脂肪（克）	0.4	膳食纤维（克）	1.6
维生素 B₂（毫克）	0.09	碳水化合物（克）	1		
维生素 B₆（毫克）	—				
维生素 B₁₂（微克）	—	矿物质			
维生素 C（毫克）	76	钙（毫克）	128		
维生素 D（微克）	—	铁（毫克）	2		
维生素 E（毫克）	0.96	磷（毫克）	50		
生物素（微克）	—	钾（毫克）	104		
维生素 K（微克）	26	钠（毫克）	50.5		
维生素 P（微克）	—	铜（毫克）	0.11		
胡萝卜素（毫克）	3.45	镁（毫克）	18		
叶酸（微克）	—	锌（毫克）	1.3		
泛酸（毫克）	—	硒（微克）	0.88		
烟酸（毫克）	1				

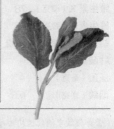

（营养指数中的数值均为每百克食物的含量）

★ 营养价值

芥蓝内含有机碱，有一定的苦味，可加快胃肠蠕动，助消化。芥蓝中另一种独特的苦味成分是金鸡纳霜，能抑制过度兴奋的体温中枢，起到消暑解热作用。

▲ 食用方法

芥蓝菜有苦涩味，炒时加入少量糖和酒，可改善口感。芥蓝梗粗不易熟透，炒时多加些汤水，时间也要长些。

◆ 适宜人群

所有人都可食用。

◎ 食用量

每餐约 100 克。

✔ 相宜食物

芥蓝 + 虾 = 促进消化

芥蓝 + 山药 = 消暑

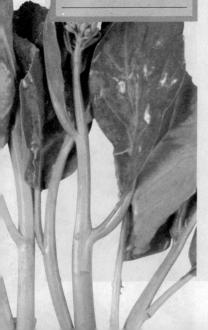

茎叶类 ❀

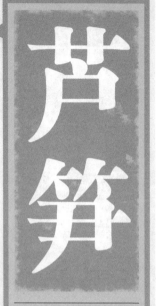

芦笋

营养指数

维生素		三大营养素		热量（千卡）	18
维生素 A（微克）	583	蛋白质（克）	1.4	胆固醇（毫克）	–
维生素 B₁（毫克）	0.04	脂肪（克）	0.1	膳食纤维（克）	1.9
维生素 B₂（毫克）	0.05	碳水化合物（克）	15.1		
维生素 B₆（毫克）	0.12				
维生素 B₁₂（微克）	–	矿物质			
维生素 C（毫克）	15	钙（毫克）	10		
维生素 D（微克）	–	铁（毫克）	1.4		
维生素 E（毫克）	2	磷（毫克）	42		
生物素（微克）	–	钾（毫克）	273		
维生素 K（微克）	43	钠（毫克）	3.1		
维生素 P（微克）	–	铜（毫克）	0.07		
胡萝卜素（毫克）	0.1	镁（毫克）	10		
叶酸（微克）	128	锌（毫克）	0.41		
泛酸（毫克）	0.59	硒（微克）	0.21		
烟酸（毫克）	0.7				

（营养指数中的数值均为每百克食物的含量）

⊙芦笋又名露笋、龙须菜。状如春笋，风味鲜美芳香，纤维柔软可口，能增进食欲，帮助消化。芦笋所含蛋白质、碳水化合物、多种维生素和矿物质的质量优于普通蔬菜。

★ 营养价值

经常食用芦笋对心血管病、血管硬化、肾炎、胆结石、肝功能障碍和肥胖均有功效。富含叶酸，是孕妇补充叶酸的重要来源。国际癌症病友协会研究认为，它对膀胱癌、肺癌、皮肤癌和肾结石等有特殊疗效。

▲ 食用方法

不宜生吃，能在低温避光环境下保存 1 周。
不宜高温烹煮，微波炉小功率热熟最佳。

◆ 适宜人群

所有人都可食用。
痛风和糖尿病人不宜多食。

◎ 食用量

每餐约 50 克。

相关记载

在西方，芦笋被誉为"十大名菜之一"，是一种高档而名贵的蔬菜，营养学家和素食界人士均认为它是健康食品和全面的抗癌食品。

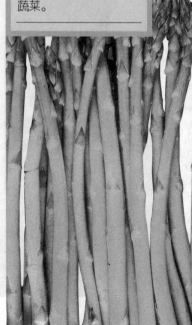

✿ 茎叶类

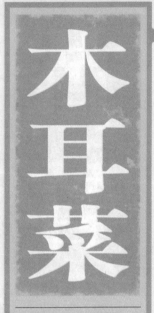

○木耳菜又名落葵、西洋菜、豆腐菜。因叶子近圆形、肥厚黏滑有如木耳，俗称木耳菜。其嫩叶烹调后清香鲜美，口感嫩滑。

营养指数

维生素		三大营养素			
维生素A（微克）	337	蛋白质（克）	1.6	热量（千卡）	20
维生素B₁（毫克）	0.06	脂肪（克）	0.3	胆固醇（毫克）	–
维生素B₂（毫克）	0.06	碳水化合物（克）	2.8	膳食纤维（克）	1.5
维生素B₆（毫克）	–				
维生素B₁₂（微克）	–	矿物质			
维生素C（毫克）	34	钙（毫克）	166		
维生素D（微克）	–	铁（毫克）	3.2		
维生素E（毫克）	1.66	磷（毫克）	42		
生物素（微克）	–	钾（毫克）	140		
维生素K（微克）	–	钠（毫克）	47.2		
维生素P（微克）	–	铜（毫克）	0.07		
胡萝卜素（毫克）	2.02	镁（毫克）	62		
叶酸（微克）	–	锌（毫克）	0.32		
泛酸（毫克）	–	硒（微克）	2.6		
烟酸（毫克）	0.6				

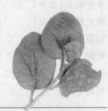

（营养指数中的数值均为每百克食物的含量）

★ 营养价值

木耳菜很多营养素的含量很高，有清热、解毒、滑肠、凉血的功效，可治疗痢疾、疖肿、皮肤炎症等疾病。热量低、脂肪少，常食可降血压、益肝、利尿、防止便秘。钙含量很高，是菠菜的2~3倍，且草酸含量极低，是补钙的优选经济菜。

▲ 食用方法

木耳菜适宜素炒，要用旺火快炒，时间过长易出黏液。

◆ 适宜人群

所有人均适合食用。

◎ 食用量

每次50~70克。

✓ 相宜食物

木耳菜＋黄瓜＝减肥塑身

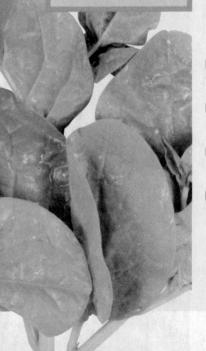

茎叶类 ❁

营养指数

维生素		三大营养素			
维生素A（微克）	1332	蛋白质（克）	2.7	热量（千卡）	16
维生素B₁（毫克）	0.06	脂肪（克）	0.4	胆固醇（毫克）	–
维生素B₂（毫克）	0.13	碳水化合物（克）	0.3	膳食纤维（克）	1.6
维生素B₆（毫克）	0.16				
维生素B₁₂（微克）	–	矿物质			
维生素C（毫克）	15	钙（毫克）	48		
维生素D（微克）	–	铁（毫克）	1.3		
维生素E（毫克）	2.6	磷（毫克）	38		
生物素（微克）	–	钾（毫克）	290		
维生素K（微克）	180	钠（毫克）	2.7		
维生素P（微克）	–	铜（毫克）	0.08		
胡萝卜素（毫克）	7.99	镁（毫克）	25		
叶酸（微克）		锌（毫克）	0.31		
泛酸（毫克）	0.6	硒（微克）	1.38		
烟酸（毫克）	0.8				

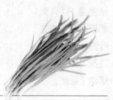

（营养指数中的数值均为每百克食物的含量）

韭菜

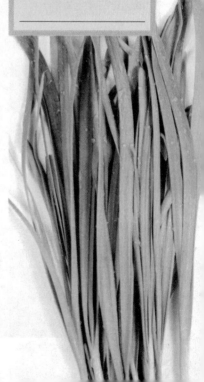

韭菜颜色碧绿、味道浓郁。韭黄又名黄韭，是韭菜的软化栽培品种，因不见阳光而呈黄白色，营养价值逊于韭菜。

★ 营养价值

韭菜含有较多的粗纤维，可以把消化道中的头发、沙砾、金属屑甚至针包裹起来，随大便排出体外，有"洗肠草"之称。含有挥发性精油，可促进食欲、降低血脂，对高血压、冠心病、高脂血症等有一定疗效。韭菜为辛温补阳之品，药典上有"起阳草"之称，可与现今的"伟哥"媲美。

▲ 食用方法

初春时节的韭菜品质最佳，晚秋次之，夏季最差。
隔夜熟韭菜不宜再吃。
不能与蜂蜜、牛肉同食。

◆ 适宜人群

一般人都能食用。
阴虚火旺、有眼疾和胃肠虚弱者不宜多食。

◎ 食用量

每次约50克，多食会上火且不易消化。

❁ 茎叶类

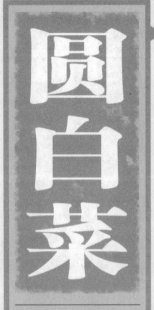

圆白菜

◎圆白菜学名结球甘蓝，也叫洋白菜或卷心菜。原产欧洲，是西方最为重要的蔬菜之一。和大白菜一样产量高、耐储藏，是四季佳蔬。

营养指数

维生素		三大营养素			
维生素 A（微克）	12	蛋白质（克）	1.5	热量（千卡）	20
维生素 B$_1$（毫克）	0.03	脂肪（克）	0.2	胆固醇（毫克）	–
维生素 B$_2$（毫克）	0.03	碳水化合物（克）	3.4	膳食纤维（克）	0.5
维生素 B$_6$（毫克）	–	矿物质			
维生素 B$_{12}$（微克）	–				
维生素 C（毫克）	16	钙（毫克）	31		
维生素 D（微克）	–	铁（毫克）	1.9		
维生素 E（毫克）	0.5	磷（毫克）	31		
生物素（微克）	–	钾（毫克）	124		
维生素 K（微克）	–	钠（毫克）	42.8		
维生素 P（微克）	–	铜（毫克）	0.04		
胡萝卜素（毫克）	0.07	镁（毫克）	12		
叶酸（微克）	100	锌（毫克）	0.26		
泛酸（毫克）	–	硒（微克）	0.02		
烟酸（毫克）	0.4				

（营养指数中的数值均为每百克食物的含量）

★ 营养价值

新鲜的圆白菜中含有植物杀菌素，咽喉疼痛、外伤肿痛、蚊叮虫咬、胃痛、牙痛之类都可请圆白菜帮忙。圆白菜中含有某种"溃疡愈合因子"，对溃疡有良好疗效。在抗癌蔬菜中，圆白菜排在第五位。

▲ 食用方法

圆白菜是制作泡菜的主要原料之一。

◆ 适宜人群

所有人都适合吃，怀孕妇女、贫血患者、消化道溃疡患者可适当多食。

皮肤瘙痒性疾病、眼部充血患者忌食；肺胃发炎者少食。

◎ 食用量

每次约 70 克。

相关记载

德国人认为圆白菜才是菜中之王，能治百病。西方人用圆白菜治病的"偏方"就像中国人用萝卜治病一样常见。

茎叶类 ✿

营养指数

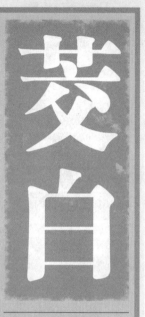

维生素		三大营养素			
维生素 A（微克）	5	蛋白质（克）	1.2	热量（千卡）	23
维生素 B₁（毫克）	0.04	脂肪（克）	0.1	胆固醇（毫克）	–
维生素 B₂（毫克）	0.05	碳水化合物（克）	1.5	膳食纤维（克）	2.6
维生素 B₆（毫克）	0.08				
维生素 B₁₂（微克）	–	矿物质			
维生素 C（毫克）	2	钙（毫克）	28		
维生素 D（微克）	–	铁（毫克）	0.5		
维生素 E（毫克）	0.99	磷（毫克）	38		
生物素（微克）	–	钾（毫克）	209		
维生素 K（微克）	2	钠（毫克）	7.2		
维生素 P（微克）	–	铜（毫克）	0.06		
胡萝卜素（毫克）	0.03	镁（毫克）	8		
叶酸（微克）	43	锌（毫克）	0.18		
泛酸（毫克）	0.25	硒（微克）	0.45		
烟酸（毫克）	0.6				

（营养指数中的数值均为每百克食物的含量）

◎茭白又名茭笋、茭瓜。我国特产蔬菜，与莼菜、鲈鱼并称为"江南三大名菜"。质地鲜嫩，荤炒味道更鲜。

★ 营养价值

茭白有祛热、止渴、利尿的功效，夏季食用尤宜。能退黄疸、通乳汁，对于黄疸型肝炎和产后乳少有辅助疗效。可解酒醉。

▲ 食用方法

春夏季茭白质量最佳。

忌与蜂蜜同食。

◖ 适宜人群

一般人均可食用。

因含草酸较多，钙质不易被人体吸收，患肾脏疾病、尿路结石者不宜多食。

◎ 食用量

每次 1 根（约 50 克）。

✓ 相宜食物

茭白 + 鸡蛋 = 美容养颜

茭白 + 猪蹄 = 有催乳作用

茭白 + 猪肝 = 保肝护肾

茭白 + 芹菜 = 降低血压

❀ 茎叶类

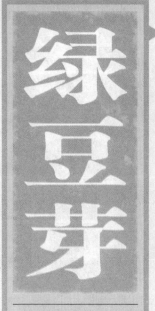

绿豆芽

绿豆芽价格便宜且营养丰富。绿豆在发芽的过程中维生素C会增加很多，部分蛋白质也会分解为各种人体所需的氨基酸，可达绿豆原含量的7倍，所以绿豆芽的营养价值比绿豆更大。

▷ 营养指数

维生素		三大营养素		热量（千卡）	19
维生素 A（微克）	3	蛋白质（克）	1.4	胆固醇（毫克）	–
维生素 B₁（毫克）	0.05	脂肪（克）	0.1	膳食纤维（克）	0.4
维生素 B₂（毫克）	0.06	碳水化合物（克）	3.2		
维生素 B₆（毫克）	0.1				
维生素 B₁₂（微克）	–	矿物质			
维生素 C（毫克）	9	钙（毫克）	1.5		
维生素 D（微克）	–	铁（毫克）	0.4		
维生素 E（毫克）	0.19	磷（毫克）	40		
生物素（微克）	–	钾（毫克）	68		
维生素 K（微克）	47	钠（毫克）	1.5		
维生素 P（微克）	–	铜（毫克）	0.1		
胡萝卜素（毫克）	20	镁（毫克）	18		
叶酸（微克）	56	锌（毫克）	0.22		
泛酸（毫克）	0.46	硒（微克）	0.5		
烟酸（毫克）	0.5				

（营养指数中的数值均为每百克食物的含量）

★ 营养价值

绿豆芽中含有核黄素（维生素B₂），可防治口腔溃疡。同时，它富含膳食纤维，是便秘患者的健康蔬菜，还能清除血管壁中胆固醇和脂肪堆积，防止心血管病变。经常食用，能起到清肠胃、解热毒、洁牙齿、祛痰火湿热的作用。

△ 食用方法

发绿豆芽不要长得过长。绿豆芽性寒，烹调时应配上一点姜丝。

烹调时油盐不宜太多，适当加些醋能保存水分及维生素C。

▷ 适宜人群

一般人都可食用，嗜烟酒、肥腻者适宜常吃。

脾胃虚寒之人不宜久食。

◎ 食用量

每餐约30克。

营养指数

维生素		三大营养素			
维生素 A（微克）	5	蛋白质（克）	3.9	热量（千卡）	40
维生素 B_1（毫克）	0.04	脂肪（克）	1.8	胆固醇（毫克）	–
维生素 B_2（毫克）	0.07	碳水化合物（克）	2	膳食纤维（克）	1.4
维生素 B_6（毫克）	0.06				
维生素 B_{12}（微克）	–	矿物质			
维生素 C（毫克）	6	钙（毫克）	68		
维生素 D（微克）	–	铁（毫克）	1.5		
维生素 E（毫克）	0.8	磷（毫克）	61		
生物素（微克）	–	钾（毫克）	160		
维生素 K（微克）	–	钠（毫克）	5.3		
维生素 P（微克）	–	铜（毫克）	0.14		
胡萝卜素（毫克）	30	镁（毫克）	21		
叶酸（微克）	42	锌（毫克）	0.27		
泛酸（毫克）	0.34	硒（微克）	0.96		
烟酸（毫克）	0.6				

（营养指数中的数值均为每百克食物的含量）

⭐ 营养价值

　　春天是维生素 B_2 缺乏症多发季节，多食黄豆芽可有效防治维生素 B_2 缺乏症。黄豆芽能减少体内乳酸堆积，治疗神经衰弱，消除疲劳。常吃能使头发乌黑光亮，对面部雀斑有较好的淡化效果。对青少年生长发育、预防贫血大有好处。

🔺 食用方法

　　发黄豆芽不要使其长得过长。
　　烹调黄豆芽切不可加碱，要加少量食醋以保持维生素 B_2 不减少。
　　肥胖鲜嫩但有难闻化肥味的黄豆芽可能含有激素，不可食用。

◈ 适宜人群

　　一般人都可食用。

◎ 食用量

　　每次约 50 克。

相关记载

　　明人陈嶷曾有赞美黄豆芽的诗句："有彼物兮，冰肌玉质，子不入污泥，根不资于扶植。"

黄豆芽

◎黄豆芽又称"如意菜"，蛋白质利用率较黄豆要提高 10% 左右。黄豆在发芽过程中更多的营养素被释放出来，更利于人体吸收。

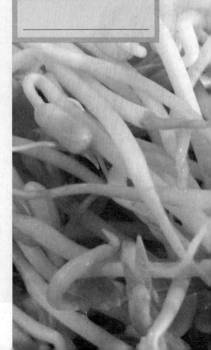

❀ 茎叶类

蒜薹

◎蒜薹又叫蒜毫、蒜苗，是大蒜的花茎。辛辣味比大蒜轻，所具蒜香能增加菜肴香味，更易被人们接受。

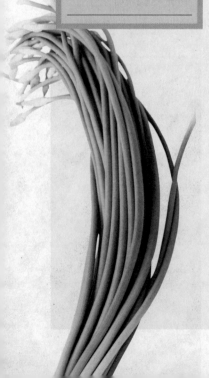

➤ 营养指数

维生素		三大营养素		热量（千卡）	37
维生素 A（微克）	47	蛋白质（克）	2.1	胆固醇（毫克）	–
维生素 B_1（毫克）	0.11	脂肪（克）	0.4	膳食纤维（克）	1.8
维生素 B_2（毫克）	0.08	碳水化合物（克）	6.2		
维生素 B_6（毫克）	–				
维生素 B_{12}（微克）	–	矿物质			
维生素 C（毫克）	35	钙（毫克）	29		
维生素 D（微克）	–	铁（毫克）	1.4		
维生素 E（毫克）	0.81	磷（毫克）	44		
生物素（微克）	–	钾（毫克）	226		
维生素 K（微克）	–	钠（毫克）	5.1		
维生素 P（微克）	–	铜（毫克）	0.05		
胡萝卜素（毫克）	0.28	镁（毫克）	18		
叶酸（微克）	–	锌（毫克）	0.46		
泛酸（毫克）	–	硒（微克）	1.24		
烟酸（毫克）	0.5				

（营养指数中的数值均为每百克食物的含量）

★ 营养价值

蒜薹含有辣素，杀菌能力可以达到青霉素的 1/10，可驱虫、预防流感、防止伤口感染。蒜薹具有明显的降血脂及预防冠心病和动脉硬化的作用，能保护肝脏，预防癌症。

△ 食用方法

不宜烹制得过烂，以免辣素被破坏。

◇ 适宜人群

一般人都能食用。
消化功能不佳的人宜少吃。
过量会影响视力，有肝病的人过量食用可造成肝功能障碍。

◎ 食用量

每餐约 60 克。

✓ 相宜食物

蒜薹＋莴笋＝预防高血压
蒜薹＋香干＝平衡营养
蒜薹＋虾仁＝美容养颜

茎叶类 ❁

营养指数

维生素		三大营养素			
维生素A（微克）	52	蛋白质（克）	1.6	热量（千卡）	11
维生素B₁（毫克）	0.14	脂肪（克）	–	胆固醇（毫克）	–
维生素B₂（毫克）	0.15	碳水化合物（克）	1.2	膳食纤维（克）	3.9
维生素B₆（毫克）	0.01				
维生素B₁₂（微克）	120	矿物质			
维生素C（毫克）	5	钙（毫克）	285		
维生素D（微克）	–	铁（毫克）	4		
维生素E（毫克）	0.8	磷（毫克）	33		
生物素（微克）	–	钾（毫克）	631		
维生素K（微克）	–	钠（毫克）	284.1		
维生素P（微克）	–	铜（毫克）	0.21		
胡萝卜素（毫克）	0.31	镁（毫克）	33		
叶酸（微克）	14	锌（毫克）	0.45		
泛酸（毫克）	0.15	硒（微克）	0.53		
烟酸（毫克）	1				

（营养指数中的数值均为每百克食物的含量）

香菜

⊙香菜是芫荽的通称，又名胡荽。嫩茎和鲜叶有特殊香味，常用作菜肴的点缀、提味之品，是人们喜食的佳蔬之一。

★ 营养价值

　　香菜中含有许多挥发油，能祛除肉类的腥膻味。具有芳香健胃、祛风解毒之功，能解表治感冒，利大肠、利尿。

▲ 食用方法

　　腐烂、发黄的香菜不仅无香气，还可能产生毒素。
　　服用补药或中药白术、丹皮时不宜食用香菜。

◆ 适宜人群

　　老少皆可食用，患感冒及食欲不振者、小儿出麻疹者尤其适合。
　　狐臭、口臭、严重龋齿、胃溃疡和疮疡患者忌食。

◎ 食用量

　　每次3~10克。

相关记载

　　香菜是西汉张骞出使西域时引入的。《本草纲目》称"芫荽性味辛温香窜，内通心脾，外达四肢"。

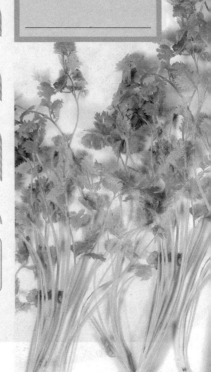

✿ 茎叶类

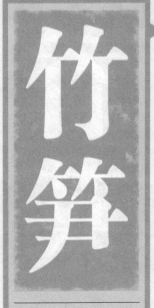

竹笋

⊙竹笋一年四季皆有，唯有春笋、冬笋味道最佳。竹笋低脂肪、低糖、多纤维，无论凉拌、煎炒还是熬汤均鲜嫩清香。

营养指数

维生素		三大营养素		热量（千卡）	40
维生素A（微克）	5	蛋白质（克）	4.1	胆固醇（毫克）	–
维生素B$_1$（毫克）	0.05	脂肪（克）	0.1	膳食纤维（克）	2.8
维生素B$_2$（毫克）	0.11	碳水化合物（克）	4.4		
维生素B$_6$（毫克）	0.13				
维生素B$_{12}$（微克）	–	矿物质			
维生素C（毫克）	5	钙（毫克）	22		
维生素D（微克）	–	铁（毫克）	2.4		
维生素E（毫克）	0.7	磷（毫克）	36		
生物素（微克）	–	钾（毫克）	587		
维生素K（微克）	2	钠（毫克）	6		
维生素P（微克）	–	铜（毫克）	0.15		
胡萝卜素（毫克）	0.08	镁（毫克）	8		
叶酸（微克）	63	锌（毫克）	0.43		
泛酸（毫克）	0.63	硒（微克）	0.66		
烟酸（毫克）	0.4				

（营养指数中的数值均为每百克食物的含量）

★ 营养价值
竹笋可吸附大量油脂，常食可降低胃肠黏膜对脂肪的吸收，达到减肥目的。富含膳食纤维，能促进肠道蠕动、消除积食、防止便秘。

⚠ 食用方法
食前应先用开水焯一下，去除笋中的草酸。
靠近笋尖部的地方宜顺切，下部宜横切，烹制易烂熟入味。
鲜笋存放时不要剥壳。

◀ 适宜人群
一般人均可食用，肥胖和习惯性便秘的人尤为适合。
儿童、尿路结石者少食。

◉ 食用量
每次约25克。

▣ 选购妙招
竹笋节与节之间的距离要近，距离越近的笋越嫩；外壳色泽鲜黄或淡黄略带粉红；笋壳完整且饱满光洁。

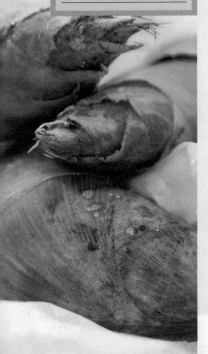

茎叶类 ❀

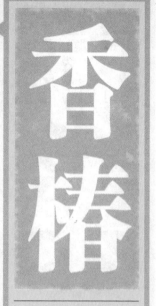

香椿

营养指数 ◄

维生素		三大营养素			
维生素 A（微克）	117	蛋白质（克）	1.7	热量（千卡）	47
维生素 B₁（毫克）	0.07	脂肪（克）	0.4	胆固醇（毫克）	–
维生素 B₂（毫克）	0.12	碳水化合物（克）	9.1	膳食纤维（克）	1.8
维生素 B₆（毫克）	–				
维生素 B₁₂（微克）	–	矿物质			
维生素 C（毫克）	40	钙（毫克）	96		
维生素 D（微克）	–	铁（毫克）	3.9		
维生素 E（毫克）	0.99	磷（毫克）	147		
生物素（微克）	–	钾（毫克）	548		
维生素 K（微克）	230	钠（毫克）	4.6		
维生素 P（微克）	–	铜（毫克）	0.09		
胡萝卜素（毫克）	0.7	镁（毫克）	36		
叶酸（微克）	–	锌（毫克）	2.25		
泛酸（毫克）	–	硒（微克）	0.42		
烟酸（毫克）	0.9				

（营养指数中的数值均为每百克食物的含量）

香椿即香椿树芽，又叫香椿头，被称为"树上蔬菜"。香椿叶厚芽嫩，香味浓郁，营养远高于其他蔬菜，且具有较高药用价值，为宴宾之佳肴。

★ 营养价值

香椿含香椿素等挥发性芳香族有机物，可健脾开胃。清热利湿、利尿解毒，是辅助治疗肠炎、痢疾、泌尿系统感染的良药。含天然性激素物质，能补阳滋阴、抗衰老，对不孕不育有一定疗效，有"助孕素"的美称。香椿所含楝素还能驱除肠内蛔虫。

▲ 食用方法

香椿以谷雨前为佳，应吃早、吃鲜、吃嫩。

◀ 适宜人群

健康人均可食用。
慢性疾病患者少食或不食，多食易诱使痼疾复发。

◎ 食用量

每餐 30~50 克。

✔ 相宜食物

香椿 + 竹笋 = 清热解毒
香椿 + 豆腐 = 美容润肤
香椿 + 羊肉 = 治疗风湿性关节炎

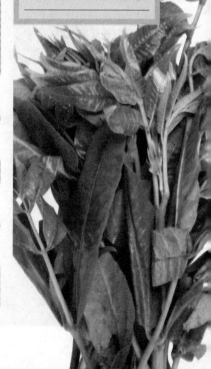

❀ 茎叶类

蕨菜

蕨菜又叫龙头菜、拳菜等，是野菜的一种。富含氨基酸、多种维生素、微量元素，还含有蕨菜素、蕨甙、甾醇等特有的营养成分，被称为"山菜之王"，是不可多得的野菜美味。

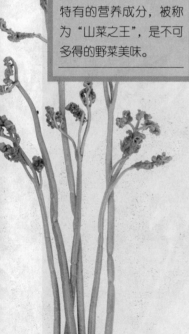

营养指数

维生素		三大营养素	
维生素 A（微克）	120	蛋白质（克）	6.6
维生素 B₁（毫克）	0.1	脂肪（克）	0.9
维生素 B₂（毫克）	0.16	碳水化合物（克）	54.2
维生素 B₆（毫克）	0.02		
维生素 B₁₂（微克）	–	矿物质	
维生素 C（毫克）	3	钙（毫克）	851
维生素 D（微克）	–	铁（毫克）	23.7
维生素 E（毫克）	0.53	磷（毫克）	253
生物素（微克）	–	钾（毫克）	59
维生素 K（微克）	120	钠（毫克）	1297
维生素 P（微克）	–	铜（毫克）	2.79
胡萝卜素（毫克）	–	镁（毫克）	82
叶酸（微克）	99	锌（毫克）	18.11
泛酸（毫克）	8	硒（微克）	6.34
烟酸（毫克）	2.7		

热量（千卡）	251
胆固醇（毫克）	–
膳食纤维（克）	25.5

（营养指数中的数值均为每百克食物的含量）

★ 营养价值

所含蕨菜素能清热解毒、杀菌消炎。蕨菜所含的粗纤维可以止泻利尿、下气通便、清肠排毒。常食能补脾益气、强健机体。

⚠ 食用方法

食前应在沸水中浸烫后过凉，从而清除土腥味。
炒食适合配以鸡蛋、肉类。

◆ 适宜人群

适合所有人食用。
蕨菜性寒凉，脾胃虚寒者不宜多食。

◎ 食用量

每次约 30 克。

✓ 相宜食物

蕨菜 + 猪肉 = 开胃消食
蕨菜 + 豆腐干 = 滋阴润燥、和胃补肾

茎叶类 ❁

茼蒿

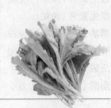

○茼蒿又叫蒿子秆、蓬蒿。茼蒿的茎和叶可以同食，有蒿之清气、菊之甘香，一般营养成分无所不备，尤其胡萝卜素的含量超过一般蔬菜。

营养指数

维生素		三大营养素			
维生素 A（微克）	252	蛋白质（克）	1.9	热量（千卡）	21
维生素 B₁（毫克）	0.04	脂肪（克）	0.3	胆固醇（毫克）	－
维生素 B₂（毫克）	0.09	碳水化合物（克）	2.7	膳食纤维（克）	1.2
维生素 B₆（毫克）	0.13				
维生素 B₁₂（微克）	－	矿物质			
维生素 C（毫克）	18	钙（毫克）	73		
维生素 D（微克）	－	铁（毫克）	2.5		
维生素 E（毫克）	0.92	磷（毫克）	36		
生物素（微克）	－	钾（毫克）	220		
维生素 K（微克）	250	钠（毫克）	161.3		
维生素 P（微克）	－	铜（毫克）	0.06		
胡萝卜素（毫克）	1.51	镁（毫克）	20		
叶酸（微克）	190	锌（毫克）	0.35		
泛酸（毫克）	0.23	硒（微克）	0.6		
烟酸（毫克）	0.6				

（营养指数中的数值均为每百克食物的含量）

★ 营养价值

茼蒿中含有特殊香味的挥发油，可消食开胃。含有丰富的维生素、胡萝卜素及多种氨基酸，可以养心安神、降压补脑，防止记忆力减退。

▲ 食用方法

茼蒿中的芳香精油遇热易挥发，烹调时应以旺火快炒。

余汤或凉拌有利于胃肠功能不好的人。

与肉、蛋等荤菜共炒可提高其维生素 A 的利用率。

宜与猪肝同食，有助于钙的吸收。

不宜与醋同食，会降低营养价值。

◀ 适宜人群

适合一般人食用。

茼蒿辛香滑利，腹泻者不宜多食。

◎ 食用量

每餐 50~100 克。

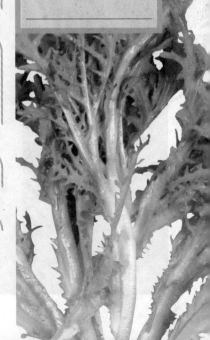

❀ 茎叶类

豆瓣菜

◎豆瓣菜又名水芥菜、西洋菜等。它口感脆嫩，营养丰富，适合制作各种菜肴，还可制成清凉饮料或干制品，很有食用价值。

营养指数 ////////////

维生素		三大营养素	
维生素 A（微克）	450	蛋白质（克）	2.9
维生素 B₁（毫克）	0.01	脂肪（克）	0.5
维生素 B₂（毫克）	0.11	碳水化合物（克）	0.3
维生素 B₆（毫克）	0.13		
维生素 B₁₂（微克）	–	**矿物质**	
维生素 C（毫克）	52	钙（毫克）	30
维生素 D（微克）	–	铁（毫克）	1
维生素 E（毫克）	0.59	磷（毫克）	26
生物素（微克）	–	钾（毫克）	61.2
维生素 K（微克）	190	钠（毫克）	179
维生素 P（微克）	–	铜（毫克）	0.06
胡萝卜素（毫克）	9.55	镁（毫克）	9
叶酸（微克）	150	锌（毫克）	0.69
泛酸（毫克）	0.3	硒（微克）	0.7
烟酸（毫克）	0.3		

热量（千卡）	17
胆固醇（毫克）	–
膳食纤维（克）	1.2

（营养指数中的数值均为每百克食物的含量）

★ 营养价值

清心润肺，是治疗肺痨的理想食物，对肺燥肺热所致的咳嗽、咯血、鼻子出血都有较好疗效。豆瓣菜还有通经作用，月经前食用能防治痛经、月经过少等症状。

◢ 食用方法
不宜烹得过烂。

◖ 适宜人群
一般人都能食用。
孕妇及寒性咳嗽者不宜食用。

◎ 食用量
每餐约30克。

相关记载
国外有报道说，豆瓣菜能干扰卵子着床阻止妊娠，可作为避孕、通经及流产的辅助食物。

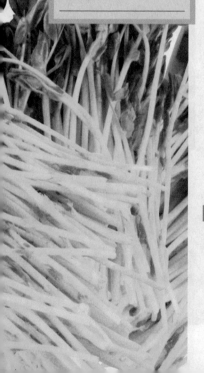

茎叶类 ❀

营养指数

维生素		三大营养素			
维生素 A（微克）	332	蛋白质（克）	1.3	热量（千卡）	27
维生素 B₁（毫克）	0.03	脂肪（克）	0.1	胆固醇（毫克）	–
维生素 B₂（毫克）	0.04	碳水化合物（克）	5.8	膳食纤维（克）	6.7
维生素 B₆（毫克）	–	矿物质			
维生素 B₁₂（微克）	–				
维生素 C（毫克）	15.9	钙（毫克）	20.4		
维生素 D（微克）	–	铁（毫克）	2.6		
维生素 E（毫克）	–	磷（毫克）	17		
生物素（微克）	–	钾（毫克）	112		
维生素 K（微克）	–	钠（毫克）	87		
维生素 P（微克）	–	铜（毫克）	0.13		
胡萝卜素（毫克）	–	镁（毫克）	22		
叶酸（微克）	–	锌（毫克）	1.44		
泛酸（毫克）	2.02	硒（微克）	1.28		
烟酸（毫克）	2.3				

（营养指数中的数值均为每百克食物的含量）

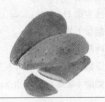

仙人掌

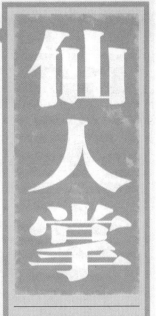

◎仙人掌菜用仙人掌适口性较好，若切成细丝，通体碧绿透明，清香爽口，具有多种保健功效。

★ 营养价值

　　仙人掌含有人体必需的 18 种氨基酸和多种微量元素，以及抱壁莲、角蒂仙、玉芙蓉等珍贵成分，不仅对人体有清热解毒、健胃补脾、清咽润肺、养颜护肤等诸多作用，还对肝癌、糖尿病、支气管炎等病症有治疗作用。不含草酸，是儿童及中老年人补钙的佳品。

▲ 食用方法

　　加工前将皮、刺削去并用淡盐水浸泡 15~20 分钟，或水焯过后用清水漂一下可以去掉苦味。

　　野生的和供观赏的仙人掌含有一定量的毒素和麻醉剂，不可随便食用。

◇ 适宜人群

　　一般人都能食用，中老年人、肥胖者尤宜。

　　脾胃虚弱者少食。

　　过多食用会导致腹泻。

◎ 食用量

　　每天 30~50 克。

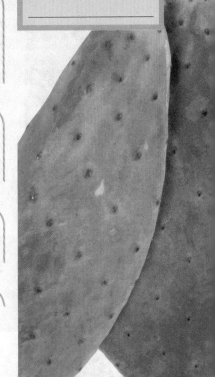

茎叶类

芦荟

芦荟是集食用、药用、美容、观赏于一身的保健植物，蕴含75种元素，与人体细胞所需物质几乎完全吻合。

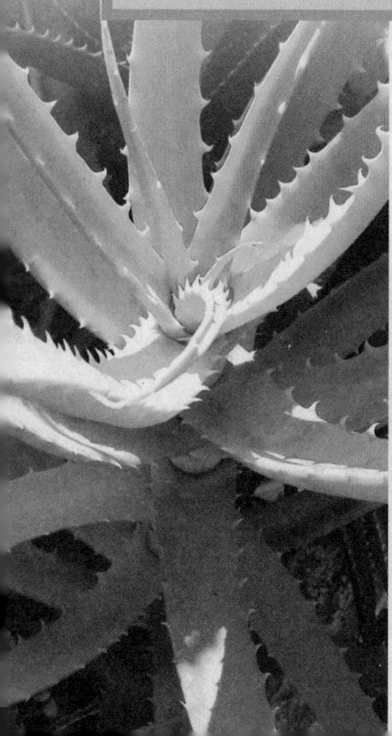

营养指数

维生素		三大营养素			
维生素 A（微克）	280	蛋白质（克）	1.5	热量（千卡）	33
维生素 B_1（毫克）	0.02	脂肪（克）	0.12	胆固醇（毫克）	–
维生素 B_2（毫克）	0.01	碳水化合物（克）	4.9	膳食纤维（克）	5.6
维生素 B_6（毫克）	0.03				
维生素 B_{12}（微克）	–	**矿物质**			
维生素 C（毫克）	–	钙（毫克）	24.8		
维生素 D（微克）	–	铁（毫克）	3		
维生素 E（毫克）	–	磷（毫克）	32		
生物素（微克）	132	钾（毫克）	164		
维生素 K（微克）	–	钠（毫克）	76		
维生素 P（微克）	–	铜（毫克）	0.18		
胡萝卜素（毫克）	–	镁（毫克）	20		
叶酸（微克）	–	锌（毫克）	2.23		
泛酸（毫克）	1.87	硒（微克）	1.76		
烟酸（毫克）	3.14				

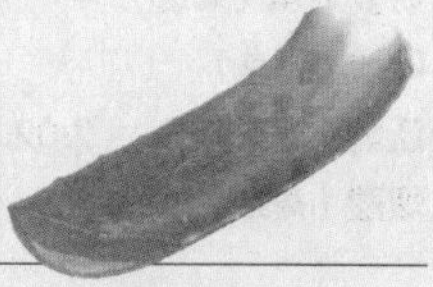

（营养指数中的数值均为每百克食物的含量）

营养价值

芦荟多糖的免疫复活作用可提高机体的抗病能力，在治疗高血压、痛风、哮喘、癌症等慢性疾病的过程中配合使用，可加速机体康复。内含苦味的健胃轻泻剂，有抗炎、修复胃黏膜和止痛的作用。具有胰岛素一样的作用，能调节体内的血糖代谢。是美容、减肥、防治便秘的佳品。

食用方法

可食用的芦荟只有数种。

食前去绿皮、水煮3~5分钟可去苦味。

适宜人群

一般人都可食用，溃疡病、心血管疾病、糖尿病、癌症患者以及女士、肥胖者宜常食。

体质虚弱者、少年儿童少食；孕、经期女性，痔疮出血，鼻出血患者忌食。

食用量

每天不超过30克。

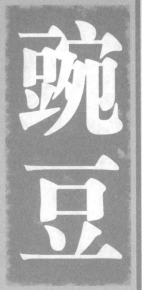

豌豆

营养指数

维生素		三大营养素			
维生素 A（微克）	8	蛋白质（克）	8.5	热量（千卡）	108
维生素 B₁（毫克）	0.43	脂肪（克）	0.4	胆固醇（毫克）	–
维生素 B₂（毫克）	0.09	碳水化合物（克）	17.7	膳食纤维（克）	2.9
维生素 B₆（毫克）	0.09				
维生素 B₁₂（微克）	–	矿物质			
维生素 C（毫克）	43	钙（毫克）	20		
维生素 D（微克）	–	铁（毫克）	1.7		
维生素 E（毫克）	1.21	磷（毫克）	130		
生物素（微克）	–	钾（毫克）	160		
维生素 K（微克）	33	钠（毫克）	1.1		
维生素 P（微克）	–	铜（毫克）	0.22		
胡萝卜素（毫克）	0.05	镁（毫克）	43		
叶酸（微克）	53	锌（毫克）	1.01		
泛酸（毫克）	0.7	硒（微克）	1.74		
烟酸（毫克）	2.3				

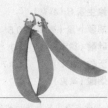

（营养指数中的数值均为每百克食物的含量）

⊙豌豆又名雪豆。可炒食，可磨成面粉食用。荷兰豆即豌豆的嫩荚。豆苗为豌豆萌发出 2~4 个子叶时的幼苗，宜做汤。三者营养价值相当。

★ 营养价值

豌豆所含蛋白质丰富且质量较好，常食对生长发育大有益处。含止杈酸、赤霉素和植物凝素等物质，具抗菌消炎、增强新陈代谢的功能。荷兰豆为豌豆的嫩荚。荷兰豆和豆苗的嫩叶中富含维生素 C 和能分解体内亚硝胺的酶，能抗癌防癌。荷兰豆和豆苗含有较丰富的膳食纤维，可防止便秘。

⚠ 食用方法

适合与富含氨基酸的食物一起烹调，可明显提高其营养价值。
不宜与蕨菜同食，会降低营养。
不宜与菠菜同食，会影响钙的吸收。

◀ 适宜人群

均可食用，百病无忌。

◎ 食用量

每次约 50 克。
食用过多豌豆会腹胀。

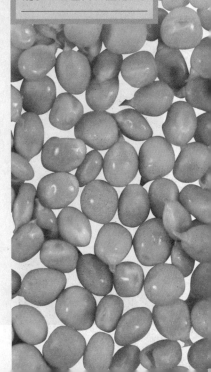

❋ 花蕊果实类

菜豆

○菜豆通称芸豆，又叫豆角、架豆、扁豆等。是餐桌常见蔬菜之一。

▶ 营养指数

维生素		三大营养素			
维生素 A（微克）	100	蛋白质（克）	1.9	热量（千卡）	32
维生素 B₁（毫克）	0.04	脂肪（克）	0.3	胆固醇（毫克）	–
维生素 B₂（毫克）	0.07	碳水化合物（克）	5.3	膳食纤维（克）	1.9
维生素 B₆（毫克）	0.07				
维生素 B₁₂（微克）	–	矿物质			
维生素 C（毫克）	6	钙（毫克）	53		
维生素 D（微克）	–	铁（毫克）	1.2		
维生素 E（毫克）	0.2	磷（毫克）	46		
生物素（微克）	–	钾（毫克）	178		
维生素 K（微克）	60	钠（毫克）	0.6		
维生素 P（微克）	–	铜（毫克）	0.12		
胡萝卜素（毫克）	0.6	镁（毫克）	34		
叶酸（微克）	50	锌（毫克）	0.28		
泛酸（毫克）	0.17	硒（微克）	0.94		
烟酸（毫克）	0.7				

（营养指数中的数值均为每百克食物的含量）

★ 营养价值
富含蛋白质和多种氨基酸，常食可健脾胃，增进食欲。夏天多吃一些菜豆有消暑、清口的作用。中医认为菜豆有调和脏腑、安养精神、益气健脾、消暑化湿和利水消肿的功效。

⚠ 食用方法
烹调前应将豆筋摘除，否则既影响口感，又不易消化。
烹煮时间宜长不宜短，要保证菜豆熟透，否则会发生中毒。

◀ 适宜人群
一般人都可食用，妇女多白带者、皮肤瘙痒者、急性肠炎患者更适合食用。

◎ 食用量
每次 50~70 克。

✔ 相宜食物
菜豆＋冰糖＋蜂蜜＝治百日咳和咳喘
菜豆＋生姜＋红糖＝治畏寒呃逆
菜豆＋猪肾＋香菇＋粳米＝益肾补元、温中散寒

花蕊果实类 ✿

营养指数

维生素		三大营养素			
维生素 A（微克）	63	蛋白质（克）	0.8	热量（千卡）	23
维生素 B₁（毫克）	0.03	脂肪（克）	0.3	胆固醇（毫克）	－
维生素 B₂（毫克）	0.04	碳水化合物（克）	4	膳食纤维（克）	1.3
维生素 B₆（毫克）	0.06				
维生素 B₁₂（微克）	－	矿物质			
维生素 C（毫克）	8	钙（毫克）	32		
维生素 D（微克）	－	铁（毫克）	0.4		
维生素 E（毫克）	1.13	磷（毫克）	19		
生物素（微克）	－	钾（毫克）	152		
维生素 K（微克）	9	钠（毫克）	11.3		
维生素 P（微克）	700	铜（毫克）	0.1		
胡萝卜素（毫克）	0.04	镁（毫克）	13		
叶酸（微克）	19	锌（毫克）	0.23		
泛酸（毫克）	0.6	硒（微克）	0.48		
烟酸（毫克）	0.5				

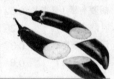

（营养指数中的数值均为每百克食物的含量）

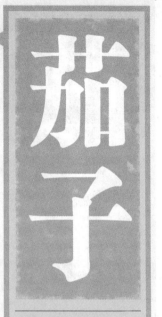

茄子

○茄子是为数不多的紫色蔬菜之一，其紫皮中富含其他蔬菜无法相比的维生素 E、维生素 P。

★ 营养价值

茄子富含维生素 P，可软化微细血管，防止小血管出血，对高血压、动脉硬化、咯血、紫癜（皮下出血、瘀血）及坏血病患者均有一定防治作用。茄子纤维中的皂草甙具降低胆固醇的功效。含有龙葵素，对癌症有一定抑制作用。中医认为茄子有清热活血、消肿止痛之效，对内痔便血有很好的疗效。常吃茄子对痛经、慢性胃炎及肾炎水肿等有一定治疗作用。

⚠ 食用方法

秋后的老茄子含较多茄碱，不宜多吃。

挂糊上浆后再炸，可减少维生素 P 的损失。

手术前食用茄子，麻醉剂可能无法被正常地分解，会拖延病人苏醒的时间，进而影响到病人的康复速度。

◆ 适宜人群

老少皆宜。

体弱胃寒的人不宜多吃。

◎ 食用量

每次约 85 克。

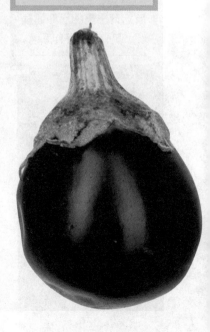

❀ **花蕊果实类**

柿子椒

⊙柿子椒的别名很多，青椒、大椒、甜椒、灯笼椒、菜椒都是它的名字。其特点是果实较大，辣味较淡甚至根本不辣，做蔬菜食用而不是作为调味料。它翠绿鲜艳，新培育出来的品种还有红、黄、紫等多种颜色。

营养指数

维生素		三大营养素			
维生素A（微克）	103	蛋白质（克）	0.7	热量（千卡）	15
维生素B₁（毫克）	0.04	脂肪（克）	0.2	胆固醇（毫克）	–
维生素B₂（毫克）	0.03	碳水化合物（克）	3	膳食纤维（克）	1.3
维生素B₆（毫克）	0.19				
维生素B₁₂（微克）	–	**矿物质**			
维生素C（毫克）	10	钙（毫克）	21		
维生素D（微克）	–	铁（毫克）	0.5		
维生素E（毫克）	0.8	磷（毫克）	20		
生物素（微克）	–	钾（毫克）	300		
维生素K（微克）	20	钠（毫克）	6		
维生素P（微克）	–	铜（毫克）	0.09		
胡萝卜素（毫克）	0.62	镁（毫克）	12		
叶酸（微克）	0.26	锌（毫克）	0.1		
泛酸（毫克）	0.3	硒（微克）	0.38		
烟酸（毫克）	0.6				

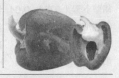

（营养指数中的数值均为每百克食物的含量）

⭐ **营养价值**
　　食用柿子椒能增强体力，缓解疲劳。特有的味道和所含的辣椒素能增进食欲，帮助消化，防止便秘。可防治坏血病，对牙龈出血、贫血、血管脆弱有辅助疗效。中医认为它有温中下气、散寒除湿的作用。

🔺 **食用方法**
　　辣味重的柿子椒易引发痔疮、疮疥，应少食。

◆ **适宜人群**
　　老少皆宜。
　　溃疡、食道炎、咳喘、咽喉肿痛、痔疮患者忌食。

◎ **食用量**
　　每餐约60克。

✅ **相宜食物**
　　柿子椒＋鳝鱼＝可开胃爽口
　　柿子椒＋苦瓜＝美容养颜
　　柿子椒＋空心菜＝降压止痛
　　柿子椒＋肉类＝促进消化和吸收

花蕊果实类 ✿

================================ **营养指数** ◀

维生素		三大营养素			
维生素 A（微克）	5	蛋白质（克）	2.1	热量（千卡）	27
维生素 B₁（毫克）	0.06	脂肪（克）	0.4	胆固醇（毫克）	–
维生素 B₂（毫克）	0.08	碳水化合物（克）	3.8	膳食纤维（克）	1.1
维生素 B₆（毫克）	0.23				
维生素 B₁₂（微克）	–	**矿物质**			
维生素 C（毫克）	88	钙（毫克）	41		
维生素 D（微克）	–	铁（毫克）	0.8		
维生素 E（毫克）	0.2	磷（毫克）	57		
生物素（微克）	–	钾（毫克）	316		
维生素 K（微克）	17	钠（毫克）	30.3		
维生素 P（微克）	–	铜（毫克）	0.05		
胡萝卜素（毫克）	0.08	镁（毫克）	18		
叶酸（微克）	94	锌（毫克）	0.2		
泛酸（毫克）	1.3	硒（微克）	0.73		
烟酸（毫克）	0.7				

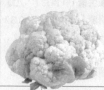

（营养指数中的数值均为每百克食物的含量）

菜花

◎菜花是花椰菜的通称，由甘蓝演化而来，是含类黄酮最多的食物之一。分白、绿两种，营养作用基本相同，绿色的所含胡萝卜素更高。

★ **营养价值**

　　常吃菜花，能爽喉、开音、润肺、止咳、增强肝脏解毒能力、防止感冒和坏血病的发生。长期食用菜花可减少乳腺癌、直肠癌及胃癌等癌症的发病概率。所含类黄酮是最好的血管清理剂，能阻止胆固醇氧化，防止血小板凝结成块，从而减少心脏病与中风的危险。多吃菜花可补充维生素 K，以加强血管壁的韧性。

▲ **食用方法**

　　食用前将菜花放在盐水里浸泡几分钟，可除去残留农药，引诱菜虫出来。

　　不宜煮得过烂。

◀ **适宜人群**

　　适合大众食用。

◎ **食用量**

　　每餐约 70 克。

▐ **相关记载**

　　美国《时代》周刊推荐的十大健康食品中，菜花名列第四。

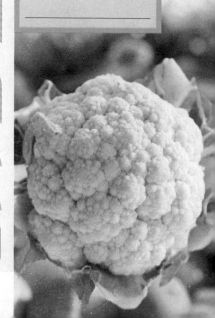

❋ **花蕊果实类**

西红柿

◎西红柿是番茄的通称，又名洋柿子。含有丰富的胡萝卜素、B族维生素和维生素C，维生素P含量更是居蔬菜之冠。

营养指数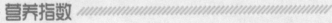

维生素		三大营养素		热量（千卡）	15
维生素A（微克）	92	蛋白质（克）	0.9	胆固醇（毫克）	–
维生素B₁（毫克）	0.03	脂肪（克）	0.2	膳食纤维（克）	0.5
维生素B₂（毫克）	0.03	碳水化合物（克）	3.54		
维生素B₆（毫克）	0.08	**矿物质**			
维生素B₁₂（微克）	–				
维生素C（毫克）	8	钙（毫克）	10		
维生素D（微克）	–	铁（毫克）	0.8		
维生素E（毫克）	0.57	磷（毫克）	24		
生物素（微克）	–	钾（毫克）	191		
维生素K（微克）	4	钠（毫克）	5		
维生素P（微克）	700	铜（毫克）	0.06		
胡萝卜素（毫克）	0.37	镁（毫克）	9		
叶酸（微克）	22	锌（毫克）	0.13		
泛酸（毫克）	0.17	硒（微克）	0.15		
烟酸（毫克）	0.6				

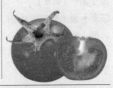

（营养指数中的数值均为每百克食物的含量）

★ **营养价值**

番茄红素对心血管有保护作用，能减少心脏病的发作。其独特的抗氧化能力，能保护细胞，阻止癌变进程。性甘酸微寒，有生津止渴、健胃消食、凉血平肝、清热解毒、降低血压之功效，对高血压、肾脏病人有良好的辅助治疗作用。多吃西红柿可抗衰老，保持皮肤白皙；对防治动脉硬化、高血压和冠心病也有帮助。

△ **食用方法**

青色未熟的西红柿不宜食用。
烧煮时稍加些醋能破坏其中的有害物质——番茄碱。
手术前不能吃西红柿，原因同茄子。

◇ **适宜人群**

一般人都可食用。
急性肠炎、菌痢及溃疡活动期病人忌食。

◎ **食用量**

每天2~3个。

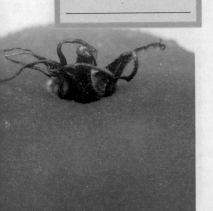

花蕊果实类 ❀

维生素		三大营养素			
维生素 A（微克）	307	蛋白质（克）	19.4	热量（千卡）	199
维生素 B₁（毫克）	0.05	脂肪（克）	1.4	胆固醇（毫克）	–
维生素 B₂（毫克）	0.21	碳水化合物（克）	27.2	膳食纤维（克）	7.7
维生素 B₆（毫克）	0.09	**矿物质**			
维生素 B₁₂（微克）	–	钙（毫克）	301		
维生素 C（毫克）	10	铁（毫克）	8.1		
维生素 D（微克）	–	磷（毫克）	216		
维生素 E（毫克）	4.92	钾（毫克）	380		
生物素（微克）	–	钠（毫克）	59.2		
维生素 K（微克）	35	铜（毫克）	0.37		
维生素 P（微克）	–	镁（毫克）	85		
胡萝卜素（毫克）	1.84	锌（毫克）	3.99		
叶酸（微克）	36	硒（微克）	4.22		
泛酸（毫克）	0.4				
烟酸（毫克）	3.1				

（营养指数中的数值均为每百克食物的含量）

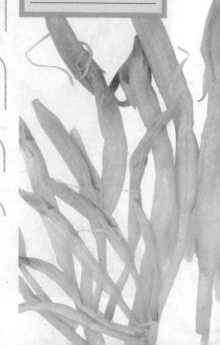

黄花菜

⊙黄花菜原名萱草，又叫金针菜。是人们喜爱的传统蔬菜之一。因其花瓣肥厚，色泽金黄，香味浓郁，食之清香、鲜嫩，营养价值高，被视为"席上珍品"。

★ 营养价值

　　所含营养成分对人体健康，尤其是胎儿发育十分有益。有较强的健脑抗衰功能，人称"健脑菜"，精神过度疲劳的现代人应当经常食用。常食黄花菜，可降低血清胆固醇，预防中老年疾病，延缓机体衰老，还能止血消炎、利尿安神、健胃。

⚠ 食用方法

　　易用冷水发制。
　　凉拌应焯熟，炒食则应配其他食料。
　　鲜黄花菜中含有秋水仙碱，会引起中毒。

◪ 适宜人群

　　老少皆宜，孕妇、中老年人、过度劳累者尤其适合食用。
　　有皮肤瘙痒症者忌食。

◎ 食用量

　　每餐约 15 克。

❀ 花蕊果实类

四棱豆

○四棱豆也叫杨桃豆、四角豆、皇帝豆等。内含多种组成合理的氨基酸以及丰富的脂肪、膳食纤维，因富含蛋白质、维生素和多种矿物质，人称"绿色金子"。

营养指数

维生素		三大营养素		热量（千卡）	450
维生素 A（微克）	200	蛋白质（克）	45	胆固醇（毫克）	–
维生素 B$_1$（毫克）	0.2	脂肪（克）	18.8	膳食纤维（克）	1.2
维生素 B$_2$（毫克）	0.1	碳水化合物（克）	40.5		
维生素 B$_6$（毫克）	–				
维生素 B$_{12}$（微克）	–	矿物质			
维生素 C（毫克）	26.2	钙（毫克）	290		
维生素 D（微克）	0.9	铁（毫克）	170		
维生素 E（毫克）	44	磷（毫克）	222		
生物素（微克）	–	钾（毫克）	205		
维生素 K（微克）	–	钠（毫克）	0.3		
维生素 P（微克）	–	铜（毫克）	0.74		
胡萝卜素（毫克）	15.8	镁（毫克）	20		
叶酸（微克）	1.2	锌（毫克）	4.4		
泛酸（毫克）	–	硒（微克）	1.88		
烟酸（毫克）	0.7				

（营养指数中的数值均为每百克食物的含量）

★ 营养价值

作为"21世纪健康食品"，四棱豆对冠心病、动脉硬化、脑血管硬化、习惯性流产、口腔炎症、泌尿系统炎症、眼疾等19种疾病有良好疗效。富含多种营养素，能降压、美容、助消化。维生素 E、胡萝卜素、铁、钙、锌、磷、钾等成分的含量惊人，是补血、补钙、补充营养的极好来源。

▲ 食用方法

烹饪前需用水焯透，在淡盐水中浸泡片刻。不可生食，以免中毒。

◆ 适宜人群

老少皆宜，素食者和需要补铁的人群最为适合。尿频的人不宜多食。

◎ 食用量

每餐 80~100 克。

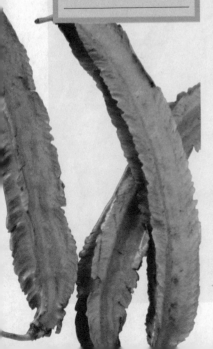

瓜菜类 ❋

营养指数

维生素		三大营养素			
维生素 A（微克）	15	蛋白质（克）	0.8	热量（千卡）	15
维生素 B₁（毫克）	0.04	脂肪（克）	0.2	胆固醇（毫克）	—
维生素 B₂（毫克）	0.04	碳水化合物（克）	2.4	膳食纤维（克）	0.5
维生素 B₆（毫克）	0.05				
维生素 B₁₂（微克）	—	矿物质			
维生素 C（毫克）	9	钙（毫克）	24		
维生素 D（微克）	—	铁（毫克）	0.5		
维生素 E（毫克）	0.46	磷（毫克）	24		
生物素（微克）	—	钾（毫克）	102		
维生素 K（微克）	34	钠（毫克）	4.9		
维生素 P（微克）	—	铜（毫克）	0.05		
胡萝卜素（毫克）	0.09	镁（毫克）	15		
叶酸（微克）	25	锌（毫克）	0.18		
泛酸（毫克）	0.2	硒（微克）	0.38		
烟酸（毫克）	0.2				

（营养指数中的数值均为每百克食物的含量）

黄瓜

⊙黄瓜又叫胡瓜。黄瓜含水量为 96%~98%，脆嫩清香，营养丰富。

★ 营养价值

经常食用或贴黄瓜在皮肤上可有效对抗皮肤老化，防止唇炎、口角炎。新鲜黄瓜为减肥良品，腌黄瓜却因含盐会引起发胖。黄瓜中的苦味素有抗癌作用，"黄瓜头儿"含苦味素较多，不宜全部丢弃。《本草纲目》中记载，黄瓜有清热、解渴、利水、消肿之功效。

▲ 食用方法

黄瓜中维生素较少，应与其他蔬果同食。

◆ 适宜人群

一般人均可食用，糖尿病患者首选食品之一。

脾胃虚弱、腹痛腹泻、肺寒咳嗽者少食；患肝病、心血管病、肠胃病以及高血压的人不宜吃腌黄瓜。

◎ 食用量

黄瓜当水果生吃，不宜过多，每天 1 条（约 100 克）。

相关记载

西汉时从西域引进，故初名"胡瓜"。

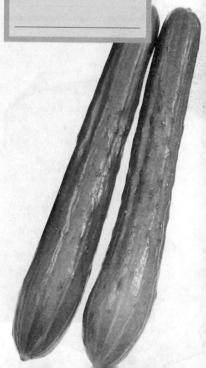

❋ 瓜菜类

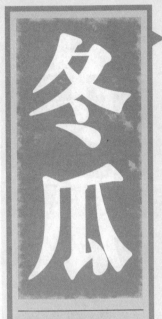

冬瓜

⊙冬瓜又名枕瓜。产于夏季，因瓜熟之际表面有一层白粉状物质，有如冬日白霜，遂亦名白瓜。

营养指数 ////////////////////////

维生素		三大营养素		热量（千卡）	7
维生素 A（微克）	13	蛋白质（克）	0.2	胆固醇（毫克）	–
维生素 B₁（毫克）	0.01	脂肪（克）	–	膳食纤维（克）	0.5
维生素 B₂（毫克）	0.02	碳水化合物（克）	1.5		
维生素 B₆（毫克）	0.03				
维生素 B₁₂（微克）	–	**矿物质**			
维生素 C（毫克）	16	钙（毫克）	23		
维生素 D（微克）	–	铁（毫克）	0.1		
维生素 E（毫克）	0.08	磷（毫克）	7		
生物素（微克）		钾（毫克）	136		
维生素 K（微克）	1	钠（毫克）	3.6		
维生素 P（微克）		铜（毫克）	0.07		
胡萝卜素（毫克）	0.01	镁（毫克）	8		
叶酸（微克）	26	锌（毫克）	0.2		
泛酸（毫克）	0.21	硒（微克）	0.22		
烟酸（毫克）	0.3				

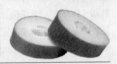

（营养指数中的数值均为每百克食物的含量）

★ 营养价值

　　夏季多食冬瓜，能解渴消暑、利尿，免生疗疮。冬瓜利尿，且含钠极少，是慢性肾炎水肿、营养不良性水肿、孕妇水肿的消肿佳品。含多种维生素和人体必需的微量元素，可调节代谢平衡，令肌肤洁白如玉，润泽光滑。冬瓜性寒，能养胃生津、清降胃火，促使体内淀粉、糖转化为热能，是肥胖者的理想蔬菜。

◢ 食用方法

　　冬瓜连皮一起煮汤，解热利尿效果更明显。

◖ 适宜人群

　　一般人均可食用，肾病、糖尿病、高血压、冠心病患者尤其适用。

　　久病、阴虚火旺者忌食；服滋补药品时忌食。

◎ 食用量

　　每天约 60 克。

相关记载
日本皇后美智子常用冬瓜制成冬瓜面霜来美容养颜。

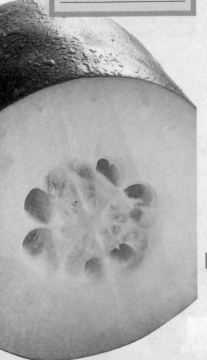

瓜菜类 ❀

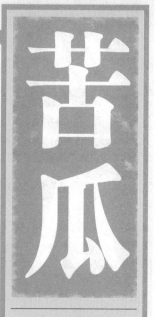

营养指数

维生素		三大营养素		热量（千卡）	18
维生素 A（微克）	10	蛋白质（克）	1.2	胆固醇（毫克）	—
维生素 B$_1$（毫克）	0.07	脂肪（克）	0.1	膳食纤维（克）	1.5
维生素 B$_2$（毫克）	0.04	碳水化合物（克）	3		
维生素 B$_6$（毫克）	0.06	矿物质			
维生素 B$_{12}$（微克）	—				
维生素 C（毫克）	125	钙（毫克）	34		
维生素 D（微克）	—	铁（毫克）	0.6		
维生素 E（毫克）	0.85	磷（毫克）	36		
生物素（微克）	—	钾（毫克）	200		
维生素 K（微克）	41	钠（毫克）	1.8		
维生素 P（微克）	—	铜（毫克）	0.06		
胡萝卜素（毫克）	0.06	镁（毫克）	18		
叶酸（微克）	72	锌（毫克）	0.29		
泛酸（毫克）	0.37	硒（微克）	0.36		
烟酸（毫克）	0.3				

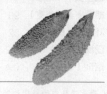

（营养指数中的数值均为每百克食物的含量）

⊙苦瓜亦名癞瓜、凉瓜。具特殊苦味。苦瓜雅称"君子菜"，这是因为它从不把苦味传给一起烧煮的"别人"。

⭐ 营养价值

苦瓜中的苦味来源于生物碱中的奎宁，这些物质能刺激人的味觉神经，增进食欲。所含类似胰岛素的物质，能明显降低血糖，调节脂肪平衡，是糖尿病患者理想的食疗食物。内含生理活性蛋白质和维生素 B$_{17}$，可提高人体免疫功能，预防癌症。苦瓜中的金鸡纳霜，能抑制过度兴奋的体温中枢，从而消暑解热。苦瓜煮水擦洗皮肤，可清热止痒祛痱。

🔺 食用方法

最宜凉拌或榨汁。

◀ 适宜人群

一般人都可食用。

◎ 食用量

每次约 80 克。

◎ 选购妙招

苦瓜身上一粒一粒的果瘤，是判断苦瓜好坏的特征。颗粒愈大愈饱满，表示瓜肉愈厚。

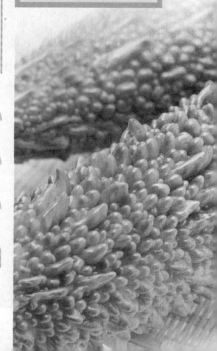

❋ 瓜菜类

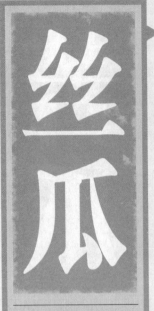

丝瓜

⊙丝瓜又称吊瓜、水瓜、天萝等。明代从南洋引入。所含蛋白质、淀粉、钙、磷、铁及维生素A等营养素在瓜类食物中均较高。

营养指数 ////////////////////////

维生素		三大营养素				
维生素A（微克）	15	蛋白质（克）	1		热量（千卡）	20
维生素B₁（毫克）	0.02	脂肪（克）	0.2		胆固醇（毫克）	–
维生素B₂（毫克）	0.04	碳水化合物（克）	3.6		膳食纤维（克）	0.6
维生素B₆（毫克）	0.07					
维生素B₁₂（微克）	–	矿物质				
维生素C（毫克）	5	钙（毫克）	14			
维生素D（微克）	–	铁（毫克）	0.4			
维生素E（毫克）	0.22	磷（毫克）	29			
生物素（微克）	–	钾（毫克）	115			
维生素K（微克）	12	钠（毫克）	2.6			
维生素P（微克）	–	铜（毫克）	0.06			
胡萝卜素（毫克）	90	镁（毫克）	11			
叶酸（微克）	92	锌（毫克）	0.21			
泛酸（毫克）	0.2	硒（微克）	0.86			
烟酸（毫克）	0.4					

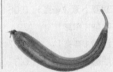

（营养指数中的数值均为每百克食物的含量）

★ 营养价值

　　丝瓜含维生素B₁、维生素A等成分，能消除皮肤斑块，令肌肤洁白、细嫩。丝瓜筋络贯穿，类似人体经络，可借以导引人体经络，使经络通畅、气血通顺，乃通经佳品。丝瓜性味甘平，有清暑凉血、解毒通便、祛风化痰、下乳汁等功效。

▲ 食用方法

　　不宜生吃。
　　因水汁丰富宜现切现做，以免营养流失。
　　烹制丝瓜油要少用，可勾稀芡，以保留香嫩爽口的特点。

◀ 适宜人群

　　一般人都可食用，月经不调、身体疲乏者宜多食。

◎ 食用量

　　每次约60克。

✕ 相克食物

　　丝瓜 + 菠菜 = 引起腹泻
　　丝瓜 + 芦荟 = 引起腹痛、腹泻

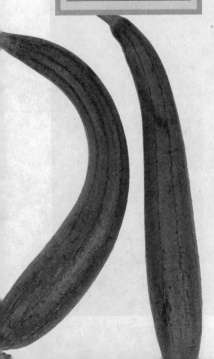

瓜菜类 ✿

营养指数

维生素		三大营养素			
维生素 A（微克）	148	蛋白质（克）	0.7	热量（千卡）	22
维生素 B₁（毫克）	0.03	脂肪（克）	0.1	胆固醇（毫克）	-
维生素 B₂（毫克）	0.04	碳水化合物（克）	4.5	膳食纤维（克）	0.8
维生素 B₆（毫克）	0.12				
维生素 B₁₂（微克）	-	矿物质			
维生素 C（毫克）	8	钙（毫克）	16		
维生素 D（微克）	-	铁（毫克）	0.4		
维生素 E（毫克）	0.36	磷（毫克）	24		
生物素（微克）	-	钾（毫克）	287		
维生素 K（微克）	26	钠（毫克）	0.8		
维生素 P（微克）	-	铜（毫克）	0.03		
胡萝卜素（毫克）	0.89	镁（毫克）	8		
叶酸（微克）	80	锌（毫克）	0.14		
泛酸（毫克）	0.5	硒（微克）	0.46		
烟酸（毫克）	0.4				

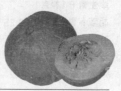

（营养指数中的数值均为每百克食物的含量）

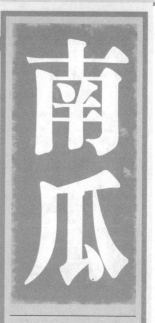

南瓜

⊙南瓜也叫倭瓜、饭瓜。可以充饥，且具一定食疗价值。

★ 营养价值

　　能有效防治高血压以及肝脏和肾脏的某些病变。南瓜中富含果胶，可延缓肠道对糖和脂质的吸收，中和并清除体内重金属和部分农药以防中毒。含量较高的钴，是胰岛细胞合成胰岛素所必需的微量元素，这一点是其他任何蔬菜都无法相比的。常吃南瓜有助于防治糖尿病。南瓜能消除亚硝酸胺的突变作用，能防癌，亦能增强肝肾细胞的再生能力。

▲ 食用方法

　　最好不与羊肉同食。

◀ 适宜人群

　　一般人都可食用，肥胖者和中老年人尤宜。
　　糖尿病患者可把南瓜制成南瓜粉，以长期少量食用；患有脚气、黄疸者忌食。

◎ 食用量

　　每次约 100 克。

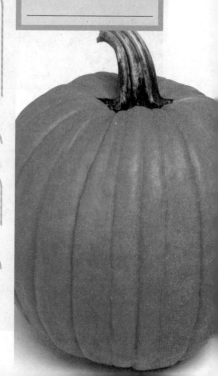

🌸 瓜菜类

西葫芦

⊙西葫芦是南瓜的变种，又名美洲南瓜、荽瓜。以皮薄、肉厚、汁多、可荤可素而深受人们喜爱。

营养指数 ////////////////

维生素		三大营养素	
维生素 A（微克）	42	蛋白质（克）	0.9
维生素 B₁（毫克）	0.01	脂肪（克）	0.2
维生素 B₂（毫克）	0.03	碳水化合物（克）	2.5
维生素 B₆（毫克）	0.09		
维生素 B₁₂（微克）	—	矿物质	
维生素 C（毫克）	2	钙（毫克）	10
维生素 D（微克）	—	铁（毫克）	0.2
维生素 E（毫克）	0.34	磷（毫克）	21
生物素（微克）	—	钾（毫克）	320
维生素 K（微克）	35	钠（毫克）	40.4
维生素 P（微克）	—	铜（毫克）	0.03
胡萝卜素（毫克）	0.25	镁（毫克）	9
叶酸（微克）	36	锌（毫克）	0.1
泛酸（毫克）	0.4	硒（微克）	0.28
烟酸（毫克）	0.2		

热量（千卡）	15
胆固醇（毫克）	—
膳食纤维（克）	0.9

（营养指数中的数值均为每百克食物的含量）

★ 营养价值

西葫芦内含一种干扰素的诱生剂，能刺激机体产生干扰素，提高免疫力，发挥抗病毒和抗肿瘤的作用。西葫芦富含水分，能润泽肌肤。中医认为它具有清热利尿、除烦止渴、润肺止咳、消肿散结的功能，可用于辅助治疗水肿腹胀、烦渴、疮毒以及肾炎、肝硬化腹水等症。

⚠ 食用方法

不宜生吃。
烹调时不宜煮得太烂，以免营养损失。

◀ 适宜人群

一般人都可以食用。
脾胃虚寒的人应少吃。

◎ 食用量

每次约80克。

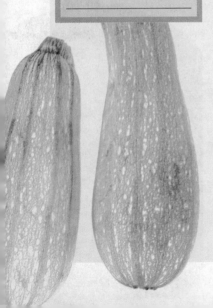

瓜菜类 ❀

营养指数

维生素		三大营养素			
维生素 A（微克）	13	蛋白质（克）	0.9	热量（千卡）	20
维生素 B₁（毫克）	0.02	脂肪（克）	0.1	胆固醇（毫克）	–
维生素 B₂（毫克）	0.03	碳水化合物（克）	7.7	膳食纤维（克）	0.3
维生素 B₆（毫克）	0.04				
维生素 B₁₂（微克）	–	矿物质			
维生素 C（毫克）	22	钙（毫克）	50		
维生素 D（微克）	–	铁（毫克）	4		
维生素 E（毫克）	0.2	磷（毫克）	32		
生物素（微克）	–	钾（毫克）	170		
维生素 K（微克）	9	钠（毫克）	10		
维生素 P（微克）	–	铜（毫克）	0.03		
胡萝卜素（毫克）	–	镁（毫克）	7		
叶酸（微克）	44	锌（毫克）	8.35		
泛酸（毫克）	0.46	硒（微克）	2.3		
烟酸（毫克）	0.3				

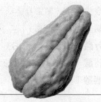

（营养指数中的数值均为每百克食物的含量）

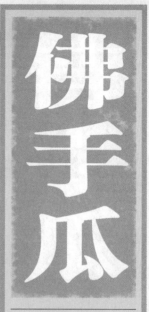

佛手瓜

⊙佛手瓜又名隼人瓜、安南瓜、寿瓜等，属葫芦科稀特蔬菜品种。佛手瓜清脆多汁，味美可口，营养价值较高，既可做菜，又能当水果生吃。加上瓜形如两掌合十，有祝福之意，深受人们喜爱。

★ 营养价值

佛手瓜在瓜类蔬菜中营养全面丰富，常食对增强人体抵抗疾病的能力有益。

经常吃佛手瓜可利尿排钠，有扩张血管、降压之功能。

据医学研究报道，锌对儿童智力发育影响较大，缺锌儿童智力低下。常食含锌较多的佛手瓜，可以提高智力。

佛手瓜对男女因营养原因引起的不育症，尤其对男士性功能衰退有益。

▲ 食用方法

可炒可拌，口感脆爽鲜嫩。

▶ 适宜人群

适合所有人食用，老少皆宜。

◎ 食用量

每次 1 个。

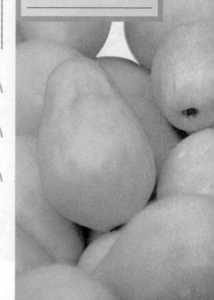

❋ 菌类

草菇

⊙草菇也叫包脚菇、兰花菇。肉质脆嫩，味道鲜美，香味浓郁，有"放一片，香一锅"的美誉。

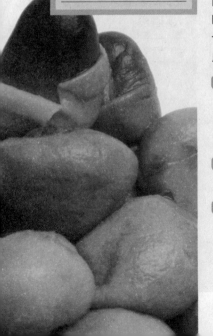

营养指数 //////////////////////////

维生素		三大营养素		热量（千卡）	18
维生素 A（微克）	8	蛋白质（克）	1.7	胆固醇（毫克）	–
维生素 B₁（毫克）	0.21	脂肪（克）	0.1	膳食纤维（克）	3.4
维生素 B₂（毫克）	0.22	碳水化合物（克）	2.7		
维生素 B₆（毫克）	0.09	矿物质			
维生素 B₁₂（微克）	1.2				
维生素 C（毫克）	156	钙（毫克）	23		
维生素 D（微克）	1	铁（毫克）	1		
维生素 E（毫克）	0.4	磷（毫克）	33		
生物素（微克）	–	钾（毫克）	328		
维生素 K（微克）	–	钠（毫克）	4.7		
维生素 P（微克）	–	铜（毫克）	0.4		
胡萝卜素（毫克）	–	镁（毫克）	21		
叶酸（微克）	65	锌（毫克）	0.36		
泛酸（毫克）	2.9	硒（微克）	0.02		
烟酸（毫克）	8				

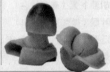

（营养指数中的数值均为每百克食物的含量）

★ 营养价值

所含蛋白质高于一般蔬菜数倍，是国际公认的"十分好的蛋白质来源"，可降低胆固醇、提高抗癌能力。富含维生素C，能促进人体新陈代谢，提高机体免疫力。铅、砷、苯进入人体时，可服用草菇与其结合，形成抗坏血元，随小便排出。还能消食去热，滋阴壮阳，增加乳汁，防止坏血病，促进创伤愈合，护肝健胃，增强免疫力。

▲ 食用方法

最好不要与蒜同食。

适于做汤或素炒。

无论鲜品还是干品都不宜浸泡时间过长。

◆ 适宜人群

一般人都可食用，是糖尿病患者的良好食品。

◎ 食用量

每餐约 20 克。

营养指数

维生素		三大营养素			
维生素 A（微克）	3	蛋白质（克）	20	热量（千卡）	211
维生素 B₁（毫克）	0.19	脂肪（克）	1.2	胆固醇（毫克）	–
维生素 B₂（毫克）	1.26	碳水化合物（克）	30.1	膳食纤维（克）	31.6
维生素 B₆（毫克）	0.45	**矿物质**			
维生素 B₁₂（微克）	1.7				
维生素 C（毫克）	5	钙（毫克）	83		
维生素 D（微克）	17	铁（毫克）	10.5		
维生素 E（毫克）	0.66	磷（毫克）	258		
生物素（微克）	–	钾（毫克）	1960		
维生素 K（微克）	–	钠（毫克）	11.2		
维生素 P（微克）	–	铜（毫克）	0.45		
胡萝卜素（毫克）	20	镁（毫克）	104		
叶酸（微克）	240	锌（毫克）	8.57		
泛酸（毫克）	16.8	硒（微克）	6.42		
烟酸（毫克）	7.93				

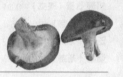

（营养指数中的数值均为每百克食物的含量）

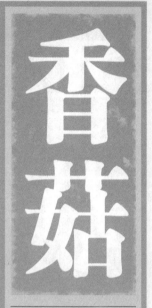

香菇又名香菌、冬菇。"山珍"之一，有"植物皇后"的美誉。它味道鲜美，营养丰富，有高蛋白、低脂肪、多糖，富含多种氨基酸和多种维生素的营养特点。

★ 营养价值

香菇内含可转化为维生素 D 的麦甾醇，能促进钙的吸收，增强抵抗力。可预防感冒，消除腹壁脂肪，防癌抗癌。香菇性味甘、平、凉，有补肝肾、健脾胃、益智安神、美容颜之功效。香菇汁是无副作用的降血压剂。

▲ 食用方法

发好的香菇需冷藏才不会损失营养，泡发香菇的水中有很多溶解的营养物质，应保留。

特别大的鲜香菇多为用激素催肥，慎食。

◖ 适宜人群

适合所有人食用。

◎ 食用量

每次 4~8 朵。

◎ 选购妙招

首先应当鉴别其香味如何，可用手指头压住菇伞，然后边放松边闻，以香味纯正、伞背呈黄色或白色者为佳。

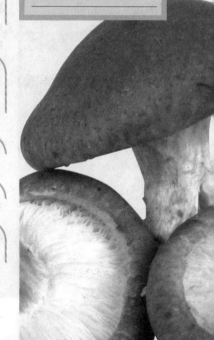

❀ 菌类

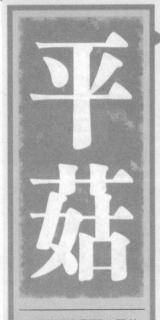

平菇

◎平菇又称侧耳、耳菇。质地肥厚，嫩滑可口，有类似牡蛎的香味，无论素炒还是制成荤菜，都十分鲜嫩诱人。

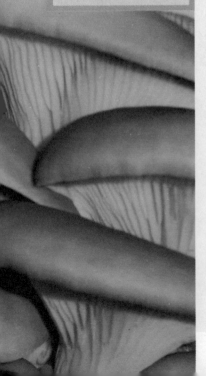

营养指数

维生素		三大营养素		热量（千卡）	20
维生素A（微克）	2	蛋白质（克）	7.8	胆固醇（毫克）	–
维生素B₁（毫克）	0.12	脂肪（克）	2.3	膳食纤维（克）	5.6
维生素B₂（毫克）	7.09	碳水化合物（克）	69		
维生素B₆（毫克）	0.09				
维生素B₁₂（微克）	0.8	矿物质			
维生素C（毫克）	4	钙（毫克）	21		
维生素D（微克）	1	铁（毫克）	3.2		
维生素E（毫克）	0.79	磷（毫克）	220		
生物素（微克）	–	钾（毫克）	258		
维生素K（微克）	–	钠（毫克）	3.8		
维生素P（微克）	–	铜（毫克）	0.08		
胡萝卜素（毫克）	0.01	镁（毫克）	14		
叶酸（微克）	65	锌（毫克）	0.61		
泛酸（毫克）	1.32	硒（微克）	1.07		
烟酸（毫克）	6.7				

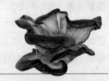

（营养指数中的数值均为每百克食物的含量）

★ 营养价值

所含抗肿瘤细胞的多糖体具免疫特性，侧耳毒素和蘑菇核糖核酸则能抑制病毒素的合成和增殖。平菇含有多种养分及菌糖、甘露醇糖、激素等，能改善人体新陈代谢、增强体质、调节自主神经功能，对肝炎、慢性胃炎、胃和十二指肠溃疡、软骨病、高血压等有疗效，还能降低血胆固醇、防治尿道结石，对妇女更年期综合征起到调理作用。此外，平菇具追风散寒、舒筋活络的功效，可治腰腿疼痛、手足麻木、经络不适等症。

▲ 食用方法

平菇口感好、营养高、不抢味，但鲜品出水较多，易被炒老，须掌握好火候。

◀ 适宜人群

一般人均可食用，消化系统疾病、心血管疾病患者及癌症患者尤其适宜食用。

◎ 食用量

每次约100克。

金针菇

营养指数

维生素		三大营养素			
维生素 A（微克）	5	蛋白质（克）	17.8	热量（千卡）	22
维生素 B₁（毫克）	0.24	脂肪（克）	1.3	胆固醇（毫克）	–
维生素 B₂（毫克）	0.17	碳水化合物（克）	32.3	膳食纤维（克）	2.7
维生素 B₆（毫克）	0.12	矿物质			
维生素 B₁₂（微克）	–				
维生素 C（毫克）	2	钙（毫克）	12		
维生素 D（微克）	1	铁（毫克）	1.4		
维生素 E（毫克）	1.14	磷（毫克）	97		
生物素（微克）	–	钾（毫克）	360		
维生素 K（微克）	–	钠（毫克）	4.3		
维生素 P（微克）	–	铜（毫克）	0.14		
胡萝卜素（毫克）	0.03	镁（毫克）	17		
叶酸（微克）	75	锌（毫克）	0.39		
泛酸（毫克）	1.4	硒（微克）	0.28		
烟酸（毫克）	4.1				

（营养指数中的数值均为每百克食物的含量）

金针菇又名金菇、毛柄金钱菌。菌盖小巧，呈黄褐色或淡黄色，干部形似金针。它不仅味道鲜美，而且营养丰富。

★ 营养价值

富含赖氨酸和锌，利于促进儿童智力发育和健脑。能有效增强机体的生物活性，促进新陈代谢，加速营养素的吸收利用。可预防和治疗肝脏病及胃、肠道溃疡。抑制血脂升高、降低胆固醇，防治心脑血管疾病。抵抗疲劳，抗菌消炎，清除重金属盐类物质。

▲ 食用方法

宜熟食。

◐ 适宜人群

一般人都可食用，高血压患者、肥胖者、气血不足的老人和儿童更宜食用。

脾胃虚寒者不宜多食。

◎ 食用量

每次 20~30 克。

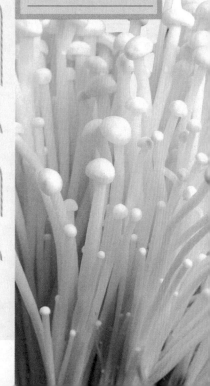

✿ 菌类

猴头菇

○猴头菇也叫猴头、猴头菌。与熊掌、海参、鱼翅同列"四大名菜"。菌肉鲜嫩，香醇可口，有"素中荤"之称。

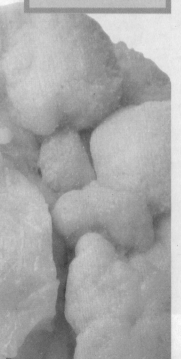

营养指数

维生素		三大营养素			
维生素 A（微克）	4	蛋白质（克）	26.3	热量（千卡）	13
维生素 B$_1$（毫克）	0.69	脂肪（克）	4.2	胆固醇（毫克）	—
维生素 B$_2$（毫克）	1.89	碳水化合物（克）	44.9	膳食纤维（克）	6.4
维生素 B$_6$（毫克）	—				
维生素 B$_{12}$（微克）	0.6	矿物质			
维生素 C（毫克）	4	钙（毫克）	2		
维生素 D（微克）	2	铁（毫克）	18		
维生素 E（毫克）	0.46	磷（毫克）	8.6		
生物素（微克）	—	钾（毫克）	8		
维生素 K（微克）	—	钠（毫克）	175.2		
维生素 P（微克）	—	铜（毫克）	0.06		
胡萝卜素（毫克）	0.01	镁（毫克）	5		
叶酸（微克）	—	锌（毫克）	0.4		
泛酸（微克）	—	硒（微克）	1.28		
烟酸（毫克）	16.2				

（营养指数中的数值均为每百克食物的含量）

★ 营养价值

　　猴头菇含不饱和脂肪酸，利于血液循环，能降低血胆固醇含量。具有提高机体免疫力的功能，可延缓衰老。能抑制癌细胞中遗传物质的合成，从而预防和治疗消化道癌症和其他恶性肿瘤，对胃溃疡、十二指肠溃疡、胃炎等消化道疾病的疗效令人瞩目。睡前食用蒸煮过的猴头菇，对气管、食道及平滑肌组织疾病患者有保健作用，能安眠平喘。

▲ 食用方法

　　人工培育的猴头菇营养成分高于野生的。
　　食用猴头菇要经过涨发、漂洗和烹制，直至软烂如豆腐时营养成分才完全析出。

◀ 适宜人群

　　老少皆宜，心血管疾病、消化系统疾病、咳喘患者更宜食用。

◎ 食用量

　　干猴头菇每次约20克。

营养指数

维生素		三大营养素			
维生素 A（微克）	5	蛋白质（克）	20.3	热量（千卡）	112
维生素 B₁（毫克）	0.02	脂肪（克）	3.2	胆固醇（毫克）	–
维生素 B₂（毫克）	1.4	碳水化合物（克）	0.4	膳食纤维（克）	47.8
维生素 B₆（毫克）	0.15				
维生素 B₁₂（微克）	1.9	**矿物质**			
维生素 C（毫克）	2	钙（毫克）	14		
维生素 D（微克）	4	铁（毫克）	86		
维生素 E（毫克）	3.09	磷（毫克）	50		
生物素（微克）	–	钾（毫克）	330		
维生素 K（微克）	–	钠（毫克）	1.3		
维生素 P（微克）	–	铜（毫克）	0.1		
胡萝卜素（毫克）	–	镁（毫克）	29		
叶酸（微克）	63	锌（毫克）	6.22		
泛酸（毫克）	1.19	硒（微克）	98.4		
烟酸（毫克）	0.6				

（营养指数中的数值均为每百克食物的含量）

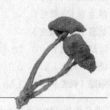

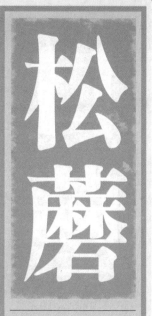

松蘑

◎松蘑亦称松菇、松蕈、鸡丝菌等。不仅味道鲜美、香味诱人，而且营养丰富，不亚于猴头菇和灵芝，有"食用菌之王"的美称。

★ 营养价值

松蘑中的多元醇能医治糖尿病，多糖类物质可抗肉瘤、健胃、抗癌，辅助治疗糖尿病。经常食用可美颜健肤，延缓衰老。中医认为松蘑能益肠健胃、止痛理气、强身健体。俄罗斯专家则发现松蘑有很好的抗辐射作用。

▲ 食用方法

新鲜松蘑口感好于水发干制品。

◀ 适宜人群

一般人都适合食用。

◎ 食用量

每次约 30 克。

◎ 选购妙招

松蘑以片大体轻、黑褐色、身干、整齐、无泥沙、带白丝、油润、不霉不碎的为好。

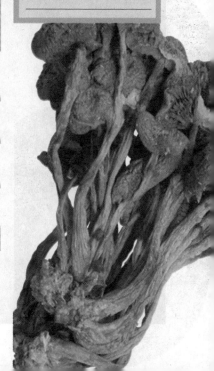

❀ 菌类

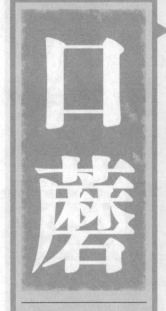

口蘑

口蘑味道鲜美，口感细腻软滑，可炒食，可凉拌。

营养指数

维生素		三大营养素			
维生素 A（微克）	5	蛋白质（克）	38.7	热量（千卡）	242
维生素 B₁（毫克）	0.07	脂肪（克）	3.3	胆固醇（毫克）	–
维生素 B₂（毫克）	0.08	碳水化合物（克）	14.4	膳食纤维（克）	17.2
维生素 B₆（毫克）	0.11				
维生素 B₁₂（微克）	6.5	矿物质			
维生素 C（毫克）	1	钙（毫克）	169		
维生素 D（微克）	1	铁（毫克）	19.4		
维生素 E（毫克）	8.57	磷（毫克）	1655		
生物素（微克）	–	钾（毫克）	106		
维生素 K（微克）	–	钠（毫克）	5.2		
维生素 P（微克）	–	铜（毫克）	5.88		
胡萝卜素（毫克）	–	镁（毫克）	167		
叶酸（微克）	28	锌（毫克）	9.04		
泛酸（毫克）	0.3	硒（微克）	0.02		
烟酸（毫克）	1.56				

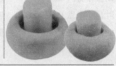

（营养指数中的数值均为每百克食物的含量）

★ 营养价值

　　口蘑汤入腹数小时后，血液中的硒含量和血红蛋白数量就会增加，血中谷胱甘肽过氧化酶的活性则显著增强，是补硒佳品。它能够防止过氧化物损害机体，降低因缺硒引起的血压升高和血黏度增加，调节甲状腺的工作，提高免疫力。口蘑中有多种抗病毒成分，能有效治疗由病毒引起的疾病。口蘑含有大量植物纤维，具有防止便秘、促进排毒、预防糖尿病及大肠癌、降低胆固醇含量的作用，是良好的减肥美容食品。

△ 食用方法

　　口蘑宜食新鲜的，食用袋装口蘑前需漂洗多遍以去除化学物质。口蘑宜配肉菜食用，无须放味精或鸡精。

◁ 适宜人群

　　一般人都适合食用。

◎ 食用量

　　每次约30克。

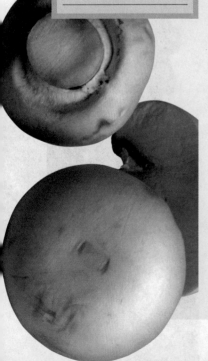

菌类

营养指数

维生素		三大营养素		热量（千卡）	346
维生素A（微克）	2	蛋白质（克）	25.4	胆固醇（毫克）	–
维生素B₁（毫克）	0.14	脂肪（克）	3.3	膳食纤维（克）	7.3
维生素B₂（毫克）	0.28	碳水化合物（克）	58.8		
维生素B₆（毫克）	0.18	矿物质			
维生素B₁₂（微克）	3.1				
维生素C（毫克）	2	钙（毫克）	106.7		
维生素D（微克）	2	铁（毫克）	1.38		
维生素E（毫克）	0.8	磷（毫克）	634.2		
生物素（微克）	–	钾（毫克）	1662		
维生素K（微克）	–	钠（毫克）	34.01		
维生素P（微克）	–	铜（毫克）	0.15		
胡萝卜素（毫克）	–	镁（毫克）	15		
叶酸（微克）	80	锌（毫克）	0.09		
泛酸（毫克）	1.61	硒（微克）	2.74		
烟酸（毫克）	8.1				

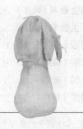

（营养指数中的数值均为每百克食物的含量）

★ 营养价值

鸡腿蘑含有 20 种氨基酸，包含人体必需的 8 种氨基酸，对体弱或病后需要调养的人十分有益。常食鸡腿蘑，能调节糖分代谢和血脂，降低血糖，对糖尿病和高脂血症患者有保健作用。中医认为鸡腿蘑性味甘平，能益胃清神、增进食欲、消食化滞。

▲ 食用方法

肉质细腻，炒食、炖食、煲汤均久煮不烂。
滑嫩清香，适宜与肉搭配食用。

◪ 适宜人群

所有人都适合，糖尿病患者尤其适合。

◎ 食用量

每次约 60 克。

☑ 相宜食物

鸡腿蘑 + 牛肉 = 健脾养胃
鸡腿蘑 + 猪肉 = 增强营养

鸡腿蘑

◎鸡腿蘑是毛头鬼伞的俗称。形如鸡腿，味似鸡肉，乃"菌中新秀"。鸡腿蘑的蛋白质含量是大米的3倍，小麦的2倍，猪肉的2.5倍，牛肉的1.2倍，牛奶的8倍，是集营养、保健、食疗于一身的菌类。

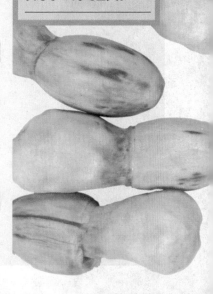

❀ 菌类

黑木耳

◎黑木耳色泽黑褐，质地柔软，味道鲜美，营养丰富，可与动物性食物相媲美，被誉为"素中之荤"。

营养指数

维生素		三大营养素		热量（千卡）	205
维生素 A（微克）	17	蛋白质（克）	12.4	胆固醇（毫克）	–
维生素 B$_1$（毫克）	0.17	脂肪（克）	1.2	膳食纤维（克）	33.4
维生素 B$_2$（毫克）	0.44	碳水化合物（克）	36.2		
维生素 B$_6$（毫克）	0.1				
维生素 B$_{12}$（微克）	4	矿物质			
维生素 C（毫克）	5	钙（毫克）	295		
维生素 D（微克）	440	铁（毫克）	11.9		
维生素 E（毫克）	11.34	磷（毫克）	292		
生物素（微克）	–	钾（毫克）	773		
维生素 K（微克）	320	钠（毫克）	7.1		
维生素 P（微克）	–	铜（毫克）	0.32		
胡萝卜素（毫克）	0.1	镁（毫克）	152		
叶酸（微克）	87	锌（毫克）	1.66		
泛酸（毫克）	1.14	硒（微克）	3.72		
烟酸（毫克）	2.5				

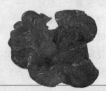

（营养指数中的数值均为每百克食物的含量）

★ 营养价值

　　黑木耳的含铁量是猪肝的 7 倍多，常吃能养血驻颜，防治缺铁性贫血。消化系统中的灰尘、杂质能吸附在黑木耳的胶质上排出体外，对于头发、谷壳、木渣、沙子、金属屑等异物，黑木耳则有溶解与溶化作用，所以它是矿山、化工和纺织工人不可缺少的保健食品。对胆结石、肾结石等内源性异物也有显著的化解功能。黑木耳还能减少血液凝块，预防血栓症发生，防治动脉粥样硬化和冠心病，防癌抗癌。

▲ 食用方法

　　宜用温水泡发，发后仍紧缩的部分不宜吃。
　　鲜黑木耳含有毒素，不可食用。

◆ 适宜人群

　　所有人都可食用。
　　患出血性疾病的人、孕妇应不食或少食。

◎ 食用量

　　每次约 15 克。

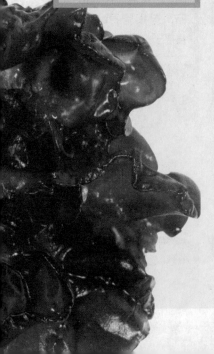

菌类 ❀

营养指数

维生素		三大营养素		热量（千卡）	200
维生素 A（微克）	18	蛋白质（克）	10	胆固醇（毫克）	–
维生素 B₁（毫克）	0.05	脂肪（克）	1.7	膳食纤维（克）	33.7
维生素 B₂（毫克）	0.25	碳水化合物（克）	36.2		
维生素 B₆（毫克）	0.1	矿物质			
维生素 B₁₂（微克）	2.6				
维生素 C（毫克）	2	钙（毫克）	62		
维生素 D（微克）	970	铁（毫克）	2.6		
维生素 E（毫克）	1.26	磷（毫克）	369		
生物素（微克）	–	钾（毫克）	987		
维生素 K（微克）	–	钠（毫克）	78.6		
维生素 P（微克）	–	铜（毫克）	0.08		
胡萝卜素（毫克）	0.11	镁（毫克）	54		
叶酸（微克）	76	锌（毫克）	4.11		
泛酸（毫克）	1.37	硒（微克）	2.95		
烟酸（毫克）	5.3				

（营养指数中的数值均为每百克食物的含量）

银耳

○银耳又名白木耳，其中质量上乘者称雪耳。它是名贵的营养滋补佳品，扶正强壮之补药。

★ 营养价值

银耳滋润而不腻滞，能补脾开胃，益气清肠，安眠健胃，养阴清热，是阴虚火旺病人的良好补品。它还能增强机体的抗肿瘤能力，加强患者对放疗、化疗的耐受力。常食银耳能提高肝脏解毒能力，有效去除黄褐斑、雀斑，减少脂肪吸收。

▲ 食用方法

宜用开水泡发，淡黄色未泡发部分应丢弃。
冰糖银耳含糖量高，睡前不宜食用，以免血黏度增高。
变质银耳不应食用，严重中毒者可能会有生命危险。

◀ 适宜人群

一般人都可食用。
外感风寒者忌用。

◎ 食用量

每次约 15 克。

相关记载

中国历代皇家贵族都将银耳视为"延年益寿之品""长生不老良药"。

❀ 菌类

竹荪

⊙竹荪亦称竹笙、竹菌、竹参、网纱菇等。名列"四珍"之首，以身形俊美闻名，是一种高蛋白、低脂肪的保健食品。

营养指数

维生素		三大营养素			
维生素 A（微克）	8	蛋白质（克）	19.4	热量（千卡）	235
维生素 B₁（毫克）	0.03	脂肪（克）	2.6	胆固醇（毫克）	–
维生素 B₂（毫克）	0.06	碳水化合物（克）	60.6	膳食纤维（克）	8.4
维生素 B₆（毫克）	–	矿物质			
维生素 B₁₂（微克）	1.4				
维生素 C（毫克）	–	钙（毫克）	55		
维生素 D（微克）	5	铁（毫克）	12.1		
维生素 E（毫克）	1.2	磷（毫克）	288		
生物素（微克）	–	钾（毫克）	567		
维生素 K（微克）	–	钠（毫克）	68.9		
维生素 P（微克）	–	铜（毫克）	4.32		
胡萝卜素（毫克）	0.4	镁（毫克）	134		
叶酸（微克）	–	锌（毫克）	3.21		
泛酸（毫克）	12	硒（微克）	3.1		
烟酸（毫克）	0.8				

（营养指数中的数值均为每百克食物的含量）

★ 营养价值

竹荪中有抑制肿瘤的成分存在，常食能提高机体免疫抗病能力。它还能保护肝脏，减少腹壁脂肪的积存，进而起到降血压、降血脂和减肥的作用。

⚠ 食用方法

干竹荪宜用淡盐水泡发，并剪去菌盖头以去怪味。

竹荪有延长汤羹存放时间，保持菜肴鲜味、不腐不馊的奇特功能。

◀ 适宜人群

所有人都适合。

脾胃虚寒之人不宜多食。

◎ 食用量

干竹荪每次约 10 克。

相关记载

云南苗族人患癌症的概率较低，可能与他们经常用竹荪与糯米一同泡水食用有关。

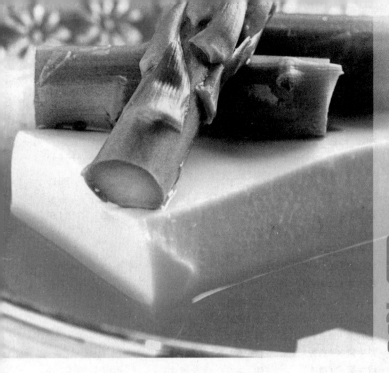

豆类及豆制品、乳制品的营养与饮食健康

豆类及其制品富含优质植物蛋白，主要提供蛋白质、脂肪、膳食纤维、矿物质和 B 族维生素，营养丰富，是理想的健康食品。

豆类蛋白质的氨基酸是谷类食物中较为缺乏的，两者搭配食用，可提高膳食中蛋白质的生理价值。豆类食品含 B 族维生素；富含磷、钠、钾等，是矿物质的良好来源；富含钙元素，是补钙佳品。此外，豆类中含有特殊的植物雌激素，经常食用可以减轻妇女更年期症状，预防骨质疏松。

加工制成的各种豆制品，营养成分与前者基本相同。

奶类是哺乳动物腺体分泌的体液，几乎含有生物活动所需的全部营养成分。

鲜奶按照不同的加工工艺处理后，可制成一系列乳品。它们含有的脂肪几乎可以由胃直接吸收，而维生素 A、维生素 D 和乳糖则能促进人体对钙的吸收。长期食用乳品能够提高免疫力、抗病毒并延缓衰老。

❋ 豆类

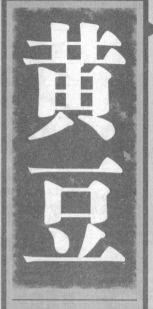

黄豆

○黄豆、青豆、黑豆，统称大豆。豆豉、豆汁、黄酱等大豆发酵制品，含多种有机酸、醇、酯、氨基酸，更易消化吸收。

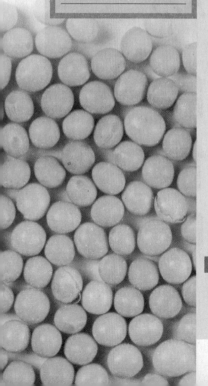

营养指数

维生素		三大营养素	
维生素A（微克）	28	蛋白质（克）	35.6
维生素B₁（毫克）	0.41	脂肪（克）	19
维生素B₂（毫克）	0.11	碳水化合物（克）	19.5
维生素B₆（毫克）	0.59		
维生素B₁₂（微克）	–	矿物质	
维生素C（毫克）	–	钙（毫克）	169
维生素D（微克）	–	铁（毫克）	8.3
维生素E（毫克）	18.9	磷（毫克）	400
生物素（微克）	–	钾（毫克）	1800
维生素K（微克）	34	钠（毫克）	0.5
维生素P（微克）	–	铜（毫克）	1.35
胡萝卜素（毫克）	0.17	镁（毫克）	199
叶酸（微克）	260	锌（毫克）	3.04
泛酸（毫克）	1.64	硒（微克）	6.16
烟酸（毫克）	2.1		

热量（千卡）	391
胆固醇（毫克）	–
膳食纤维（克）	11.9

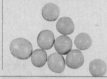

（营养指数中的数值均为每百克食物的含量）

★ 营养价值

黄豆富含皂角苷、蛋白酶抑制剂、异黄酮、钼、硒等成分，对几乎所有癌症有抑制作用。黄豆能降低血脂和胆固醇，保持血管弹性，防止脂肪肝的形成。青豆可补肝养胃，滋补强壮。黑豆蛋白质含量最高，能乌发明目，延年益寿。

▲ 食用方法

黄豆不宜生食，夹生黄豆也不宜食用。

◀ 适宜人群

是更年期妇女，糖尿病、心血管病患者，减肥者的理想食品。严重肝病、肾病、痛风、动脉硬化患者禁食；消化功能不良者尽量少食。

◎ 食用量

每天约40克。

相关记载

有研究表明，婴幼儿不宜喝豆奶，因其成年后引发甲状腺和生殖系统疾病的风险系数较大。

豆类 ✿

营养指数

维生素		三大营养素			
维生素 A（微克）	85	蛋白质（克）	25.8	热量（千卡）	345
维生素 B₁（毫克）	0.37	脂肪（克）	1.5	胆固醇（毫克）	–
维生素 B₂（毫克）	0.12	碳水化合物（克）	57	膳食纤维（克）	1.2
维生素 B₆（毫克）	–	矿物质			
维生素 B₁₂（微克）	–				
维生素 C（毫克）	16	钙（毫克）	49		
维生素 D（微克）	–	铁（毫克）	4.4		
维生素 E（毫克）	1.2	磷（毫克）	339		
生物素（微克）	–	钾（毫克）	992		
维生素 K（微克）	13	钠（毫克）	2		
维生素 P（微克）	–	铜（毫克）	0.64		
胡萝卜素（毫克）	0.51	镁（毫克）	113		
叶酸（微克）	260	锌（毫克）	2.84		
泛酸（毫克）	0.48	硒（微克）	2.02		
烟酸（毫克）	1.5				

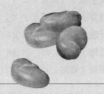

（营养指数中的数值均为每百克食物的含量）

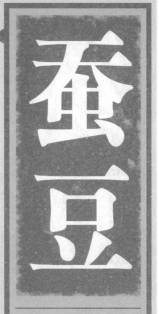

蚕豆

⊙蚕豆也叫胡豆、夏豆、罗汉豆。内含大量蛋白质，且氨基酸种类较为齐全，赖氨酸含量尤其丰富。

★ 营养价值

　　蚕豆中的磷脂是人类大脑和神经组织的重要组成成分，同时还富含胆碱，十分益于增强记忆力。蚕豆中的蛋白质可以延缓动脉硬化，皮中的粗纤维能降低胆固醇、促进肠蠕动。现代人还认为蚕豆对预防肠癌有作用。传统医学则认为它能益气健脾，利湿消肿。

▲ 食用方法

　　蚕豆不可生吃，应将生蚕豆浸泡多次或焯水后再烹制。
　　蚕豆不可与田螺同食，易引起肠绞痛、长痔疮。
　　蚕豆不可与牡蛎同食，易引起腹泻或食物中毒。

◆ 适宜人群

　　一般人都可食用。
　　蚕豆过敏者禁食。

◎ 食用量

　　每次约 30 克。
　　不宜多食，以防胀肚伤脾胃。

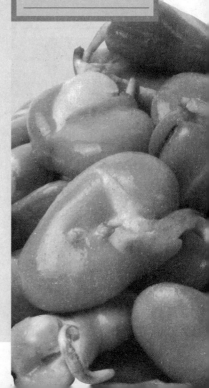

❋ 豆类

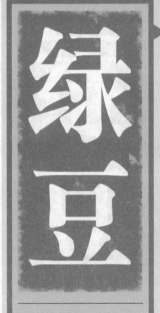

绿豆

⊙绿豆又叫青小豆。蛋白质含量几乎是大米的3倍，多种维生素，钙、磷、铁等矿物质也比粳米多，有"济世之良谷"之说。

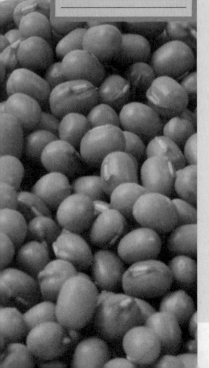

营养指数

维生素		三大营养素		热量（千卡）	326
维生素A（微克）	75	蛋白质（克）	20.6	胆固醇（毫克）	–
维生素B₁（毫克）	0.25	脂肪（克）	1	膳食纤维（克）	5.2
维生素B₂（毫克）	0.11	碳水化合物（克）	58.6		
维生素B₆（毫克）	0.41				
维生素B₁₂（微克）	–	矿物质			
维生素C（毫克）	1	钙（毫克）	162		
维生素D（微克）	–	铁（毫克）	22.8		
维生素E（毫克）	10.95	磷（毫克）	336		
生物素（微克）	–	钾（毫克）	1900		
维生素K（微克）	6	钠（毫克）	1.9		
维生素P（微克）	–	铜（毫克）	1.08		
胡萝卜素（毫克）	0.45	镁（毫克）	125		
叶酸（微克）	130	锌（毫克）	2.48		
泛酸（毫克）	1.26	硒（微克）	4.28		
烟酸（毫克）	2				

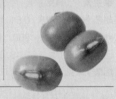

（营养指数中的数值均为每百克食物的含量）

★ 营养价值

绿豆汤能清暑益气、止渴利尿，能及时补充水分和矿物质，是夏天或高温环境工作者的首选饮品。绿豆能解毒，有机磷农药、铅、酒精中毒（醉酒）或吃错药时，可先灌一碗绿豆汤进行紧急处理。

▲ 食用方法

不宜煮得过烂，以免降低清热解毒功效。
未煮熟的绿豆腥味强烈，食后易恶心、呕吐。
忌与鲤鱼、榧子同食。

◆ 适宜人群

老少皆宜，四季均可。经常在有毒环境中工作或接触有毒物质的人应常食。
脾胃虚弱的人不宜多吃；服药特别是服温补药时不要吃绿豆食品。

◎ 食用量

每次约40克。

豆类 ✿

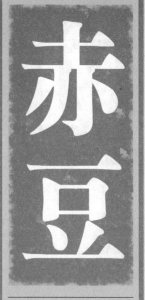

赤豆

营养指数

维生素		三大营养素	
维生素 A（微克）	30	蛋白质（克）	20.1
维生素 B$_1$（毫克）	0.45	脂肪（克）	0.5
维生素 B$_2$（毫克）	0.09	碳水化合物（克）	57
维生素 B$_6$（毫克）	0.39		
维生素 B$_{12}$（微克）	–	矿物质	
维生素 C（毫克）	–	钙（毫克）	91
维生素 D（微克）	–	铁（毫克）	6.7
维生素 E（毫克）	0.6	磷（毫克）	340
生物素（微克）	–	钾（毫克）	1500
维生素 K（微克）	8	钠（毫克）	1.7
维生素 P（微克）	–	铜（毫克）	0.64
胡萝卜素（毫克）	0.79	镁（毫克）	138
叶酸（微克）	130	锌（毫克）	2.27
泛酸（毫克）	2.2	硒（微克）	3.8
烟酸（毫克）	1		

热量（千卡）	313
胆固醇（毫克）	–
膳食纤维（克）	7.1

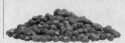

（营养指数中的数值均为每百克食物的含量）

⊙赤豆又名红小豆、赤小豆，因富含淀粉又称"饭豆"，是人们生活中不可缺少的高蛋白、低脂肪、高营养、多功能的杂粮。

★ 营养价值

赤豆有良好的利尿作用，能解酒、解毒，对心脏病和肾病、水肿有一定疗效。常食能润肠通便、降血压、降血脂、调节血糖、解毒抗癌、预防结石、健美减肥。中医认为它有行津液、利小便、消胀、除肿、止吐的功效。

▲ 食用方法

赤豆宜与其他谷类食物混合食用，如豆沙包等。

◆ 适宜人群

一般人都可以食用，水肿患者、哺乳期妇女尤为适合。尿频的人应少吃。

◎ 食用量

每次约 30 克。

◎ 选购妙招

以豆粒完整、大小均匀、颜色深红、紧实薄皮的为佳。

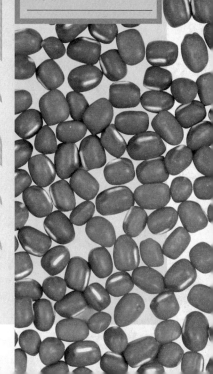

❋ 豆类

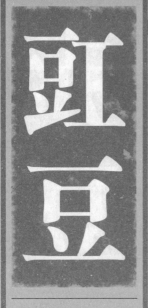

豇豆

⊙豇豆俗称角豆、姜豆、带豆。豇豆分饭豇豆和长豇豆两种，前者多作为粮食煮粥、制馅，后者多作为蔬菜食用。

营养指数

维生素		三大营养素		热量（千卡）	27
维生素 A（微克）	23	蛋白质（克）	2.1	胆固醇（毫克）	–
维生素 B₁（毫克）	0.07	脂肪（克）	0.2	膳食纤维（克）	1.8
维生素 B₂（毫克）	0.07	碳水化合物（克）	4.1		
维生素 B₆（毫克）	0.3				
维生素 B₁₂（微克）	–	矿物质			
维生素 C（毫克）	11	钙（毫克）	65		
维生素 D（微克）	–	铁（毫克）	1.2		
维生素 E（毫克）	0.65	磷（毫克）	55		
生物素（微克）	–	钾（毫克）	210		
维生素 K（微克）	16	钠（毫克）	33.8		
维生素 P（微克）	–	铜（毫克）	0.11		
胡萝卜素（毫克）	0.14	镁（毫克）	43		
叶酸（微克）	30	锌（毫克）	1.46		
泛酸（毫克）	0.6	硒（微克）	1.4		
烟酸（毫克）	0.8				

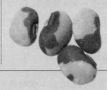

（营养指数中的数值均为每百克食物的含量）

★ 营养价值

　　豇豆含易于消化吸收的优质蛋白质、碳水化合物及多种维生素、微量元素，能及时补充机体的营养成分。因含维生素 B₁、维生素 C，可增进食欲，提高机体抗病毒能力。中医认为豇豆有健脾补肾的功效，对尿频、遗精及一些妇科功能性疾病有辅助疗效。

▲ 食用方法

　　饭豇豆与粳米一起煮粥最适宜。
　　长豇豆烹调时间不宜过长，以免营养损失。

◆ 适宜人群

　　适宜于任何人，糖尿病、肾虚患者更佳。
　　多食易胀气，气滞便结者应慎食。

◎ 食用量

　　长豇豆每餐约 60 克，饭豇豆每餐约 30 克。

相关记载

　　阿拉伯人视豇豆为爱情的象征，小伙子向姑娘求婚，新娘子到男家，都少不了送豇豆。

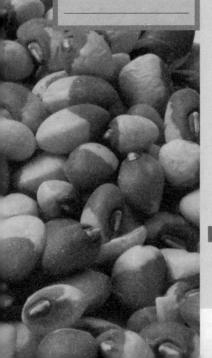

豆类

营养指数

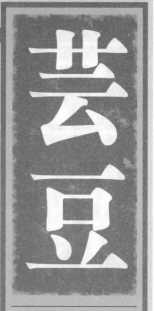

芸豆

维生素		三大营养素			
维生素 A（微克）	14.4	蛋白质（克）	23.4	热量（千卡）	296
维生素 B₁（毫克）	0.18	脂肪（克）	1.4	胆固醇（毫克）	–
维生素 B₂（毫克）	0.26	碳水化合物（克）	47.4	膳食纤维（克）	9.8
维生素 B₆（毫克）	0.36				
维生素 B₁₂（微克）	–	矿物质			
维生素 C（毫克）	–	钙（毫克）	130		
维生素 D（微克）	–	铁（毫克）	6		
维生素 E（毫克）	6.16	磷（毫克）	400		
生物素（微克）	2	钾（毫克）	1520		
维生素 K（微克）	8	钠（毫克）	0.8		
维生素 P（微克）	–	铜（毫克）	0.75		
胡萝卜素（毫克）	3.6	镁（毫克）	193.5		
叶酸（微克）	85	锌（毫克）	0.54		
泛酸（毫克）	0.63	硒（微克）	0.2		
烟酸（毫克）	2.4				

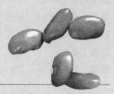

（营养指数中的数值均为每百克食物的含量）

⊙芸豆学名菜豆，分大白芸豆、大黑花芸豆、黄芸豆、红芸豆等品种，前两种尤为著名。芸豆营养丰富，蛋白质、钙、铁、B族维生素等含量均超过鸡肉数倍。

★ 营养价值

芸豆含有皂苷、尿毒酶和多种球蛋白，能有效提高免疫力，激活淋巴 T 细胞，而尿素酶更是对肝昏迷患者有较好疗效。常食芸豆，可加速肌肤新陈代谢，缓解皮肤、头发的干燥。芸豆中的皂甙类物质能促进脂肪代谢，是减肥者的理想食品之一。

▲ 食用方法

因籽粒中含有一种在高温下才能被破坏的毒蛋白，必须煮透才能食用。

芸豆与猪肾、香菇、粳米同食，可起到益肾补元、温中散寒的功效。

◆ 适宜人群

老少皆宜，尤其适宜心脏病、动脉硬化、高脂血症、低血钾症和忌盐患者。

消化功能不良、慢性消化道疾病患者少食。

◎ 食用量

每次 40~60 克。

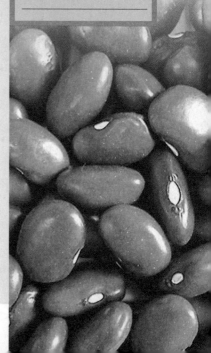

❋ 豆制品类

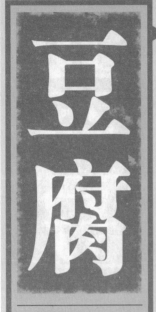

豆腐

⊙豆腐是中国的传统食品，味美而养生。豆腐干的营养价值与豆腐基本相同。

营养指数

维生素		三大营养素		热量（千卡）	98
维生素A（微克）	5	蛋白质（克）	12.2	胆固醇（毫克）	—
维生素B₁（毫克）	0.05	脂肪（克）	4.8	膳食纤维（克）	0.5
维生素B₂（毫克）	0.02	碳水化合物（克）	1.5		
维生素B₆（毫克）	0.03				
维生素B₁₂（微克）	0.06	矿物质			
维生素C（毫克）	0.03	钙（毫克）	138		
维生素D（微克）	—	铁（毫克）	1.5		
维生素E（毫克）	6.7	磷（毫克）	158		
生物素（微克）	—	钾（毫克）	106		
维生素K（微克）	—	钠（毫克）	7.3		
维生素P（微克）	—	铜（毫克）	0.22		
胡萝卜素（毫克）	0.03	镁（毫克）	63		
叶酸（微克）	—	锌（毫克）	0.63		
泛酸（毫克）	0.4	硒（微克）	1.55		
烟酸（毫克）	0.3				

（营养指数中的数值均为每百克食物的含量）

★ 营养价值

　　豆腐内含植物雌激素，能保护血管内皮细胞不被氧化破坏，常食可减轻血管系统的破坏，预防骨质疏松、乳腺癌和前列腺癌的发生，是更年期妇女的保护神。丰富的大豆卵磷脂有益于神经、血管、大脑的发育生长。大豆蛋白能恰到好处地降低血脂，保护血管细胞，预防心血管疾病。此外，豆腐对病后调养、减肥、细腻肌肤亦很有好处。

◢ 食用方法

　　豆腐搭配鱼、鸡蛋、排骨等，可提高蛋白质的利用率。

　　豆腐不宜与菠菜、香葱一起烹调，因为那样会生成容易形成结石的草酸钙。

◖ 适宜人群

　　一般人都可食用。

　　肾病、缺铁性贫血、痛风患者少食；消化性溃疡、动脉硬化、低碘者应禁食。

◎ 食用量

　　每次不要食用过多，且不宜天天吃。

豆制品类 ❋

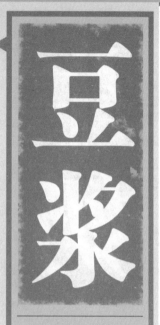

营养指数

维生素		三大营养素			
维生素 A（微克）	15	蛋白质（克）	2.5	热量（千卡）	21
维生素 B₁（毫克）	0.03	脂肪（克）	1	胆固醇（毫克）	–
维生素 B₂（毫克）	–	碳水化合物（克）	0.4	膳食纤维（克）	0.1
维生素 B₆（毫克）	0.06				
维生素 B₁₂（微克）	–	矿物质			
维生素 C（毫克）	–	钙（毫克）	19		
维生素 D（微克）	–	铁（毫克）	0.4		
维生素 E（毫克）	0.8	磷（毫克）	32		
生物素（微克）	–	钾（毫克）	110		
维生素 K（微克）	4	钠（毫克）	1.2		
维生素 P（微克）	–	铜（毫克）	0.07		
胡萝卜素（毫克）	–	镁（毫克）	9		
叶酸（微克）	28	锌（毫克）	0.16		
泛酸（毫克）	0.28	硒（微克）	0.14		
烟酸（毫克）	0.1				

（营养指数中的数值均为每百克食物的含量）

○豆浆是防治高脂血症、高血压、动脉硬化、缺铁性贫血、气喘等疾病的理想食品。

★ 营养价值

　　多喝豆浆可预防老年痴呆症，增强抗病能力，防癌抗癌。中老年妇女饮用，能调节内分泌，改善更年期综合征。青年女性饮用，能令皮肤白皙润泽，容光焕发。腐竹的颐养功能同豆浆。

▲ 食用方法

　　不能用豆浆代替牛奶喂婴儿。

　　不宜空腹饮用；不能与药物同饮；不能加红糖，白糖须煮熟离火后再加；不能冲入鸡蛋。

◀ 适宜人群

　　一般人都适用，特别是女性和老人。

◎ 食用量

　　成年人每天 500~700 毫升，儿童每天 200~250 毫升。

　　饮用过多会引起消化不良，出现腹胀、腹泻等不适。

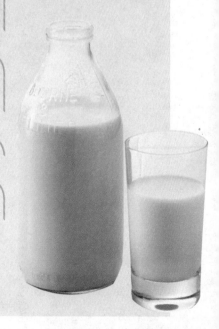

✿ 乳制品类

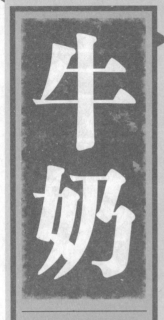

牛奶

⊙牛奶是人们喜爱的饮品之一，它富含蛋白质和人体生长发育所需的全部氨基酸，消化率高达98%。

➤ 营养指数

维生素		三大营养素		热量（千卡）	54
维生素A（微克）	11	蛋白质（克）	3	胆固醇（毫克）	151
维生素B₁（毫克）	0.04	脂肪（克）	2.9	膳食纤维（克）	—
维生素B₂（毫克）	0.07	碳水化合物（克）	4.1		
维生素B₆（毫克）	0.03				
维生素B₁₂（微克）	0.3	矿物质			
维生素C（毫克）	1	钙（毫克）	135		
维生素D（微克）	240	铁（毫克）	0.3		
维生素E（毫克）	0.21	磷（毫克）	73		
生物素（微克）	117	钾（毫克）	157		
维生素K（微克）	2	钠（毫克）	36.5		
维生素P（微克）	—	铜（毫克）	0.02		
胡萝卜素（毫克）	—	镁（毫克）	11		
叶酸（微克）	5	锌（毫克）	3.36		
泛酸（毫克）	0.55	硒（微克）	1.94		
烟酸（毫克）	0.2				

（营养指数中的数值均为每百克食物的含量）

★ 营养价值

常喝牛奶能降低高血压、脑血管疾病的发生率，改善儿童贫血，减缓中年妇女骨质流失，美容护肤。睡前饮用能帮助睡眠。牛奶中的钙最容易被吸收，且磷、钾、镁等多种矿物质搭配也十分合理，孕妇应多喝牛奶。常喝脱脂牛奶，可以预防癌症。

▲ 食用方法

煮奶应用旺火或微波炉加热，不可久煮。
喝牛奶当配面包或糕点，婴儿喝纯牛奶需适当稀释。
牛奶和巧克力结合会生成草酸钙，不宜共食。

◆ 适宜人群

老年人、血压偏高者宜饮低脂奶；缺钙者、失眠者、老年人、少儿、易怒以及工作压力大的人宜饮高钙奶。
肠胃功能弱、肾病患者不宜饮用。

◎ 食用量

常人每天约200毫升，孕妇每天200~400毫升。

乳制品类 ✿

营养指数

维生素		三大营养素			
维生素 A（微克）	17	蛋白质（克）	3.1	热量（千卡）	101
维生素 B_1（毫克）	0.04	脂肪（克）	4.6	胆固醇（毫克）	151
维生素 B_2（毫克）	0.06	碳水化合物（克）	11.7	膳食纤维（克）	—
维生素 B_6（毫克）	0.04				
维生素 B_{12}（微克）	0.1	矿物质			
维生素 C（毫克）	1	钙（毫克）	118		
维生素 D（微克）	232	铁（毫克）	0.3		
维生素 E（毫克）	0.12	磷（毫克）	85		
生物素（微克）	120	钾（毫克）	150		
维生素 K（微克）	1	钠（毫克）	30.2		
维生素 P（微克）	—	铜（毫克）	0.03		
胡萝卜素（毫克）	—	镁（毫克）	12		
叶酸（微克）	11	锌（毫克）	1.74		
泛酸（毫克）	—	硒（微克）	1.71		
烟酸（毫克）	0.2				

（营养指数中的数值均为每百克食物的含量）

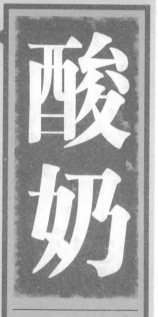

⊙酸奶由牛奶发酵制成，口味酸甜细滑，拥有鲜奶的全部营养成分，且其中的乳酸和钙能结合生成更易吸收的乳酸钙。

★ 营养价值

能促进消化液分泌，增进食欲，调节机体内微生物的平衡。所含乳酸能使肠道里的弱碱性物质转变成弱酸性，同时产生抗菌物质。常喝酸奶可防止癌症、贫血，降低胆固醇，缓解儿童营养不良，抑制中年妇女因缺钙引起的骨质疏松症。

⚠ 食用方法

宜于饭后 2 小时内饮用。
不能加热或代替水服药。

◆ 适宜人群

使用抗生素者、年老体弱者以及骨质疏松、动脉硬化、高血压、肿瘤病、消化不良患者宜常喝酸奶。
胃肠道术后病人、肠道疾病患者不宜饮用。

◎ 食用量

每日 150~250 毫升。

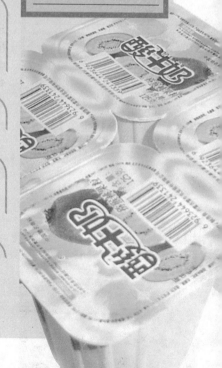

✿ 乳制品类

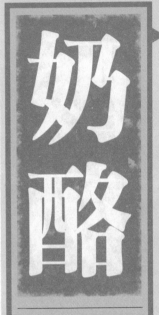

奶酪

⊙奶酪是牛奶经浓缩、发酵而成的奶制品，浓缩了牛奶中大量的精华。独特的发酵工艺，使其含有的乳酸菌浓度高于酸奶的含量。

营养指数

维生素		三大营养素			
维生素A（微克）	79	蛋白质（克）	26.4	热量（千卡）	294
维生素B₁（毫克）	0.08	脂肪（克）	19	胆固醇（毫克）	111
维生素B₂（毫克）	0.08	碳水化合物（克）	4.4	膳食纤维（克）	－
维生素B₆（毫克）	0.07				
维生素B₁₂（微克）	2.8	矿物质			
维生素C（毫克）	－	钙（毫克）	799		
维生素D（微克）	312	铁（毫克）	1.4		
维生素E（毫克）	1.3	磷（毫克）	393		
生物素（微克）	260	钾（毫克）	75		
维生素K（微克）	8	钠（毫克）	584.6		
维生素P（微克）	－	铜（毫克）	0.13		
胡萝卜素（毫克）	－	镁（毫克）	57		
叶酸（微克）	10	锌（毫克）	4.13		
泛酸（毫克）	0.72	硒（微克）	1.5		
烟酸（毫克）	0.2				

（营养指数中的数值均为每百克食物的含量）

★ 营养价值

作为含钙最多的奶制品，奶酪可谓补钙佳品，能大大增加牙齿表面的含钙量，从而起到抑制龋齿发生的作用。它能增进抵抗力和新陈代谢，加强活力，保护眼睛健康并保持肌肤健美。其中的乳酸菌利于维持肠道内正常菌群的稳定和平衡，可防治便秘和腹泻。奶酪中的脂肪和热能较多，但胆固醇含量却相对较低，对心血管健康也有有利的一面。

▲ 食用方法

不宜和水果同食，因为那样会与果酸等物质化合，不利吸收。

◆ 适宜人群

所有人群均可食用。
服用单胺氧化酶抑制剂的人应避免吃奶酪。
多吃易发胖。

◎ 食用量

每次约20克。

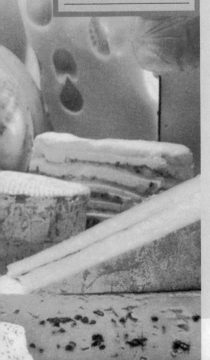

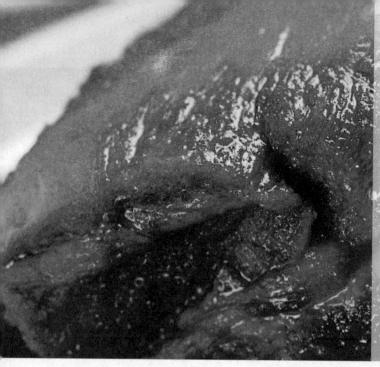

畜肉类、禽蛋类、虫杂类的营养与饮食健康

畜肉类食品不但能向人类提供蛋白质、脂肪、矿物质和维生素，而且滋味鲜美，容易消化吸收，饱腹作用强，在营养和食用方面都具有很高的价值。

畜肉类食物所含蛋白质十分丰富，其氨基酸组成模式接近人体组织的需要，属完全蛋白质，及时补充，对生长发育迅速的婴幼儿、儿童、青少年和对蛋白质需要量特别高的产妇、乳母十分重要。畜肉类脂肪以饱和脂肪酸居多，熔点较高，不易为人体消化吸收。此外，畜肉类还含有较高的胆固醇，冠心病、高血压、肝肾疾病患者宜少吃畜肉类脂肪。

与畜肉相比，禽肉的结缔组织少，脂肪分布均匀，蛋白质含量更高。

禽蛋所含蛋白质、氨基酸在数量和种类方面都很多，比例适宜消化，是与肉、乳同样重要的三大重要营养食品之一。

虫杂类食物内存在着丰富的蛋白质和各类特殊的营养成分。

❈ 畜肉类

猪肉

⊙猪肉是目前中国人餐桌上重要的动物性食品之一。

营养指数

维生素		三大营养素		热量（千卡）	331
维生素 A（微克）	16	蛋白质（克）	14.6	胆固醇（毫克）	69
维生素 B₁（毫克）	0.26	脂肪（克）	30.8	膳食纤维（克）	－
维生素 B₂（毫克）	0.11	碳水化合物（克）	1.1		
维生素 B₆（毫克）	0.37	矿物质			
维生素 B₁₂（微克）	0.3				
维生素 C（毫克）	1	钙（毫克）	11		
维生素 D（微克）	230	铁（毫克）	2.4		
维生素 E（毫克）	0.95	磷（毫克）	130		
生物素（微克）	8	钾（毫克）	162		
维生素 K（微克）	－	钠（毫克）	57.5		
维生素 P（微克）	－	铜（毫克）	0.13		
胡萝卜素（毫克）	－	镁（毫克）	12		
叶酸（微克）	1	锌（毫克）	0.84		
泛酸（毫克）	－	硒（微克）	2.94		
烟酸（毫克）	2.8				

（营养指数中的数值均为每百克食物的含量）

★ 营养价值

猪肉为人类提供优质蛋白质和必需的脂肪酸，血红素铁（有机铁）和促进铁吸收的半胱氨酸，能改善缺铁性贫血。

▲ 食用方法

猪肉长时间炖煮，脂肪会减少 30%~50%，且胆固醇含量会大大降低。

食用猪肉后不宜大量饮茶。

◆ 适宜人群

一般人都可食用。

肥胖和血脂较高者不宜多食。

◎ 食用量

成年人每天 80~100 克，儿童每天约 50 克。

相关记载

新加坡的一项调查显示，女性吸烟者做饭时若经常高温烹炒猪肉，患肺癌的可能性是一般吸烟者的 2.5 倍。

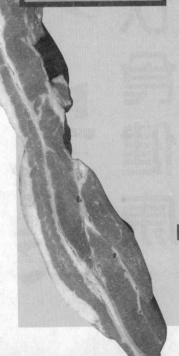

畚肉类 ❧

营养指数

维生素		三大营养素			
维生素 A（微克）	10756	蛋白质（克）	22.7	热量（千卡）	143
维生素 B_1（毫克）	0.22	脂肪（克）	5.7	胆固醇（毫克）	368
维生素 B_2（毫克）	2.41	碳水化合物（克）	0.3	膳食纤维（克）	–
维生素 B_6（毫克）	0.89				
维生素 B_{12}（微克）	52.8	矿物质			
维生素 C（毫克）	30	钙（毫克）	54		
维生素 D（微克）	420	铁（毫克）	7.9		
维生素 E（毫克）	0.3	磷（毫克）	330		
生物素（微克）	28	钾（毫克）	300		
维生素 K（微克）	1	钠（毫克）	88.3		
维生素 P（微克）	–	铜（毫克）	0.65		
胡萝卜素（毫克）	–	镁（毫克）	24		
叶酸（微克）	1000	锌（毫克）	3.86		
泛酸（毫克）	6.4	硒（微克）	19.21		
烟酸（毫克）	13.5				

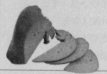

（营养指数中的数值均为每百克食物的含量）

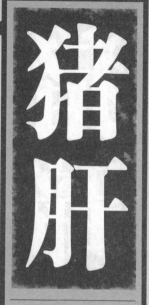

猪肝

⊙猪肝（鸡肝、羊肝等）是猪（鸡、羊等）体内储存养料和解毒的重要器官，是最理想的补血佳品之一。

★ 营养价值

食用猪肝可调节并改善贫血病人造血系统的生理功能。所含维生素 A 可维持正常生长和生殖机能，防止眼睛干涩、疲劳，维持健康的肤色。所含维生素 B_2 能补充辅酶，完成对某些有毒成分的去毒作用。所含维生素 C 和微量元素硒能增强人体的免疫反应，抑制肿瘤细胞产生。

▲ 食用方法

新鲜猪肝应用水冲洗 10 分钟，再浸泡半小时。
治疗贫血配菠菜最好。

◆ 适宜人群

一般人都可食用，贫血、常在电脑前工作的人尤为适合。
高胆固醇血症、肝病、高血压和冠心病患者应少食。

◎ 食用量

每餐 50 克。
不可多食，以免摄入过多胆固醇。

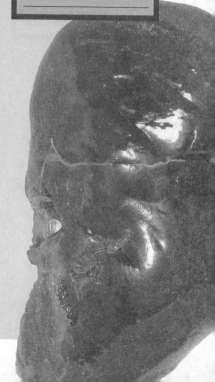

❀ 畜肉类

猪蹄

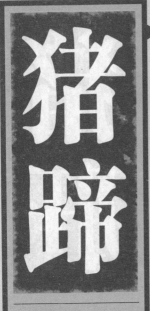

⊙猪蹄（猪皮）富含胶原蛋白质，脂肪含量低于肥肉，不含胆固醇。

营养指数

维生素		三大营养素		热量（千卡）	260
维生素A（微克）	6	蛋白质（克）	23.2	胆固醇（毫克）	–
维生素B₁（毫克）	0.05	脂肪（克）	17.7	膳食纤维（克）	–
维生素B₂（毫克）	0.04	碳水化合物（克）	1.9		
维生素B₆（毫克）	0.02				
维生素B₁₂（微克）	0.4	矿物质			
维生素C（毫克）	–	钙（毫克）	32		
维生素D（微克）	182	铁（毫克）	2.4		
维生素E（毫克）	0.1	磷（毫克）	32		
生物素（微克）	3	钾（毫克）	50		
维生素K（微克）	1	钠（毫克）	110		
维生素P（微克）	–	铜（毫克）	0.09		
胡萝卜素（毫克）	–	镁（毫克）	5		
叶酸（微克）	1	锌（毫克）	0.78		
泛酸（毫克）	0.7	硒（微克）	5.85		
烟酸（毫克）	1.5				

（营养指数中的数值均为每百克食物的含量）

★ 营养价值

　　猪蹄和猪皮中的胶原蛋白质在烹调过程中可转化成明胶，它能结合许多水，从而有效改善机体生理功能和皮肤组织细胞的储水功能，防止皮肤过早褶皱，延缓皮肤衰老。猪蹄对于经常四肢疲乏，腿部抽筋、麻木，消化道出血，失血性休克及缺血性脑病患者有一定辅助疗效。它还有助于青少年生长发育和减缓中老年妇女骨质疏松的速度。

▲ 食用方法

　　作为通乳食疗时应少放盐、不放味精。
　　临睡前不宜吃猪蹄，以免增加血黏度。

◐ 适宜人群

　　一般人都可以吃，为老人、妇女、失血者的食疗佳品。
　　胃肠消化功能较弱者不宜多食；肝胆疾病、动脉硬化及高血压病患者应不食或少食。

◎ 食用量

　　猪蹄每次1只，猪皮每次约50克。

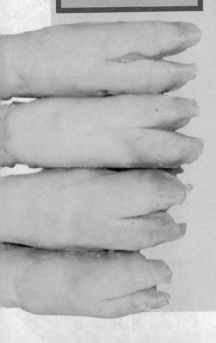

畜肉类 ✿

营养指数

维生素		三大营养素			
维生素 A（微克）	12	蛋白质（克）	12.2	热量（千卡）	55
维生素 B₁（毫克）	0.03	脂肪（克）	0.3	胆固醇（毫克）	116
维生素 B₂（毫克）	0.04	碳水化合物（克）	0.9	膳食纤维（克）	—
维生素 B₆（毫克）	—				
维生素 B₁₂（微克）	—	矿物质			
维生素 C（毫克）	—	钙（毫克）	4		
维生素 D（微克）	386	铁（毫克）	8.7		
维生素 E（毫克）	0.2	磷（毫克）	16		
生物素（微克）	2.3	钾（毫克）	29		
维生素 K（微克）	90	钠（毫克）	56		
维生素 P（微克）	—	铜（毫克）	0.1		
胡萝卜素（毫克）	—	镁（毫克）	5		
叶酸（微克）	—	锌（毫克）	0.28		
泛酸（毫克）	—	硒（微克）	7.94		
烟酸（毫克）	0.3				

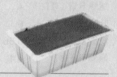

（营养指数中的数值均为每百克食物的含量）

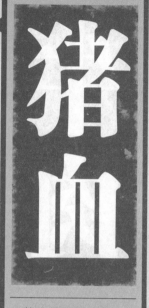

猪血

⊙猪血是最理想的补血佳品之一，人称"液体肉"，在日本和欧美等国家以动物血为原料制成的香肠、点心很受消费者青睐。

★ 营养价值

　　动物血含铁量较高，儿童、孕妇、哺乳期妇女多食，可防治缺铁性贫血，所含微量元素钴对其他贫血病也有一定疗效，而所含凝血酶则有良好的止血作用。它还能清肠通便，净化肠道内的尘埃及金属微粒等有害物质，避免积累性中毒。此外，它还能为人体提供优质蛋白质和多种微量元素，对营养不良、肾脏疾患、心血管疾病和病后的调养都有益处。

▲ 食用方法

　　无论烧、煮，一定要焯透。
　　不宜单独烹饪，葱、姜、辣椒等可祛除其异味。

◐ 适宜人群

　　一般人都能食用。不宜多食，以免增加体内的胆固醇含量。
　　高胆固醇血症、肝病、高血压和冠心病患者应少食。

◎ 食用量

　　每次约 50 克。

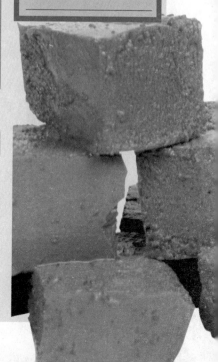

❋ 畜肉类

牛肉

⊙牛肉是中国人的第二大肉类食品，味道鲜美，素有"肉中骄子"的美称。

营养指数

维生素		三大营养素		热量（千卡）	125
维生素 A（微克）	3	蛋白质（克）	17.8	胆固醇（毫克）	122
维生素 B$_1$（毫克）	0.02	脂肪（克）	2	膳食纤维（克）	—
维生素 B$_2$（毫克）	0.24	碳水化合物（克）	0.2		
维生素 B$_6$（毫克）	0.38	矿物质			
维生素 B$_{12}$（微克）	0.8				
维生素 C（毫克）	—	钙（毫克）	6		
维生素 D（微克）	243	铁（毫克）	2.2		
维生素 E（毫克）	0.42	磷（毫克）	150		
生物素（微克）	10.1	钾（毫克）	270		
维生素 K（微克）	7	钠（毫克）	48.6		
维生素 P（微克）	—	铜（毫克）	0.1		
胡萝卜素（毫克）	—	镁（毫克）	17		
叶酸（微克）	6	锌（毫克）	1.77		
泛酸（毫克）	0.66	硒（微克）	6.26		
烟酸（毫克）	4.1				

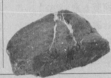

（营养指数中的数值均为每百克食物的含量）

★ 营养价值

牛肉富含蛋白质，氨基酸组成比猪肉更接近人体需要，能提高机体抗病能力，对生长发育及术后、病后调养的人在补充失血、修复组织等方面特别适宜。寒冬食牛肉可暖胃，是该季节的补益佳品。

⚠ 食用方法

不宜常吃，一周一次为宜。
烹饪时放一个山楂、一块橘皮或一点茶叶，牛肉易烂。
清炖牛肉能较好地保存营养成分。

◀ 适宜人群

一般人都可以吃。
老人、幼儿及消化能力弱的人少食，或适当吃些嫩牛肉；患皮肤病、肝病、肾病的人慎食。

◎ 食用量

每餐约 80 克。
过量食用可能会提高结肠癌和前列腺癌的患病概率。

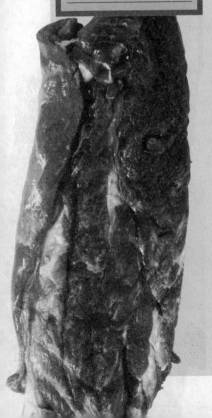

畜肉类 ✿

羊肉

营养指数

维生素		三大营养素			
维生素A（微克）	11	蛋白质（克）	20.5	热量（千卡）	118
维生素B₁（毫克）	0.15	脂肪（克）	3.9	胆固醇（毫克）	60
维生素B₂（毫克）	0.16	碳水化合物（克）	0.2	膳食纤维（克）	–
维生素B₆（毫克）	0.3				
维生素B₁₂（微克）	2	矿物质			
维生素C（毫克）	1	钙（毫克）	9		
维生素D（微克）	320	铁（毫克）	3.9		
维生素E（毫克）	0.31	磷（毫克）	196		
生物素（微克）	12	钾（毫克）	403		
维生素K（微克）	6	钠（毫克）	69.4		
维生素P（微克）	–	铜（毫克）	0.11		
胡萝卜素（毫克）	–	镁（毫克）	17		
叶酸（微克）	1	锌（毫克）	6.06		
泛酸（毫克）	0.72	硒（微克）	7.18		
烟酸（毫克）	5.2				

（营养指数中的数值均为每百克食物的含量）

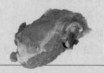

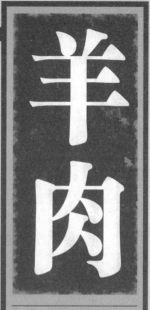

⊙羊肉较牛肉的肉质细嫩，较猪肉和牛肉的脂肪、胆固醇含量少。

★ 营养价值

寒冬常吃羊肉可益气补虚，促进血液循环，增强御寒能力。羊肉还可增加消化酶，保护胃壁，帮助消化。中医认为，羊肉还有补肾壮阳的作用，男士适合经常食用。

▲ 食用方法

煮制时放数个山楂或一些萝卜、绿豆，炒制时放些葱、姜、孜然等作料可去膻味。

吃涮羊肉时务必涮透。

夏秋季节气候燥热，不宜吃羊肉。

◆ 适宜人群

一般人都可以食用，体虚胃寒者尤其适宜。

发热、牙痛、口舌生疮、咳吐黄痰等上火症状者不宜食用；肝病、高血压、急性肠炎或其他感染性疾病及发热期间不宜食用。

◎ 食用量

每餐约50克。

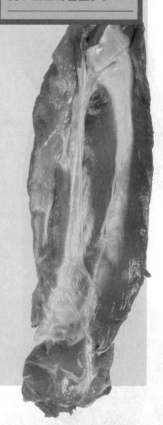

❊ 畜肉类

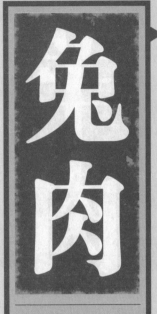

兔肉

⊙兔肉属高蛋白、低脂肪、少胆固醇的肉类，有"荤中之素"的说法。

营养指数

维生素		三大营养素	
维生素 A（微克）	212	蛋白质（克）	19.7
维生素 B₁（毫克）	0.11	脂肪（克）	2.2
维生素 B₂（毫克）	0.1	碳水化合物（克）	0.9
维生素 B₆（毫克）	–	矿物质	
维生素 B₁₂（微克）	2.68		
维生素 C（毫克）	–	钙（毫克）	12
维生素 D（微克）	188	铁（毫克）	2
维生素 E（毫克）	0.42	磷（毫克）	165
生物素（微克）	6	钾（毫克）	284
维生素 K（微克）	–	钠（毫克）	45.1
维生素 P（微克）	–	铜（毫克）	0.12
胡萝卜素（毫克）	–	镁（毫克）	15
叶酸（微克）	–	锌（毫克）	1.3
泛酸（毫克）	–	硒（微克）	10.93
烟酸（毫克）	5.8		

热量（千卡）	102
胆固醇（毫克）	59
膳食纤维（克）	–

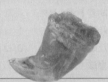

（营养指数中的数值均为每百克食物的含量）

★ 营养价值

兔肉富含大脑和其他器官发育不可缺少的卵磷脂，有健脑益智的功效。经常食用可保护血管壁，阻止血栓形成，并增强体质，健美肌肉。它还能保护皮肤细胞活性、维护皮肤弹性，被称作"美容肉"。中医认为，兔肉性凉，有滋阴凉血、益气润肤、解毒去热的功效。

▲ 食用方法

兔肉性凉，宜在夏季食用。

不能与鸭肉同食，否则易致腹泻。

兔肉和其他食物一起烹调会附和其他食物的滋味，遂有"百味肉"之说。

◆ 适宜人群

一般人都适宜，老人、妇女更适合，也是肥胖者和肝病、心血管病、糖尿病患者的理想肉食。

孕妇及经期女性、有明显阳虚症状的女子不宜食用。

◎ 食用量

每次约80克。

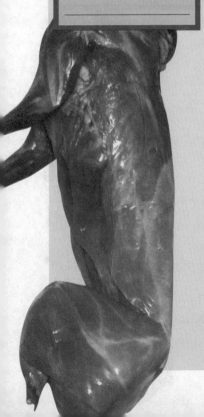

畜肉类 ❀

营养指数

维生素		三大营养素			
维生素 A（微克）	157	蛋白质（克）	16.8	热量（千卡）	116
维生素 B$_1$（毫克）	0.34	脂肪（克）	4.6	胆固醇（毫克）	62.5
维生素 B$_2$（毫克）	0.2	碳水化合物（克）	1.8	膳食纤维（克）	—
维生素 B$_6$（毫克）	—				
维生素 B$_{12}$（微克）	2.21	矿物质			
维生素 C（毫克）	—	钙（毫克）	52		
维生素 D（微克）	206	铁（毫克）	2.9		
维生素 E（毫克）	1.4	磷（毫克）	107		
生物素（微克）	4.3	钾（毫克）	140		
维生素 K（微克）	—	钠（毫克）	47.4		
维生素 P（微克）	—	铜（毫克）	0.14		
胡萝卜素（毫克）	—	镁（毫克）	14		
叶酸（微克）	—	锌（毫克）	3.18		
泛酸（毫克）	—	硒（微克）	14.75		
烟酸（毫克）	3.5				

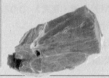

（营养指数中的数值均为每百克食物的含量）

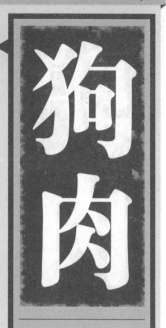

⊙狗肉味道醇厚，芳香四溢，有的地方也叫香肉，与羊肉同为冬令进补的佳品。

★ 营养价值

狗肉所含蛋白质量高质优，对增强机体抗病能力、细胞活力及器官功能有明显作用。食用狗肉可增强体魄，提高消化能力，促进血液循环，改善性功能。狗肉中所含的少量稀有元素对治疗心脑缺血性疾病有一定益处。狗肉还可辅助治疗老年人的虚弱症。

▲ 食用方法

狗肉用白酒、姜片反复揉搓，再用稀释的白酒泡 1~2 小时，清水冲洗后入热油锅微炸再烹调可有效降低其腥味。

狗肉不能与鲤鱼、泥鳅、绿豆、杏仁同食。食用狗肉后宜喝米汤解渴，不宜喝茶。

半生狗肉、疯（狂犬病）狗肉忌食。

◆ 适宜人群

一般人皆可食用。

非虚寒性疾病、心脑血管病、高血压病、中风后遗症患者不宜食用。

◎ 食用量

每次约 50 克。

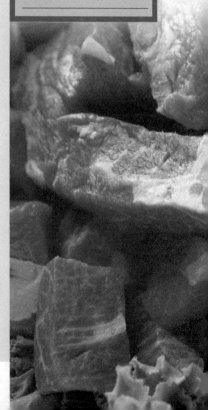

❋ 畜肉类

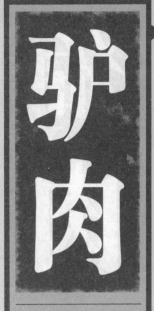

驴肉

⊙驴肉肉质细嫩，远非牛羊肉可比，有补气、补虚之功。

营养指数

维生素		三大营养素	
维生素 A（微克）	72	蛋白质（克）	20.2
维生素 B₁（毫克）	0.03	脂肪（克）	4.8
维生素 B₂（毫克）	0.16	碳水化合物（克）	0.4
维生素 B₆（毫克）	—		
维生素 B₁₂（微克）	1.86	矿物质	
维生素 C（毫克）	—	钙（毫克）	2
维生素 D（微克）	201	铁（毫克）	4.3
维生素 E（毫克）	2.76	磷（毫克）	178
生物素（微克）	2	钾（毫克）	185
维生素 K（微克）	—	钠（毫克）	46.9
维生素 P（微克）	—	铜（毫克）	0.23
胡萝卜素（毫克）	0.07	镁（毫克）	7
叶酸（微克）	—	锌（毫克）	4.26
泛酸（毫克）	—	硒（微克）	6.1
烟酸（毫克）	1.4		

热量（千卡）	124
胆固醇（毫克）	73
膳食纤维（克）	—

（营养指数中的数值均为每百克食物的含量）

★ 营养价值

驴肉是典型的高蛋白、低脂肪食物，所含动物胶、骨胶朊和钙、硫等成分能为体弱、病后调养的人提供良好的营养。驴肉有补气血、益脏腑等功能，对于积年劳损、久病初愈、气血亏虚、短气乏力、食欲不振者是补益食疗佳品。

▲ 食用方法

多作为酱菜、卤菜凉拌食用。
食后不宜立即饮茶。

◀ 适宜人群

一般人都能吃，身体瘦弱者尤宜。
脾胃虚寒、慢性肠炎、腹泻者忌食。

◎ 食用量

每次 50 克。

相关记载

民间有"天上龙肉，地上驴肉"的谚语，以此来形容驴肉之味美。

畜肉类

营养指数

维生素		三大营养素				
维生素A（微克）	172	蛋白质（克）	22	热量（千卡）		108
维生素B₁（毫克）	0.06	脂肪（克）	2.6	胆固醇（毫克）		61
维生素B₂（毫克）	0.04	碳水化合物（克）	0.4	膳食纤维（克）		–
维生素B₆（毫克）	–	矿物质				
维生素B₁₂（微克）	6.2					
维生素C（毫克）	–	钙（毫克）	15			
维生素D（微克）	325	铁（毫克）	6			
维生素E（毫克）	–	磷（毫克）	202			
生物素（微克）	12	钾（毫克）	316			
维生素K（微克）	–	钠（毫克）	50.2			
维生素P（微克）	–	铜（毫克）	–			
胡萝卜素（毫克）	–	镁（毫克）	–			
叶酸（微克）	–	锌（毫克）	2.25			
泛酸（毫克）	5.6	硒（微克）	10			
烟酸（毫克）	7.2					

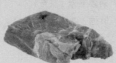

（营养指数中的数值均为每百克食物的含量）

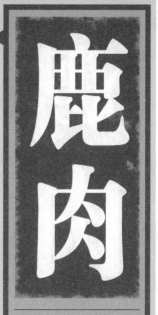

鹿肉

☺鹿肉是高级野味，肉质细嫩，结缔组织少，含有较丰富的蛋白质、脂肪、矿物质、糖和一定量的维生素，且易于被人体消化吸收。

★ 营养价值

鹿肉性温和，有补脾益气、温肾壮阳的功效。对于新婚夫妇和肾气日衰的老人而言，鹿肉是很好的补益食品，对经常手脚冰凉的人也很适宜。鹿肉高蛋白、低脂肪、低胆固醇的特点，对人体的血液循环系统、神经系统有良好的调节作用。

⚠ 食用方法

不宜和野鸡一起食用。
不宜与鱼肉同食，易引起病变。

◀ 适宜人群

一般人都能食用，肾阳虚者更适合。
有外伤、感染发热及阳盛上火者不宜食用。

◎ 食用量

每次50~80克。
多食、久食对胃肠疾病不利。

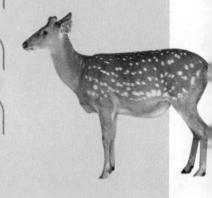

❋ 禽蛋类

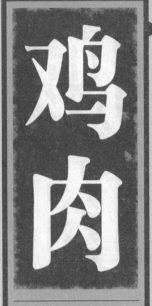

鸡

肉

⊙鸡肉肉质细嫩，滋味鲜美，营养丰富，能滋补养身。

营养指数

维生素		三大营养素			
维生素A（微克）	42	蛋白质（克）	18.5	热量（千卡）	166
维生素B₁（毫克）	0.07	脂肪（克）	9.6	胆固醇（毫克）	187
维生素B₂（毫克）	0.08	碳水化合物（克）	1.4	膳食纤维（克）	—
维生素B₆（毫克）	0.18				
维生素B₁₂（微克）	0.4	矿物质			
维生素C（毫克）	3	钙（毫克）	17		
维生素D（微克）	221	铁（毫克）	0.9		
维生素E（毫克）	0.2	磷（毫克）	160		
生物素（微克）	2	钾（毫克）	340		
维生素K（微克）	53	钠（毫克）	72.4		
维生素P（微克）	—	铜（毫克）	0.08		
胡萝卜素（毫克）	—	镁（毫克）	7		
叶酸（微克）	11	锌（毫克）	1.29		
泛酸（毫克）	1.68	硒（微克）	5.4		
烟酸（毫克）	5				

（营养指数中的数值均为每百克食物的含量）

★ 营养价值

鸡肉蛋白质含量较高，且易被人体吸收利用，有增强体力、强壮身体的作用。所含对人体生长发育有重要作用的磷脂类，是中国人膳食结构中脂肪和磷脂的重要来源之一。鸡肉对营养不良、畏寒怕冷、乏力疲劳、月经不调、贫血等症有很好的食疗作用。

△ 食用方法

鸡肉可热炒、炖汤、凉拌。

鸡肉的营养高于鸡汤。

鸡屁股是淋巴最为集中的地方，也是储存病菌、病毒和致癌物的仓库，应弃掉，不可食用。

◁ 适宜人群

一般人群均可食用，老人、病人、体弱者更宜食用。

动脉硬化、冠心病和高脂血症患者忌饮鸡汤；感冒伴有头痛、乏力、发热的人忌食鸡肉、鸡汤。

◎ 食用量

每餐约100克。

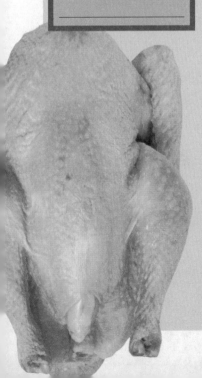

营养指数

维生素		三大营养素			
维生素 A（微克）	154	蛋白质（克）	12.9	热量（千卡）	140
维生素 B$_1$（毫克）	0.16	脂肪（克）	9.1	胆固醇（毫克）	1200
维生素 B$_2$（毫克）	0.17	碳水化合物（克）	1.5	膳食纤维（克）	–
维生素 B$_6$（毫克）	0.07	矿物质			
维生素 B$_{12}$（微克）	0.9				
维生素 C（毫克）	–	钙（毫克）	30		
维生素 D（微克）	3	铁（毫克）	1.2		
维生素 E（毫克）	2.29	磷（毫克）	182		
生物素（微克）	13	钾（毫克）	60		
维生素 K（微克）	12	钠（毫克）	196.4		
维生素 P（微克）	–	铜（毫克）	0.07		
胡萝卜素（毫克）	–	镁（毫克）	11		
叶酸（微克）	36	锌（毫克）	1.01		
泛酸（毫克）	0.1	硒（微克）	14.98		
烟酸（毫克）	–				

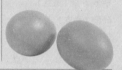

（营养指数中的数值均为每百克食物的含量）

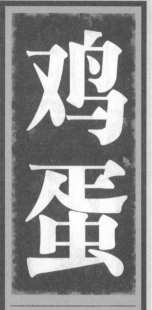

鸡蛋

⊙鸡蛋含有蛋白质、脂肪、卵黄素、卵磷脂、维生素和铁、钙、钾等人体所需要的矿物质，其中蛋白质是自然界最优良的蛋白质。

★ 营养价值

鸡蛋富含 DHA 和卵磷脂，对神经系统和身体发育有利，能健脑益智，改善记忆力，并促进肝细胞再生。鸡蛋中含有较多的维生素 B$_2$ 和多种微量元素，可以分解和氧化人体内的致癌物质，具有防癌作用。鸡蛋蛋白质对肝脏组织损伤有修复作用。

▲ 食用方法

毛蛋、臭蛋、生蛋忌食，打蛋时须提防沾染到蛋壳上的细菌。

婴幼儿、老人、病人吃鸡蛋以煮、卧、蒸、甩为好。

◆ 适宜人群

一般人都适合，尤其适宜婴幼儿、孕产妇、老人、病人。

发热病人，冠心病、肾病患者不宜吃鸡蛋；高胆固醇血症患者不宜吃蛋黄。

◉ 食用量

常人每周 3~4 个。

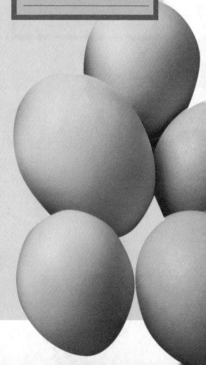

❀ 禽蛋类

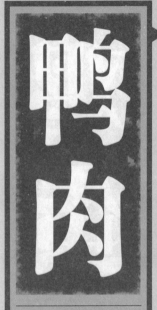

鸭肉

⊙鸭肉是人们常言的"鸡鸭鱼肉"四大荤之一，鸭肉蛋白质含量16%～25%，比畜肉含量高得多，脂肪含量适中且分布较均匀。

营养指数

维生素		三大营养素		热量（千卡）	149
维生素A（微克）	47	蛋白质（克）	17.3	胆固醇（毫克）	89
维生素B₁（毫克）	0.22	脂肪（克）	9	膳食纤维（克）	—
维生素B₂（毫克）	0.34	碳水化合物（克）	0.2		
维生素B₆（毫克）	0.33				
维生素B₁₂（微克）	0.6	矿物质			
维生素C（毫克）	—	钙（毫克）	12		
维生素D（微克）	136	铁（毫克）	2.5		
维生素E（毫克）	0.2	磷（毫克）	84		
生物素（微克）	2	钾（毫克）	100		
维生素K（微克）	8	钠（毫克）	80.7		
维生素P（微克）	—	铜（毫克）	0.21		
胡萝卜素（毫克）	—	镁（毫克）	14		
叶酸（微克）	2	锌（毫克）	0.9		
泛酸（毫克）	1.13	硒（微克）	10		
烟酸（毫克）	2.4				

（营养指数中的数值均为每百克食物的含量）

★ 营养价值

　　鸭肉中的脂肪酸熔点低，易于消化。所含B族维生素和维生素E较其他肉类多，能有效抵抗脚气病、神经炎和多种炎症，还能抗衰老。鸭肉中含有较为丰富的烟酸，它是构成人体内两种重要辅酶的成分之一，对心肌梗死等心脏疾病患者有保护作用。

▲ 食用方法

　　烹调时加入少量盐，肉汤会更鲜美。
　　忌与核桃、甲鱼、木耳和荞麦同食。

◆ 适宜人群

　　体热、上火、虚弱、食少、便秘、水肿、心脏病、癌症患者和放疗、化疗后的病人宜食。
　　胃腹疼痛、腹泻、腰痛及痛经期间及身体虚寒者不食为宜。

◎ 食用量

　　每次约80克。

相关记载

　　据报道，法国西南部的加斯科尼人很少患心脏病，原因可能是他们惯用鸭油、鹅油做菜。

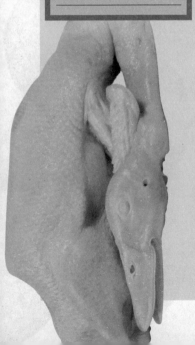

禽蛋类 ❀

营养指数

维生素		三大营养素			
维生素 A（微克）	261	蛋白质（克）	12.6	热量（千卡）	180
维生素 B$_1$（毫克）	0.17	脂肪（克）	13	胆固醇（毫克）	550
维生素 B$_2$（毫克）	0.35	碳水化合物（克）		膳食纤维（克）	－
维生素 B$_6$（毫克）	－				
维生素 B$_{12}$（微克）	－	矿物质	3.1		
维生素 C（毫克）	－	钙（毫克）	62		
维生素 D（微克）	4	铁（毫克）	2.9		
维生素 E（毫克）	4.98	磷（毫克）	226		
生物素（微克）	20	钾（毫克）	60		
维生素 K（微克）	－	钠（毫克）	106		
维生素 P（微克）	－	铜（毫克）	0.11		
胡萝卜素（毫克）	－	镁（毫克）	13		
叶酸（微克）	－	锌（毫克）	1.67		
泛酸（毫克）	－	硒（微克）	15.68		
烟酸（毫克）	0.2				

（营养指数中的数值均为每百克食物的含量）

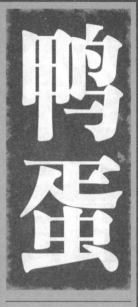

⊙鸭蛋营养丰富，可与鸡蛋媲美，是补充 B 族维生素的理想食品。松花蛋也叫皮蛋，是用石灰等原料腌制后的蛋类食品，因蛋白中常有松针状的结晶或花纹而得名。

★ 营养价值

鸭蛋中的蛋白质含量和鸡蛋相当，而矿物质总量远胜鸡蛋，尤其铁、钙含量极为丰富，能预防贫血，促进骨骼发育。中医认为鸭蛋有大补虚劳、滋阴养血、润肺美肤的功效。

松花蛋较鸭蛋含更多矿物质，脂肪和总热量却稍有下降。它能刺激消化器官，增进食欲，促进营养的消化吸收，中和胃酸、清凉、降压。

▲ 食用方法

食用松花蛋应配以姜末和醋解毒。

不宜与甲鱼、李子同食。

◆ 适宜人群

大众都可食用，阴虚火旺者最宜。

脾阳不足、寒湿下痢者不宜；心血管病、肝肾疾病患者应少食。

◎ 食用量

每天 1 个。

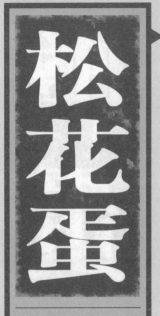

⊙松花蛋又称皮蛋、变蛋、灰包蛋等，口感鲜滑爽口，色香味均有独到之处。制作皮蛋的主要原料有生石灰、纯碱、食盐、红茶、植物灰等。

营养指数

维生素		三大营养素			
维生素A（微克）	215	蛋白质（克）	14.2	热量（千卡）	161
维生素B₁（毫克）	0.06	脂肪（克）	10.7	胆固醇（毫克）	1100
维生素B₂（毫克）	0.18	碳水化合物（克）	4.5	膳食纤维（克）	－
维生素B₆（毫克）	0.01				
维生素B₁₂（微克）	1.1	矿物质			
维生素C（毫克）	－	钙（毫克）	63		
维生素D（微克）	6	铁（毫克）	3.3		
维生素E（毫克）	3.05	磷（毫克）	165		
生物素（微克）	22	钾（毫克）	73		
维生素K（微克）	26	钠（毫克）	542.7		
维生素P（微克）	－	铜（毫克）	0.12		
胡萝卜素（毫克）	－	镁（毫克）	13		
叶酸（微克）	63	锌（毫克）	1.48		
泛酸（毫克）	0.94	硒（微克）	25.24		
烟酸（毫克）	0.1				

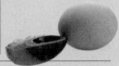

（营养指数中的数值均为每百克食物的含量）

★ 营养价值
松花蛋含有丰富的矿物质，具有刺激消化器官，增进食欲，促进营养的消化吸收，中和胃酸的作用。同时还具有润肺、养阴止血、凉肠止泻的功效。此外，松花蛋还有保护血管、提高智商、保护大脑的功能。

▲ 食用方法
可做凉菜食用。
松花蛋最好蒸煮后食用，不宜存放冰箱。
不宜与甲鱼、李子、红糖同食。

◆ 适宜人群
儿童及脾阳不足、心血管病、肝肾疾病患者少食。

◎ 食用量
每天1个。

◎ 选购妙招
优质的松花蛋蛋整个蛋凝固、不粘壳、清洁而有弹性，呈半透明的棕黄色，有松花样纹理；将蛋纵剖，可见蛋黄呈浅褐或浅黄色，中心较稀。劣质皮蛋有刺鼻恶臭味或有霉味。

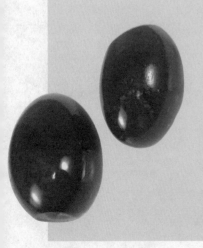

营养指数

维生素		三大营养素			
维生素 A（微克）	133	蛋白质（克）	18.8	热量（千卡）	97
维生素 B$_1$（毫克）	0.04	脂肪（克）	2.4	胆固醇（毫克）	138
维生素 B$_2$（毫克）	0.09	碳水化合物（克）	0.1	膳食纤维（克）	—
维生素 B$_6$（毫克）	0.53	矿物质			
维生素 B$_{12}$（微克）	0.7				
维生素 C（毫克）	—	钙（毫克）	69		
维生素 D（微克）	352	铁（毫克）	1.4		
维生素 E（毫克）	0.44	磷（毫克）	100		
生物素（微克）	5.5	钾（毫克）	204		
维生素 K（微克）	53	钠（毫克）	58.5		
维生素 P（微克）	—	铜（毫克）	0.1		
胡萝卜素（毫克）	—	镁（毫克）	20		
叶酸（微克）	11	锌（毫克）	2.23		
泛酸（毫克）	1.85	硒（微克）	11.67		
烟酸（毫克）	6.3				

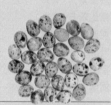

（营养指数中的数值均为每百克食物的含量）

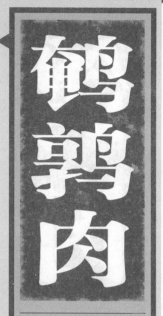

鹌鹑肉

⊙鹌鹑肉是典型的高蛋白、低脂肪、低胆固醇食物，鹌鹑蛋则有"卵中佳品"之称。

★ 营养价值

鹌鹑肉、蛋中富含卵磷脂和脑磷脂，有健脑的作用。常食鹌鹑肉、蛋，可治疗浮肿、糖尿病、贫血、胃病、肝大、肝硬化腹水等多种疾病。法国科学家发现鹌鹑蛋能有效治疗因吃鱼虾后发生的皮肤过敏、风疹块、呕吐以及某些药物性过敏。鹌鹑蛋的营养价值比鸡蛋还高，且更易被吸收利用。因鹌鹑蛋含芦丁、来岂丁等物质，是心血管病患者的理想滋补品。

△ 食用方法

忌与猪肉、猪肝、菌类同食，因为那样易面生黑斑。

◐ 适宜人群

高血压、高血脂、肥胖者宜食鹌鹑肉，而鹌鹑蛋胆固醇含量高则宜少食。对于老幼病弱者，两者皆为滋补佳品。

◉ 食用量

鹌鹑每次半只（80~100 克），鹌鹑蛋每天 3~5 个。

相天记载

鹌鹑可与人参媲美，被誉为"动物人参"。

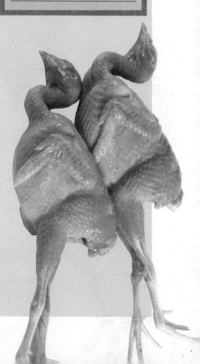

❋ 禽蛋类

鸽肉

⊙鸽子又名白凤。肉味鲜美，营养丰富，著名的中成药——乌鸡白凤丸，就是用乌骨鸡和白凤为原料制成的。

营养指数

维生素		三大营养素			
维生素 A（微克）	53	蛋白质（克）	16.5	热量（千卡）	201
维生素 B₁（毫克）	0.06	脂肪（克）	14.2	胆固醇（毫克）	99
维生素 B₂（毫克）	0.2	碳水化合物（克）	1.7	膳食纤维（克）	—
维生素 B₆（毫克）	0.53				
维生素 B₁₂（微克）	2	矿物质			
维生素 C（毫克）	3	钙（毫克）	30		
维生素 D（微克）	186	铁（毫克）	3.8		
维生素 E（毫克）	0.99	磷（毫克）	136		
生物素（微克）	4	钾（毫克）	334		
维生素 K（微克）	5	钠（毫克）	63.6		
维生素 P（微克）	—	铜（毫克）	0.24		
胡萝卜素（毫克）	—	镁（毫克）	27		
叶酸（微克）	2	锌（毫克）	0.82		
泛酸（毫克）	4.48	硒（微克）	11.08		
烟酸（毫克）	6.9				

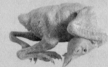

（营养指数中的数值均为每百克食物的含量）

★ 营养价值

鸽肉营养丰富，富含蛋白质，钙、铁、铜等矿物质及维生素 A、B 族维生素、维生素 E 等的含量都比鸡、鱼、牛、羊肉高。鸽肝中含有最佳的胆素，可帮助人体很好地利用胆固醇，防治动脉硬化。鸽肉中还含有丰富的泛酸，对脱发、白发和未老先衰等有很好的疗效。乳鸽的骨内含有丰富的软骨素，常食能增加皮肤弹性，改善血液循环。乳鸽肉含有较多的支链氨基酸和精氨酸，可促进体内蛋白质的合成，加快创伤愈合。

▲ 食用方法

清蒸或煲汤能最大限度地保存鸽肉的营养成分。

◆ 适宜人群

鸽肉和鸽蛋是老年人、孕妇、儿童、体虚、贫血者的理想营养食品。

◎ 食用量

鸽肉每次半只（80~100 克），鸽蛋每天 2 个。

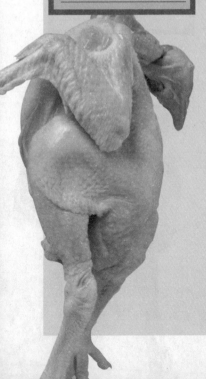

禽蛋类

营养指数

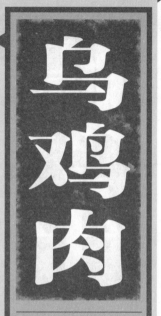

乌鸡肉

维生素		三大营养素	
维生素 A（微克）	42	蛋白质（克）	22.3
维生素 B₁（毫克）	0.02	脂肪（克）	2.3
维生素 B₂（毫克）	0.2	碳水化合物（克）	0.3
维生素 B₆（毫克）	0.33		
维生素 B₁₂（微克）	2.12	矿物质	
维生素 C（毫克）	–	钙（毫克）	17
维生素 D（微克）	250	铁（毫克）	2.3
维生素 E（毫克）	1.77	磷（毫克）	210
生物素（微克）	16	钾（毫克）	323
维生素 K（微克）	–	钠（毫克）	64
维生素 P（微克）	–	铜（毫克）	0.26
胡萝卜素（毫克）	–	镁（毫克）	51
叶酸（微克）	–	锌（毫克）	1.6
泛酸（毫克）	–	硒（微克）	7.73
烟酸（毫克）	7.1		

热量（千卡）	111
胆固醇（毫克）	106
膳食纤维（克）	–

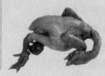

（营养指数中的数值均为每百克食物的含量）

⊙乌鸡亦名乌骨鸡。口感细嫩，营养和食疗作用远胜普通鸡肉，被誉为"名贵食疗珍禽"。

★ 营养价值

乌鸡内含 10 种氨基酸，蛋白质、维生素 B₂、烟酸、维生素 E、磷、铁、钾、钠的含量均高于普通鸡肉，胆固醇和脂肪含量却很少，人称"黑了心的宝贝"。食用乌鸡，可提高生理机能、延缓衰老、强筋健骨，对防治骨质疏松、佝偻病、妇女缺铁性贫血症等有明显功效。

▲ 食用方法

乌鸡连骨（砸碎）熬汤滋补效果最佳，炖煮时宜用砂锅文火慢炖，不宜用高压锅。

不宜与狗肾同食，易引起腹痛、腹泻。

◆ 适宜人群

体虚血亏、肝肾不足、脾胃不健的人宜食。

◎ 食用量

每次约 150 克。

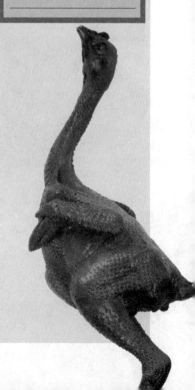

✿ 虫杂类

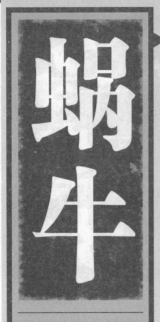

蜗牛

⊙蜗牛也叫水牛儿，与鱼翅、干贝、鲍鱼并列为世界四大名菜之一，是高蛋白、低脂肪、低胆固醇的上等食品。

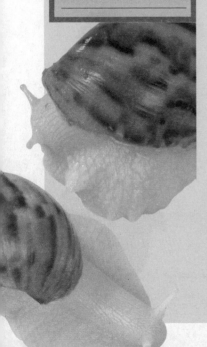

营养指数

维生素		三大营养素	
维生素 A（微克）	22	蛋白质（克）	23
维生素 B₁（毫克）	0.03	脂肪（克）	0.26
维生素 B₂（毫克）	0.04	碳水化合物（克）	0.6
维生素 B₆（毫克）	0.12		
维生素 B₁₂（微克）	0.71	矿物质	
维生素 C（毫克）	—	钙（毫克）	15
维生素 D（微克）	56	铁（毫克）	1.8
维生素 E（毫克）	—	磷（毫克）	114
生物素（微克）	4.8	钾（毫克）	78
维生素 K（微克）	—	钠（毫克）	33
维生素 P（微克）	—	铜（毫克）	0.05
胡萝卜素（毫克）	—	镁（毫克）	9
叶酸（微克）	—	锌（毫克）	1.88
泛酸（毫克）	—	硒（微克）	3.45
烟酸（毫克）	—		

热量（千卡）	135
胆固醇（毫克）	39
膳食纤维（克）	—

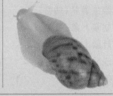

（营养指数中的数值均为每百克食物的含量）

★ 营养价值

　　蜗牛的蛋白质含量高于牛、羊、猪肉，脂肪却大大低于它们，并含有各种矿物质和维生素，是体质虚弱、营养不良以及久病体弱者的食疗优选。所含的酶能化积除滞，谷氨酸和天冬氨酸则能增强人体脑细胞活力。科学家认为多吃蜗牛能对皮肤和毛发产生营养美容作用。

▲ 食用方法

　　死蜗牛忌食。
　　烹制时要熟透。
　　夏秋季及温室蜗牛需排净腹中黏液再食用。
　　勿与螃蟹同食，因为与螃蟹同食易导致荨麻疹。

◀ 适宜人群

　　老少皆宜，胃肠消化力弱、体虚的人最宜。

◎ 食用量

　　每次 30~70 克。

营养指数

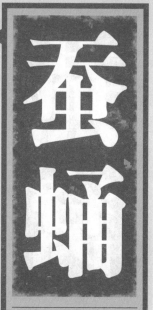

蚕蛹

维生素		三大营养素		热量（千卡）	176
维生素 A（微克）	128	蛋白质（克）	43	胆固醇（毫克）	78
维生素 B₁（毫克）	0.05	脂肪（克）	8.6	膳食纤维（克）	–
维生素 B₂（毫克）	0.02	碳水化合物（克）	0.1		
维生素 B₆（毫克）	0.04				
维生素 B₁₂（微克）	0.12	矿物质			
维生素 C（毫克）	–	钙（毫克）	24		
维生素 D（微克）	140	铁（毫克）	5.6		
维生素 E（毫克）	–	磷（毫克）	263		
生物素（微克）	2	钾（毫克）	362		
维生素 K（微克）	–	钠（毫克）	88.7		
维生素 P（微克）	–	铜（毫克）	0.42		
胡萝卜素（毫克）	–	镁（毫克）	40		
叶酸（微克）	–	锌（毫克）	2.77		
泛酸（毫克）	–	硒（微克）	4.6		
烟酸（毫克）	–				

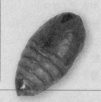

（营养指数中的数值均为每百克食物的含量）

⊙蚕蛹味道鲜美，营养丰富，是宝贵的动物性蛋白质来源，1千克鲜蚕蛹所含蛋白质远高于同等质量的畜、禽肉，鱼类，蛋类。

★ 营养价值

　　蚕蛹含有丰富的蛋白质和多种氨基酸，是体弱、病后、老人及妇女产后的高级营养补品。蚕蛹能产生具有药理学活性的物质，可有效提高人体内白细胞水平，从而提高人体免疫功能，延缓人体机能衰老。蚕蛹油可以降血脂、降胆固醇，对治疗高胆固醇血症和改善肝功能有显著作用。

▲ 食用方法

　　食用前须彻底洗净。
　　不新鲜、变色、有异味的蚕蛹勿食。

◆ 适宜人群

　　老人、体弱及高脂血症患者、肝功能不佳者食用较适合。
　　脚气患者、对鱼虾、蚕蛹过敏的人禁食。

◎ 食用量

　　每次 5~7 个。

相关记载

　　蚕蛹蒸煮入宴已有 1400 多年的历史。

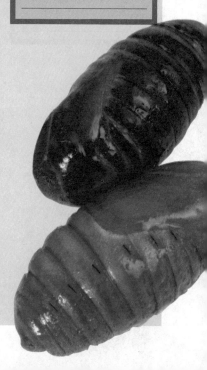

❋ 虫杂类

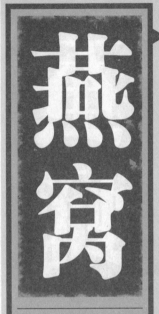

⊙燕窝又称燕菜，有白燕、毛燕、血燕等种类。主要成分是人体必需的多种蛋白质、膳食纤维、矿物质、维生素及独特的表皮生长因子，具有很好的滋补养生作用。

营养指数

维生素		三大营养素				
维生素 A（微克）	－	蛋白质（克）	7.4	热量（千卡）		46
维生素 B₁（毫克）	－	脂肪（克）	1	胆固醇（毫克）		－
维生素 B₂（毫克）	－	碳水化合物（克）	2	膳食纤维（克）		0.2
维生素 B₆（毫克）	－					
维生素 B₁₂（微克）	－	矿物质				
维生素 C（毫克）	－	钙（毫克）	2			
维生素 D（微克）	－	铁（毫克）	－			
维生素 E（毫克）	－	磷（毫克）	110			
生物素（微微克）	－	钾（毫克）	－			
维生素 K（微克）	－	钠（毫克）	46			
维生素 P（微克）	－	铜（毫克）	0.02			
胡萝卜素（毫克）	－	镁（毫克）	6			
叶酸（微克）	－	锌（毫克）	－			
泛酸（毫克）	－	硒（微克）	－			
烟酸（毫克）	－					

（营养指数中的数值均为每百克食物的含量）

★ 营养价值

　　燕窝能促进细胞再生，增强免疫能力，增加身体对放射线损害的抵御能力。燕窝独特的蛋白质成分和大量生物活性分子有助于人体组织生长发育、病后复原，可以养阴、润燥、养颜、延缓衰老，并且清虚热、治虚损，对咯血吐血、久咳痰喘、阴虚发热等导致津液脱失的病症有良好效果。

△ 食用方法

　　文火隔水炖为宜。
　　燕窝性质平和，功效渗透慢，需坚持服用方有神奇效果。

◐ 适宜人群

　　男女皆宜，老人、体质虚弱者、爱美女士更宜。
　　儿童慎食。

◎ 食用量

　　干品每次 10~15 克。

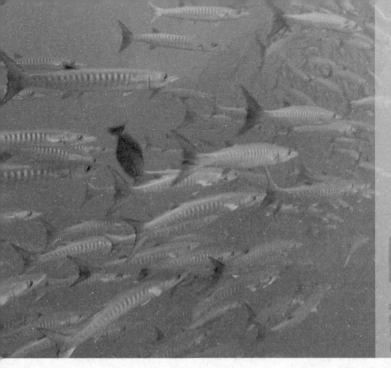

水产品的营养与饮食健康

鱼肉 脂肪含量很少，钙、磷、铁等矿物质含量却较高。鱼肉味道较肉类和普通禽类鲜美，原因在于它所拥有的蛋白质质量更优。

鱼肉脂肪中的高度不饱和脂肪酸是人体必需却又不能在体内合成的脂肪酸，能降低血脂，可防治动脉硬化和冠心病等。

经常食用鱼类和其他水产品，能促进智力发育。

海鱼中的碘、钙、锌和铜含量很高，能促进机体生长发育、进行各项生理活动。甲壳类和软体类水产品中，钙、磷、铁、钾等矿物质含量较高，维生素 A、维生素 B$_2$ 也较丰富。

海藻类食品素有"海洋素菜"的美誉，它们富含碘、铁、锌等多种微量元素，几乎不含脂肪而含大量膳食纤维、褐藻酸等，可防止因食用动物性食品较多而带来的许多疾病，如冠心病等。

❋ **鳞介类**

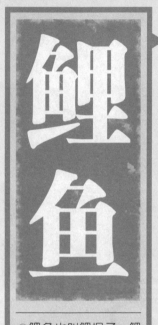

鲤鱼

⊙鲤鱼也叫鲤拐子、鲤子，因鱼鳞上有十字纹理而得名。体态肥壮，肉质细嫩。

营养指数

维生素		三大营养素		热量（千卡）	109
维生素 A（微克）	25	蛋白质（克）	17.7	胆固醇（毫克）	83
维生素 B₁（毫克）	0.03	脂肪（克）	4.1	膳食纤维（克）	—
维生素 B₂（毫克）	0.09	碳水化合物（克）	0.5		
维生素 B₆（毫克）	0.13				
维生素 B₁₂（微克）	10	矿物质			
维生素 C（毫克）	—	钙（毫克）	50		
维生素 D（微克）	14	铁（毫克）	1		
维生素 E（毫克）	1.27	磷（毫克）	204		
生物素（微克）	—	钾（毫克）	334		
维生素 K（微克）	—	钠（毫克）	53.7		
维生素 P（微克）	—	铜（毫克）	0.06		
胡萝卜素（毫克）	—	镁（毫克）	33		
叶酸（微克）	5	锌（毫克）	2.08		
泛酸（毫克）	1.48	硒（微克）	15.4		
烟酸（毫克）	2.7				

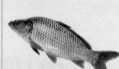

（营养指数中的数值均为每百克食物的含量）

⭐ **营养价值**

　　鲤鱼可辅助治疗各种水肿、腹胀、少尿、黄疸、孕妇胎动不安、乳汁不通等症。

🔺 **食用方法**

　　鲤鱼鱼腹两侧各有一条同细线一样的白筋，去掉可以除腥味。忌与绿豆、芋头、牛羊油、猪肝、狗肉同食。

◀ **适宜人群**

　　一般人均可食用。
　　鲤鱼是发物，有慢性病者不宜食用；身体过于虚弱者少食。

◉ **食用量**

　　每次约 100 克。

相关记载

　　逢年过节餐桌上都少不了鲤鱼，取其"年年有余""鱼跃龙门"之意，增添喜庆气氛。

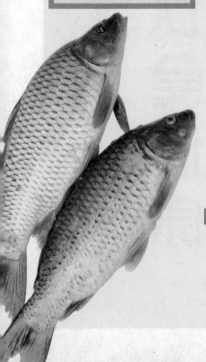

营养指数

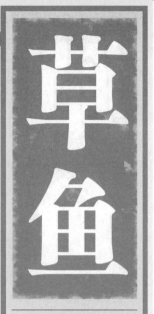

草鱼

维生素		三大营养素			
维生素 A（微克）	11	蛋白质（克）	18.5	热量（千卡）	112
维生素 B₁（毫克）	0.03	脂肪（克）	4.3	胆固醇（毫克）	86
维生素 B₂（毫克）	0.15	碳水化合物（克）	2.5	膳食纤维（克）	–
维生素 B₆（毫克）	–				
维生素 B₁₂（微克）	8	矿物质			
维生素 C（毫克）	–	钙（毫克）	36		
维生素 D（微克）	20	铁（毫克）	0.8		
维生素 E（毫克）	2.03	磷（毫克）	166		
生物素（微克）	–	钾（毫克）	312		
维生素 K（微克）	–	钠（毫克）	46		
维生素 P（微克）	–	铜（毫克）	0.05		
胡萝卜素（毫克）	–	镁（毫克）	31		
叶酸（微克）	–	锌（毫克）	0.87		
泛酸（毫克）	–	硒（微克）	6.66		
烟酸（毫克）	1.95				

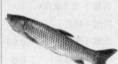

（营养指数中的数值均为每百克食物的含量）

⊙草鱼又称鲩鱼。与青鱼、鳙鱼、鲢鱼并称中国四大淡水鱼。肉质细嫩，骨刺少，适合切花刀制作菊花鱼等造型菜。

★ 营养价值

草鱼富含不饱和脂肪酸和硒元素，前者利于血液循环，是心血管病患者的良好食物；后者可抗衰老、养颜，一定程度上还可防治肿瘤。对于身体瘦弱、食欲不振的人来说，草鱼肉嫩而不腻，可以开胃、滋补。中医认为，草鱼有平肝、祛风、治痹等功效。

▲ 食用方法

烹调时不用放味精。

鱼胆有毒不能吃。

◆ 适宜人群

所有人都适合食用。

◎ 食用量

每次约 100 克。

食用过多易诱发各种疮疥。

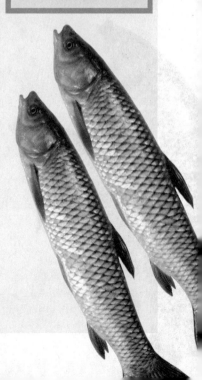

❋ 鳞介类

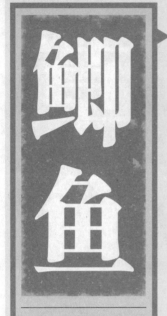

鲫鱼

⊙鲫鱼俗称鲫瓜子。肉味鲜美，肉质细嫩。营养素全面，含糖分多，脂肪少，食之鲜而不腻，略感甜味。

营养指数

维生素		三大营养素		热量（千卡）	91
维生素A（微克）	32	蛋白质（克）	17.4	胆固醇（毫克）	130
维生素B₁（毫克）	0.04	脂肪（克）	1.3	膳食纤维（克）	—
维生素B₂（毫克）	0.07	碳水化合物（克）	2.5		
维生素B₆（毫克）	0.11				
维生素B₁₂（微克）	5.5	矿物质			
维生素C（毫克）	1	钙（毫克）	64		
维生素D（微克）	4	铁（毫克）	1.2		
维生素E（毫克）	0.68	磷（毫克）	193		
生物素（微克）	—	钾（毫克）	290		
维生素K（微克）	—	钠（毫克）	70.8		
维生素P（微克）	—	铜（毫克）	0.08		
胡萝卜素（毫克）	—	镁（毫克）	41		
叶酸（微克）	14	锌（毫克）	2.75		
泛酸（毫克）	0.69	硒（微克）	14.3		
烟酸（毫克）	2.5				

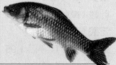

（营养指数中的数值均为每百克食物的含量）

★ 营养价值

鲫鱼所含的蛋白质质优、齐全，易于消化吸收，是肝肾疾病、心脑血管疾病患者的良好蛋白质来源，常食可增强抗病能力，肝炎、肾炎、高血压、心脏病、慢性支气管炎等疾病患者可经常食用。鲫鱼有健脾利湿、和中开胃、活血通络、温中下气之功效，对脾胃虚弱、水肿、溃疡、气管炎、哮喘、糖尿病有很好的滋补食疗作用。产后妇女炖食鲫鱼汤，可补虚通乳。鲫鱼子能补肝养目，鲫鱼脑有健脑益智作用。

▲ 食用方法

宜清蒸或煮汤，煎炸则功效大打折扣。
冬令时节食之最佳。
鲫鱼与豆腐搭配炖汤营养最佳，忌与荠菜、猪肝同食。

◀ 适宜人群

一般人都适合食用。
中老年人、高血脂、高胆固醇者忌食鲫鱼子。

◎ 食用量

每餐约40克。

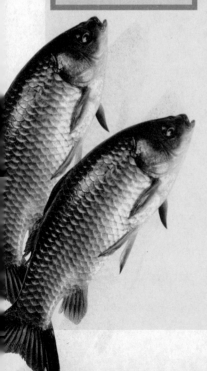

营养指数

维生素		三大营养素	
维生素 A（微克）	34	蛋白质（克）	15.3
维生素 B₁（毫克）	0.04	脂肪（克）	2.2
维生素 B₂（毫克）	11	碳水化合物（克）	4.7
维生素 B₆（毫克）	–		
维生素 B₁₂（微克）	4.3	矿物质	
维生素 C（毫克）	2.65	钙（毫克）	82
维生素 D（微克）	18	铁（毫克）	0.8
维生素 E（毫克）	–	磷（毫克）	180
生物素（微克）	–	钾（毫克）	229
维生素 K（微克）	–	钠（毫克）	60.6
维生素 P（微克）	–	铜（毫克）	0.07
胡萝卜素（毫克）	–	镁（毫克）	26
叶酸（微克）	–	锌（毫克）	0.76
泛酸（毫克）	–	硒（微克）	19.5
烟酸（毫克）	2.8		

热量（千卡）	100
胆固醇（毫克）	112
膳食纤维（克）	–

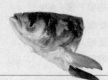

（营养指数中的数值均为每百克食物的含量）

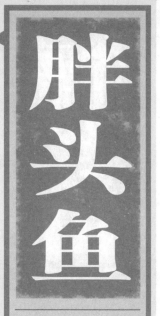

⊙胖头鱼又叫大头鱼，学名鳙鱼。胖头鱼鱼头大而肥，肉质雪白细嫩，是鱼头火锅的首选。

★ 营养价值

　　胖头鱼属高蛋白、低脂肪、低胆固醇鱼类，对心血管系统有保护作用。富含磷脂及改善记忆力的脑垂体后叶素，特别是脑髓含量很高，常食能暖胃、祛眩晕、益智商、助记忆、延缓衰老，还可润泽皮肤。中医认为鳙鱼肉能疏肝解郁、健脾利肺、补虚弱、祛风寒、益筋骨。咳嗽、水肿、肝炎、眩晕、肾炎和身体虚弱者可用于食疗。

⚠ 食用方法

　　鱼胆有毒勿食。

◀ 适宜人群

　　一般人都可以食用。
　　瘙痒性皮肤病以及有内热、荨麻疹、癣病者应忌食。

◎ 食用量

　　每次约 100 克。
　　食用过多易引发疮疥。

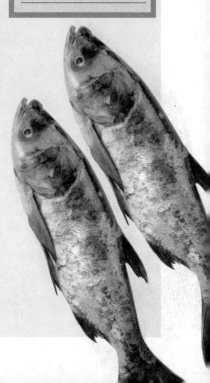

❀ **鳞介类**

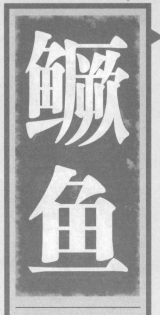

鳜鱼

⊙鳜鱼又叫花鲫鱼。肉质细嫩丰满，肥厚鲜美，内部无胆少刺。

营养指数 //////////////////////////

维生素		三大营养素			
维生素A（微克）	12	蛋白质（克）	19.9	热量（千卡）	117
维生素B₁（毫克）	0.02	脂肪（克）	4.2	胆固醇（毫克）	96
维生素B₂（毫克）	0.07	碳水化合物（克）	0.5	膳食纤维（克）	–
维生素B₆（毫克）	–				
维生素B₁₂（微克）	2.8	矿物质			
维生素C（毫克）	–	钙（毫克）	63		
维生素D（微克）	32	铁（毫克）	1		
维生素E（毫克）	0.87	磷（毫克）	217		
生物素（微克）	–	钾（毫克）	295		
维生素K（微克）	–	钠（毫克）	68.6		
维生素P（微克）	–	铜（毫克）	0.1		
胡萝卜素（毫克）	–	镁（毫克）	32		
叶酸（微克）	–	锌（毫克）	1.07		
泛酸（毫克）	–	硒（微克）	26.5		
烟酸（毫克）	5.9				

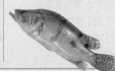

（营养指数中的数值均为每百克食物的含量）

★ 营养价值

鳜鱼富含各种营养成分，肉质细嫩，极易消化，适于儿童、老人及体弱、脾胃消化功能不佳者食用，既可补虚又不必担心消化困难。鳜鱼有补气益脾的滋补功效，也是减肥人士的极佳选择。

▲ 食用方法

春季鳜鱼最为肥美。

◀ 适宜人群

一般人都可以食用，老幼、妇女、脾胃虚弱者尤为适合。哮喘患者不宜食用，常有咯血现象。

◎ 食用量

每次约100克。

相关记载

明代医学家李时珍将鳜鱼誉称为"水豚"，意指其味鲜美如河豚。另有人将其比成天上的龙肉，说明鳜鱼的风味的确不凡。

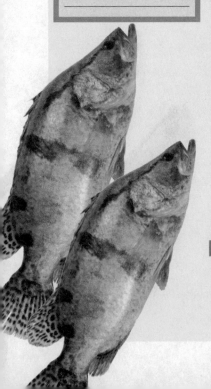

营养指数

维生素		三大营养素		热量（千卡）	100
维生素 A（微克）	19	蛋白质（克）	18.6	胆固醇（毫克）	86
维生素 B$_1$（毫克）	0.03	脂肪（克）	3.4	膳食纤维（克）	—
维生素 B$_2$（毫克）	0.17	碳水化合物（克）	0.4		
维生素 B$_6$（毫克）	—				
维生素 B$_{12}$（微克）	4.6	矿物质			
维生素 C（毫克）	—	钙（毫克）	56		
维生素 D（微克）	30	铁（毫克）	1.2		
维生素 E（毫克）	0.75	磷（毫克）	131		
生物素（微克）	—	钾（毫克）	205		
维生素 K（微克）	—	钠（毫克）	144.1		
维生素 P（微克）	—	铜（毫克）	0.05		
胡萝卜素（毫克）	—	镁（毫克）	37		
叶酸（微克）	—	锌（毫克）	2.83		
泛酸（毫克）	—	硒（微克）	33.1		
烟酸（毫克）	3.1				

（营养指数中的数值均为每百克食物的含量）

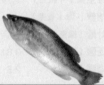

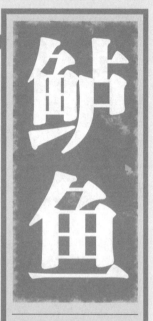

⊙鲈鱼亦名花鲈、寨花、鲈板、四鳃鱼等。与长江鲥鱼、黄河鲤鱼、太湖银鱼并称为"四大名鱼"。

★ 营养价值

　　鲈鱼能补肝肾、健脾胃、化痰止咳，对肝肾不足的人有很好的补益作用，还可以治胎动不安、产后少乳等症。准妈妈和产后妇女吃鲈鱼，既可补身，又不会造成营养过剩而导致肥胖。另外，鲈鱼血中含有较多铜元素，不仅可以维持系统的正常功能，而且还能参与多种物质代谢过程。

▲ 食用方法

　　最宜清蒸、红烧或炖汤。
　　秋末冬初是食鲈鱼的最好时令。
　　不可与牛羊油、奶酪和中药荆芥同食。

◀ 适宜人群

　　适合所有人。

◎ 食用量

　　每次约 100 克。

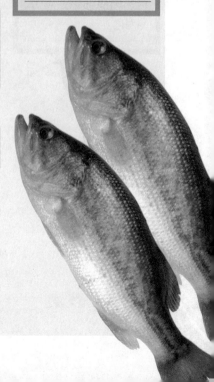

鳞介类

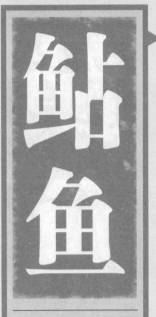

鲇鱼

⊙鲇鱼也叫胡子鲶、塘虱鱼、生仔鱼等。它周身无鳞，体表多黏液，头扁口阔，上下颌有四根胡须。鲇鱼营养丰富，肉质细嫩，刺少、易消化。

营养指数

	维生素		三大营养素			
维生素A（微克）	71	蛋白质（克）	17.3	热量（千卡）	102
维生素B₁（毫克）	0.33	脂肪（克）	3.7	胆固醇（毫克）	73
维生素B₂（毫克）	0.1	碳水化合物（克）	0.5	膳食纤维（克）	－
维生素B₆（毫克）	0.16				
维生素B₁₂（微克）	2.3	矿物质			
维生素C（毫克）	－	钙（毫克）	42		
维生素D（微克）	4	铁（毫克）	2.1		
维生素E（毫克）	6.3	磷（毫克）	195		
生物素（微克）	－	钾（毫克）	351		
维生素K（微克）	－	钠（毫克）	49.6		
维生素P（微克）	－	铜（毫克）	0.09		
胡萝卜素（毫克）	－	镁（毫克）	22		
叶酸（微克）	10	锌（毫克）	0.53		
泛酸（毫克）	0.81	硒（微克）	27.5		
烟酸（毫克）	2.5				

（营养指数中的数值均为每百克食物的含量）

★ 营养价值

鲇鱼所含蛋白质和脂肪较多，是体弱虚损、营养不良者较好的食用鱼类。同时，鲇鱼也是催乳佳品，可滋阴养血、补中气、开胃、利尿，是妇女产后食疗滋补的首选食物。

▲ 食用方法

药膳以炖煮最宜。
宰杀后入沸水中烫一下，再用清水洗去表面黏液。
忌与牛羊油和牛肝、鹿肉和中药荆芥同食。
仲春和仲夏之间为最佳食用季节。

◆ 适宜人群

适合一般人食用，老、幼、产后妇女及消化功能不佳的人最为适用。
鲇鱼为发物，痼疾、疮疡患者慎食。

◎ 食用量

每次150~200克。

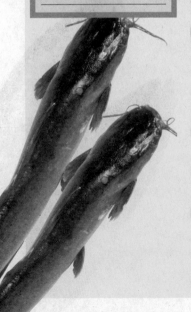

营养指数

维生素		三大营养素			
维生素A（微克）	29	蛋白质（克）	17.7	热量（千卡）	127
维生素B₁（毫克）	0.02	脂肪（克）	4.9	胆固醇（毫克）	76
维生素B₂（毫克）	0.06	碳水化合物（克）	3.1	膳食纤维（克）	－
维生素B₆（毫克）	0.2				
维生素B₁₂（微克）	0.9	矿物质			
维生素C（毫克）	1	钙（毫克）	28		
维生素D（微克）	14	铁（毫克）	1.2		
维生素E（毫克）	0.82	磷（毫克）	191		
生物素（微克）	－	钾（毫克）	280		
维生素K（微克）	－	钠（毫克）	150.1		
维生素P（微克）	－	铜（毫克）	0.08		
胡萝卜素（毫克）	－	镁（毫克）	43		
叶酸（微克）	2	锌（毫克）	0.7		
泛酸（毫克）	0.56	硒（微克）	36.6		
烟酸（毫克）	2.8				

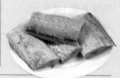

（营养指数中的数值均为每百克食物的含量）

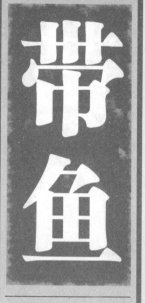

⊙带鱼也叫刀鱼、裙带鱼、白带鱼。因身体扁长似带而得名，以舟山所产为最佳。带鱼肉肥刺少，味道鲜美，营养丰富，鲜食、腌制、冷冻均可。

★ 营养价值

　　带鱼脂肪含量高于一般鱼类，且多为不饱和脂肪酸，有降低胆固醇的作用。所含丰富的镁元素，对心血管系统有很好的保护作用，有利于预防高血压、心肌梗死等心血管疾病。带鱼鳞和银白色油脂层中含有抗癌成分6－硫代鸟嘌呤，对急性白血病、胃癌、淋巴肿瘤及绒毛上皮癌有一定疗效。经常食用带鱼，可补益五脏、养肝补血、泽肤养发。

▲ 食用方法

　　带鱼腥气较重，宜红烧、糖醋。
　　忌用牛油、羊油煎炸。

◆ 适宜人群

　　一般人都可食用。
　　疥疮、湿疹等皮肤病或皮肤过敏者慎食。

◎ 食用量

　　每次约100克。

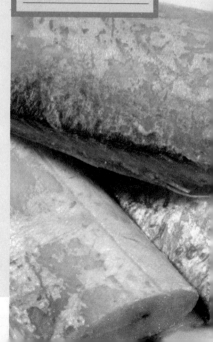

❋ 鳞介类

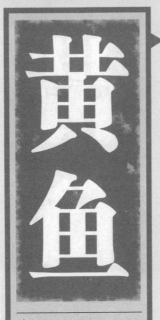

黄鱼

⊙黄鱼又名黄花鱼，有大小黄鱼之分。大黄鱼也称大鲜、大黄花、桂花黄鱼；小黄鱼也称小鲜、小黄花、小黄瓜鱼。二者和带鱼一起被称为中国三大海产鱼。

营养指数

维生素		三大营养素		热量（千卡）	96
维生素 A（微克）	10	蛋白质（克）	7.7	胆固醇（毫克）	86
维生素 B₁（毫克）	0.03	脂肪（克）	2.5	膳食纤维（克）	–
维生素 B₂（毫克）	0.1	碳水化合物（克）	0.8		
维生素 B₆（毫克）	0.18				
维生素 B₁₂（微克）	2.5	矿物质			
维生素 C（毫克）	–	钙（毫克）	53		
维生素 D（微克）	62	铁（毫克）	0.7		
维生素 E（毫克）	1.13	磷（毫克）	174		
生物素（微克）	–	钾（毫克）	260		
维生素 K（微克）	–	钠（毫克）	120.3		
维生素 P（微克）	–	铜（毫克）	0.04		
胡萝卜素（毫克）	–	镁（毫克）	39		
叶酸（微克）	6	锌（毫克）	0.58		
泛酸（毫克）	0.18	硒（微克）	42.6		
烟酸（毫克）	1.9				

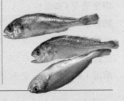

（营养指数中的数值均为每百克食物的含量）

★ 营养价值

含丰富蛋白质、微量元素和维生素，宜于体质虚弱者和中老年人食用。富含微量元素硒，能清除人体代谢产生的自由基，延缓衰老，防治各种癌症。中医认为，黄鱼有健脾开胃、安神止痢、益气填精之功效，对贫血、失眠、头晕、食欲不振及妇女产后体虚有良好疗效。

▲ 食用方法

不可用牛油、羊油煎炸。
不能与中药荆芥同食。

◆ 适宜人群

一般人均宜于食用，贫血、头晕及体虚者更加适合。
由于黄鱼是发物，哮喘患者和过敏体质的人应慎食。

◎ 食用量

每次 80~100 克。

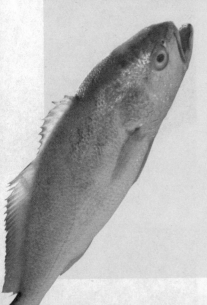

鳞介类

营养指数

维生素		三大营养素			
维生素A（微克）	24	蛋白质（克）	18.5	热量（千卡）	142
维生素B₁（毫克）	0.04	脂肪（克）	7.8	胆固醇（毫克）	77
维生素B₂（毫克）	0.07	碳水化合物（克）	0.5	膳食纤维（克）	—
维生素B₆（毫克）	0.3				
维生素B₁₂（微克）	1.4	矿物质			
维生素C（毫克）	1	钙（毫克）	46		
维生素D（微克）	30	铁（毫克）	1.1		
维生素E（毫克）	1.26	磷（毫克）	155		
生物素（微克）	—	钾（毫克）	328		
维生素K（微克）	—	钠（毫克）	62.5		
维生素P（微克）	—	铜（毫克）	0.14		
胡萝卜素（毫克）	—	镁（毫克）	39		
叶酸（微克）	7	锌（毫克）	0.8		
泛酸（毫克）	1.37	硒（微克）	27.2		
烟酸（毫克）	2.1				

（营养指数中的数值均为每百克食物的含量）

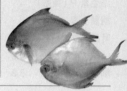

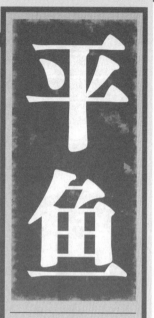

平鱼

⊙平鱼又叫银鲳、镜鱼，学名鲳鱼。富含高蛋白、不饱和脂肪酸和多种微量元素，因刺少肉嫩而深受人们喜爱。

★ 营养价值

平鱼含有丰富的不饱和脂肪酸，能降低胆固醇，是适宜高血脂、高胆固醇者食用的鱼类食品。还含有丰富的微量元素硒和镁，对冠状动脉硬化等心血管疾病有预防作用，常食能延缓机体衰老，预防癌症发生。

⚠ 食用方法

忌用动物油炸制。
不要和羊肉同食。

◻ 适宜人群

老少皆宜。
平鱼属于发物，有慢性疾病和过敏性皮肤病的人不宜食用。

◎ 食用量

每次 80~100 克。

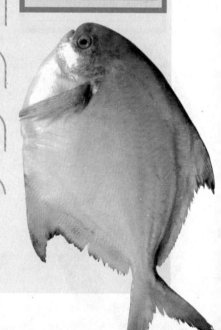

❋ 鳞介类

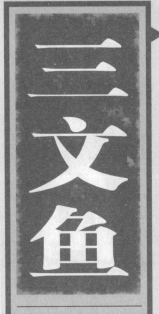

三文鱼

⊙三文鱼是英文 Salmon 的音译，学名鲑鱼，也叫大马哈鱼，或大麻哈鱼，是世界名贵鱼类之一。它鳞小刺少，肉色橙红，肉质细嫩，营养丰富，由它制成的鱼肝油更是营养佳品。

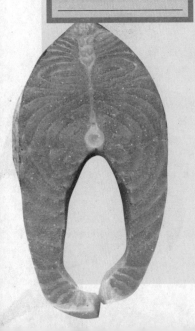

营养指数

维生素		三大营养素			
维生素 A（微克）	63	蛋白质（克）	22.3	热量（千卡）	133
维生素 B₁（毫克）	0.11	脂肪（克）	4.1	胆固醇（毫克）	54
维生素 B₂（毫克）	0.14	碳水化合物（克）	0.1	膳食纤维（克）	–
维生素 B₆（毫克）	0.52				
维生素 B₁₂（微克）	7.6	矿物质			
维生素 C（毫克）	1	钙（毫克）	15		
维生素 D（微克）	10	铁（毫克）	0.4		
维生素 E（毫克）	2.3	磷（毫克）	260		
生物素（微克）	–	钾（毫克）	390		
维生素 K（微克）	–	钠（毫克）	53		
维生素 P（微克）	–	铜（毫克）	0.03		
胡萝卜素（毫克）	–	镁（毫克）	36		
叶酸（微克）	21	锌（毫克）	1.8		
泛酸（毫克）	0.97	硒（微克）	17.2		
烟酸（毫克）	8.8				

（营养指数中的数值均为每百克食物的含量）

★ 营养价值

三文鱼肉富含不饱和脂肪酸，能有效降低血脂和血胆固醇，防治心血管疾病。所含的 Ω−3 脂肪酸更是脑部、视网膜及神经系统生长所必不可少的物质，可增强脑功能、防治老年痴呆并预防视力减退。由它为主要成分制成的鱼肝油能有效地预防诸如糖尿病等慢性疾病的发生、发展，具有很高的营养价值，享有"水中珍品"的美誉。

▲ 食用方法

不可烧得过烂，清洁无污染的三文鱼只需八成熟就能在保存鲜嫩的基础上去除腥味。生食一定要选新鲜无污染的。

◆ 适宜人群

老少皆宜，心血管疾病患者和脑力劳动者尤其适宜。

◎ 食用量

熟食每次 60~80 克，生食每次约 30 克。

鳞介类 ❀

营养指数

维生素		三大营养素		热量（千卡）	126
维生素 A（微克）	890	蛋白质（克）	18	胆固醇（毫克）	–
维生素 B₁（毫克）	0.06	脂肪（克）	1.4	膳食纤维（克）	89
维生素 B₂（毫克）	0.98	碳水化合物（克）	1.2		
维生素 B₆（毫克）	0.1				
维生素 B₁₂（微克）	2.3	**矿物质**			
维生素 C（毫克）	2	钙（毫克）	42		
维生素 D（微克）	21	铁（毫克）	2.5		
维生素 E（毫克）	1.34	磷（毫克）	206		
生物素（微克）	–	钾（毫克）	263		
维生素 K（微克）	–	钠（毫克）	70.2		
维生素 P（微克）	–	铜（毫克）	0.05		
胡萝卜素（毫克）	–	镁（毫克）	18		
叶酸（微克）	9	锌（毫克）	1.97		
泛酸（毫克）	0.86	硒（微克）	34.6		
烟酸（毫克）	3.7				

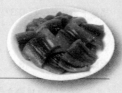

（营养指数中的数值均为每百克食物的含量）

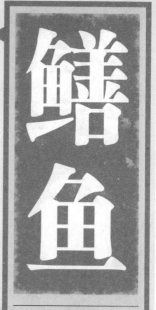

鳝鱼

⊙鳝鱼也叫黄鳝、长鱼、海蛇等，味鲜肉美，刺少肉厚。

★ 营养价值

鳝鱼富含 DHA 和卵磷脂，它是构成人体各器官组织细胞膜的主要成分，而且是脑细胞不可缺少的营养。鳝鱼特含能降低血糖和调节血糖的"鳝鱼素"，且所含脂肪极少，是糖尿病患者的理想食品。鳝鱼肉中维生素 A 的含量高得惊人，能增进视力，促进皮膜的新陈代谢。常吃鳝鱼有很强的补益功能，对身体虚弱、病后以及产后之人更为明显。鳝鱼血可以治疗口眼歪斜。

▲ 食用方法

宜现杀现烹。

◐ 适宜人群

适合一般人食用。

◎ 食用量

每次约 50 克，过量可能复发痼疾。

▶ 相关记载

旧时把走江湖的人通称为卖大力丸的，其实古医书《本经逢原》上还真有"大力丸"的配方，其中一味主药就是鳝鱼。

小暑前后 1 个月的夏鳝鱼最为滋补味美。

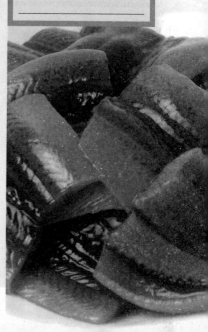

❋ 鳞介类

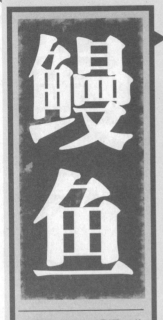

⊙鳗鱼统称为鳗鲡，分为河鳗和海鳗，为名贵食用鱼类，滋补价值高。鳗鲡体内的脂肪和碳水化合物含量丰富，在所有鱼类中独占鳌头。

营养指数

维生素		三大营养素			
维生素A（微克）	31	蛋白质（克）	18.6	热量（千卡）	181
维生素B₁（毫克）	0.02	脂肪（克）	10.8	胆固醇（毫克）	177
维生素B₂（毫克）	0.02	碳水化合物（克）	2.3	膳食纤维（克）	－
维生素B₆（毫克）	－				
维生素B₁₂（微克）	1.3	矿物质			
维生素C（毫克）	－	钙（毫克）	4.2		
维生素D（微克）	10	铁（毫克）	1.5		
维生素E（毫克）	3.6	磷（毫克）	248		
生物素（微克）	－	钾（毫克）	207		
维生素K（微克）	－	钠（毫克）	58.8		
维生素P（微克）	－	铜（毫克）	0.18		
胡萝卜素（毫克）	0.32	镁（毫克）	34		
叶酸（微克）	－	锌（毫克）	1.15		
泛酸（毫克）	－	硒（微克）	33.66		
烟酸（毫克）	3.8				

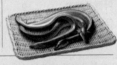

（营养指数中的数值均为每百克食物的含量）

★ 营养价值

鳗鱼富含多种营养成分，具有补虚养血、祛湿、抗痨等功效，是久病、虚弱、贫血及肺结核等患者的良好营养品。

鳗鱼体内含有一种很稀有蛋白，具有很好的强精壮肾的功效，是年轻夫妇、中老年人的保健食品。

鳗鱼是富含钙质的水产品，经常食用，能补充钙质，使身体强壮。

鳗鱼的肝脏含有丰富的维生素A，是夜盲症患者的优良食物。

▲ 食用方法

鳗鱼为发物，患有慢性疾病和有水产品过敏史的人应忌食。

◐ 适宜人群

一般成年人均可食用。

特别适合于年老、体弱者及年轻夫妇食用。

◎ 食用量

每次30~50克。

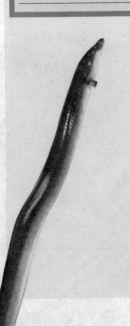

营养指数

维生素		三大营养素		热量（千卡）	93
维生素 A（微克）	15	蛋白质（克）	18.6	胆固醇（毫克）	193
维生素 B₁（毫克）	0.01	脂肪（克）	0.8	膳食纤维（克）	—
维生素 B₂（毫克）	0.07	碳水化合物（克）	2.8		
维生素 B₆（毫克）	0.12	矿物质			
维生素 B₁₂（微克）	1.9				
维生素 C（毫克）	—	钙（毫克）	62		
维生素 D（微克）	123	铁（毫克）	1.5		
维生素 E（毫克）	0.62	磷（毫克）	228		
生物素（微克）	—	钾（毫克）	215		
维生素 K（微克）	—	钠（毫克）	165.2		
维生素 P（微克）	—	铜（毫克）	0.44		
胡萝卜素（毫克）	—	镁（毫克）	46		
叶酸（微克）	23	锌（毫克）	2.38		
泛酸（毫克）	3.8	硒（微克）	33.72		
烟酸（毫克）	1.7				

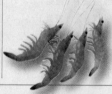

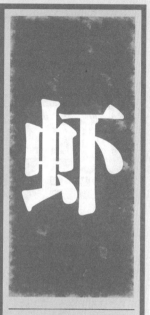

（营养指数中的数值均为每百克食物的含量）

⊙虾分为淡水虾和海水虾，常见的青虾、草虾、小龙虾为淡水虾，对虾、基围虾、琵琶虾、龙虾则是海水虾。虾肉肥嫩鲜美，不腥无刺，是滋补壮阳之妙品。

★ 营养价值

虾肉所含蛋白质是鱼、蛋、奶的数倍至数十倍，另含丰富的钾、碘、镁、磷等矿物质及维生素 A、氨茶碱等，且肉质松软、易消化，对身体虚弱以及病后需要调养的人极好。经常食用虾肉，能保护心血管系统，预防高血压及心肌梗死。虾可通乳，且富含磷、钙，小儿、孕妇尤宜食用。

▲ 食用方法

腐败变质虾忌食。
虾线含沙，应挑去。

◀ 适宜人群

老少皆宜。
染有宿疾者、上火之时不宜食用；患过敏性鼻炎、支气管炎、反复发作性过敏性皮炎的老年人不宜吃虾。

◎ 食用量

每次 30~50 克。

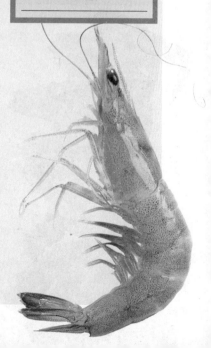

❋ 鳞介类

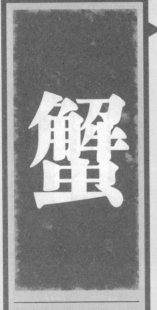

蟹

⊙蟹分为海蟹和河蟹，乃食中珍味，素有"一盘蟹，顶桌菜"的民谣。它不但味美，且营养丰富，是一种高蛋白的补品。

营养指数 //////////////////////////////////

维生素		三大营养素			
维生素 A（微克）	30	蛋白质（克）	13.8	热量（千卡）	95
维生素 B$_1$（毫克）	0.01	脂肪（克）	2.3	胆固醇（毫克）	125
维生素 B$_2$（毫克）	0.1	碳水化合物（克）	4.7	膳食纤维（克）	–
维生素 B$_6$（毫克）	0.18				
维生素 B$_{12}$（微克）	4.7	矿物质			
维生素 C（毫克）	–	钙（毫克）	208		
维生素 D（微克）	95	铁（毫克）	1.6		
维生素 E（毫克）	2.99	磷（毫克）	142		
生物素（微克）	–	钾（毫克）	232		
维生素 K（微克）	–	钠（毫克）	260		
维生素 P（微克）	–	铜（毫克）	1.67		
胡萝卜素（毫克）	–	镁（毫克）	47		
叶酸（微克）	22	锌（毫克）	3.32		
泛酸（毫克）	0.78	硒（微克）	82.65		
烟酸（毫克）	2.5				

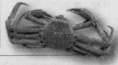

（营养指数中的数值均为每百克食物的含量）

★ 营养价值

螃蟹富含蛋白质、微量元素，能较好地滋补身体。研究表明，螃蟹具有抗结核作用，对结核病患者的康复大有裨益。中医认为螃蟹有清热解毒、补骨添髓、养筋活血、利肢节、滋肝阴、充胃液之功效，对于瘀血、黄疸、腰腿酸痛和风湿性关节炎等有一定的食疗效果。

▲ 食用方法

吃蟹时和吃蟹后1小时内忌饮茶水。

◆ 适宜人群

一般人均可食用。

伤风、发热、胃痛、腹泻、消化道溃疡、胆囊炎、胆结石症患者不宜食蟹；脾胃虚寒者少食；冠心病、高血压、动脉硬化、高脂血症患者应少吃或不吃蟹黄。

蟹肉有活血祛瘀之功，对孕妇不利，蟹爪有明显的堕胎作用。

◎ 食用量

每次约80克。

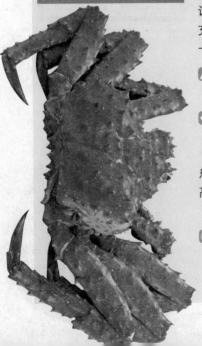

鳞介类

营养指数

维生素		三大营养素		热量（千卡）	45
维生素A（微克）	23	蛋白质（克）	7.7	胆固醇（毫克）	63
维生素B₁（毫克）	0.01	脂肪（克）	0.6	膳食纤维（克）	–
维生素B₂（毫克）	0.13	碳水化合物（克）	2.2		
维生素B₆（毫克）	0.08	**矿物质**			
维生素B₁₂（微克）	28.4				
维生素C（毫克）	1	钙（毫克）	59		
维生素D（微克）	84	铁（毫克）	6.1		
维生素E（毫克）	0.5	磷（毫克）	126		
生物素（微克）	–	钾（毫克）	235		
维生素K（微克）	–	钠（毫克）	309		
维生素P（微克）	–	铜（毫克）	0.2		
胡萝卜素（毫克）	–	镁（毫克）	82		
叶酸（微克）	20	锌（毫克）	1.19		
泛酸（毫克）	0.37	硒（微克）	77.1		
烟酸（毫克）	1.9				

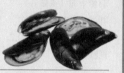

（营养指数中的数值均为每百克食物的含量）

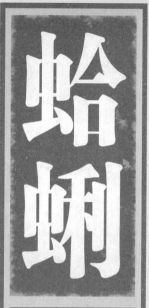

蛤蜊

⊙蛤蜊有花蛤、文蛤、西施舌等诸多品种。和许多贝类一样，蛤蜊有高蛋白、高微量元素、高铁、高钙、少脂肪的特点。

★ 营养价值

贝类动物中含有能降低血清胆固醇的 δ – 7 – 胆固醇和 24 – 亚甲基胆固醇，兼有抑制胆固醇在肝脏中合成和加速排泄胆固醇的作用。食用贝类食物还能解除某些烦恼症状。中医学认为蛤蜊肉有滋阴明目、软坚、化痰的功效。

▲ 食用方法

烹制时勿加味精，也不宜多放盐，以免鲜味反失。
未熟透的贝类勿食，以免传染上肝炎等疾病。
泥肠不宜食用。

◆ 适宜人群

常人均可食用。
高血脂体质的人以及患有甲状腺肿大、支气管炎、胃病等疾病的人尤为适合。
有宿疾者应慎食，脾胃虚寒者不宜多吃。

◎ 食用量

每次约50克。

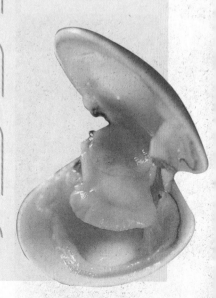

❋ 鳞介类

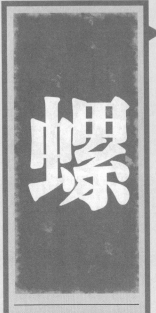

螺

⊙螺分为田螺和海螺。螺肉丰腴细腻，味道鲜美，素有"盘中明珠"的美誉。它富含蛋白质、维生素和人体必需的氨基酸和微量元素，是典型的高蛋白、低脂肪、高钙质的天然动物性保健食品。

营养指数

维生素		三大营养素		热量（千卡）	60
维生素A（微克）	3	蛋白质（克）	11	胆固醇（毫克）	154
维生素B₁（毫克）	0.02	脂肪（克）	0.2	膳食纤维（克）	—
维生素B₂（毫克）	0.19	碳水化合物（克）	3.6		
维生素B₆（毫克）	0.03				
维生素B₁₂（微克）	2.1	矿物质			
维生素C（毫克）	—	钙（毫克）	55		
维生素D（微克）	23	铁（毫克）	19.7		
维生素E（毫克）	0.75	磷（毫克）	93		
生物素（微克）	—	钾（毫克）	98		
维生素K（微克）	—	钠（毫克）	26		
维生素P（微克）	—	铜（毫克）	0.8		
胡萝卜素（毫克）	—	镁（毫克）	77		
叶酸（微克）	8	锌（毫克）	2.71		
泛酸（毫克）	0.2	硒（微克）	16.73		
烟酸（毫克）	2.2				

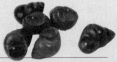

（营养指数中的数值均为每百克食物的含量）

★ 营养价值

　　螺肉含有丰富的维生素A、蛋白质、铁和钙，对目赤、黄疸、脚气、痔疮等疾病有食疗作用。螺类所含热量较低，是减肥者的理想食品。食用田螺对狐臭有显著疗效。

▲ 食用方法

　　食用螺类应烧煮10分钟以上，以防止病菌和寄生虫感染。
　　海螺脑神经分泌的物质会引起食物中毒，食用前需去掉头部。
　　螺肉不宜与冬瓜、香瓜、木耳及糖类同食；也不宜与中药蛤蚧、西药土霉素同服。

◆ 适宜人群

　　一般人都能食用。
　　消化功能弱者、老人、儿童应少食；有过敏史者、疮疡患者、胃寒者忌食。

◎ 食用量

　　田螺每次8个，海螺每次3个。

营养指数

维生素		三大营养素		热量（千卡）	84
维生素 A（微克）	24	蛋白质（克）	12.6	胆固醇（毫克）	242
维生素 B₁（毫克）	0.01	脂肪（克）	0.8	膳食纤维（克）	－
维生素 B₂（毫克）	0.16	碳水化合物（克）	6.6		
维生素 B₆（毫克）	0.02				
维生素 B₁₂（微克）	0.4	矿物质			
维生素 C（毫克）	1	钙（毫克）	266		
维生素 D（微克）	24	铁（毫克）	22.6		
维生素 E（毫克）	2.2	磷（毫克）	77		
生物素（微克）	－	钾（毫克）	136		
维生素 K（微克）	23	钠（毫克）	2011.7		
维生素 P（微克）	－	铜（毫克）	0.72		
胡萝卜素（毫克）	0.03	镁（毫克）	59		
叶酸（微克）	22	锌（毫克）	1.75		
泛酸（毫克）	1	硒（微克）	21.38		
烟酸（毫克）	0.2				

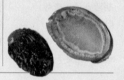

（营养指数中的数值均为每百克食物的含量）

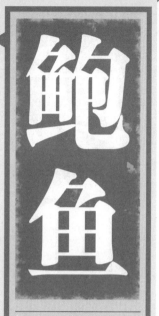

鲍鱼

⊙鲍鱼肉质细嫩，滋味鲜美，自古便被视为"海味珍品之冠"。

★ 营养价值

　　鲍鱼具滋阴补养之功效，食后无牙痛、流鼻血等副作用。鲍鱼内含"鲍素"，可破坏癌细胞必需的代谢物质。中医认为鲍鱼能养阴、平肝、固肾，可调整血压，调经，辅助治疗大便秘结。

▲ 食用方法

　　未熟者勿食。

◆ 适宜人群

　　一般人都可食用，夜尿频、气虚哮喘、血压不稳、精神难以集中者宜多食。

　　痛风、尿酸高者只宜少量喝汤；感冒、发烧、阴虚喉痛者不宜食用。

◎ 食用量

　　每次 1 个。

相关记载

　　鲍鱼因谐音"包余"，寓意"包内有用之不尽的余钱"，所以不但是馈赠亲友的吉利礼品，而且是筵席上必备的"吉利菜"之一。

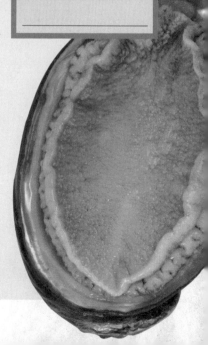

❊ 鳞介类

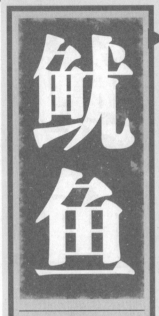

鱿鱼

⊙鱿鱼亦名柔鱼、枪乌贼。营养功用与墨鱼、章鱼基本相同，富含蛋白质、钙、磷、铁，另含丰富的硒、碘、锰、铜等微量元素。

营养指数

维生素		三大营养素		热量（千卡）	77
维生素A（微克）	16	蛋白质（克）	17.0	胆固醇（毫克）	638
维生素B₁（毫克）	—	脂肪（克）	0.8	膳食纤维（克）	—
维生素B₂（毫克）	0.03	碳水化合物（克）	—		
维生素B₆（毫克）	—	矿物质			
维生素B₁₂（微克）	0.05				
维生素C（毫克）	—	钙（毫克）	43		
维生素D（微克）	3.0	铁（毫克）	0.5		
维生素E（毫克）	0.94	磷（毫克）	60		
生物素（微克）	—	钾（毫克）	16		
维生素K（微克）	—	钠（毫克）	134.7		
维生素P（微克）	—	铜（毫克）	0.2		
胡萝卜素（毫克）	—	镁（毫克）	61		
叶酸（微克）	—	锌（毫克）	1.36		
泛酸（毫克）	—	硒（微克）	13.65		
烟酸（毫克）	—				

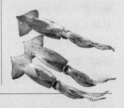

（营养指数中的数值均为每百克食物的含量）

★ 营养价值

　　鱿鱼富含钙、磷、铁元素，利于骨骼发育和造血，能有效治疗贫血。除富含蛋白质和人体所需的氨基酸外，鱿鱼还含有大量的牛磺酸，可抑制血液中的胆固醇含量，缓解疲劳，恢复视力，改善肝脏功能。所含多肽和硒有抗病毒、抗射线作用。中医认为，鱿鱼有滋阴养胃、补虚润肤的功能。

▲ 食用方法

　　鲜鱿鱼中有一种多肽成分，须煮熟后食用。

◀ 适宜人群

　　一般人均能食用。
　　脾胃虚寒者少吃；高脂血症、高胆固醇血症、动脉硬化及肝病患者慎食；湿疹、荨麻疹患者忌食。

◎ 食用量

　　每次30~50克。

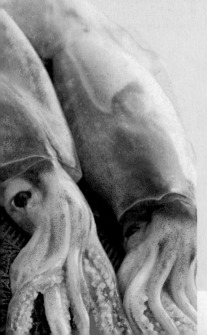

营养指数

维生素		三大营养素			
维生素 A（微克）	42	蛋白质（克）	16.5	热量（千卡）	71
维生素 B₁（毫克）	0.03	脂肪（克）	0.2	胆固醇（毫克）	51
维生素 B₂（毫克）	0.04	碳水化合物（克）	0.9	膳食纤维（克）	–
维生素 B₆（毫克）	0.04				
维生素 B₁₂（微克）	2.3	**矿物质**			
维生素 C（毫克）	–	钙（毫克）	285		
维生素 D（微克）	10	铁（毫克）	13.2		
维生素 E（毫克）	3.14	磷（毫克）	28		
生物素（微克）	–	钾（毫克）	43		
维生素 K（微克）	–	钠（毫克）	502.9		
维生素 P（微克）	–	铜（毫克）	0.05		
胡萝卜素（毫克）	–	镁（毫克）	149		
叶酸（微克）	4	锌（毫克）	0.63		
泛酸（毫克）	0.71	硒（微克）	63.93		
烟酸（毫克）	0.1				

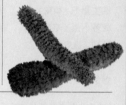

（营养指数中的数值均为每百克食物的含量）

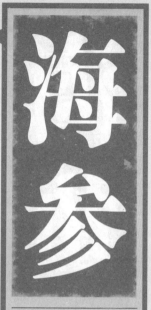

⊙海参又名刺参、海鼠、海瓜，因补益作用似人参而得名。海参肉质软嫩，营养丰富，与燕窝、鲍鱼、鱼翅齐名。

★ 营养价值

　　海参含胆固醇低，脂肪含量相对少，高血压、冠心病、肝炎患者及老年人常食有助于治病强身。所含微量元素钒能参与血液中铁的输送，增强造血功能，而海参的钒含量居各种食物之首。食用海参，能延缓机体衰老，增强免疫力，对再生障碍性贫血、糖尿病、胃溃疡等亦有良效。

▲ 食用方法

　　涨发好的海参应反复冲洗以去除残留化学成分。
　　不宜与甘草同食。

◆ 适宜人群

　　一般人都能食用，精力不足、气血不足及肝硬化腹水和神经衰弱者尤宜食用。
　　脾胃虚弱、痰多、便溏者勿食。

◎ 食用量

　　涨发品每次 50~100 克。

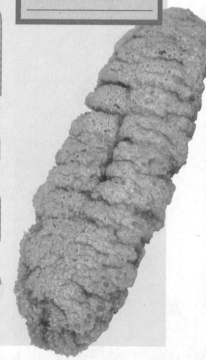

❋ 鳞介类

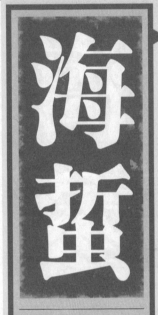

⊙海蜇也称水母、白皮子。形如蘑菇，"蘑菇头"部分人称"海蜇皮"；"蘑菇柄"部分则称"海蜇头"。

营养指数

维生素		三大营养素		热量（千卡）	33
维生素 A（微克）	12	蛋白质（克）	3.7	胆固醇（毫克）	8
维生素 B₁（毫克）	0.03	脂肪（克）	0.3	膳食纤维（克）	—
维生素 B₂（毫克）	0.05	碳水化合物（克）	3.8		
维生素 B₆（毫克）	—				
维生素 B₁₂（微克）	0.2	矿物质			
维生素 C（毫克）	—	钙（毫克）	150		
维生素 D（微克）	9	铁（毫克）	4.8		
维生素 E（毫克）	2.13	磷（毫克）	30		
生物素（微克）	—	钾（毫克）	160		
维生素 K（微克）	—	钠（毫克）	235		
维生素 P（微克）	—	铜（毫克）	0.12		
胡萝卜素（毫克）	—	镁（毫克）	124		
叶酸（微克）	3	锌（毫克）	0.55		
泛酸（毫克）	—	硒（微克）	30		
烟酸（毫克）	0.2				

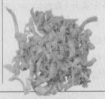

（营养指数中的数值均为每百克食物的含量）

⭐ 营养价值

　　海蜇能软坚散结、行瘀化积、清热化痰，对气管炎、哮喘、胃溃疡、风湿性关节炎等有一定疗效，还可防治肿瘤。食用海蜇能扩张血管，降低血压，防治动脉粥样硬化，补充碘等多种营养。从事尘埃接触较多的工作人员常吃海蜇，可去尘积、清肠胃。

🔺 食用方法

　　凉拌海蜇适当加醋可避免其"走味"。

　　与白糖同腌会使保质期缩短。

　　新鲜海蜇含有毒素，需经食盐加明矾盐渍 3 次并清洗净后方能食用。

◆ 适宜人群

　　一般人都能食用。

◎ 食用量

　　每餐约 40 克。

相关记载

　　中国是最早食用海蜇的国家，晋代张华所著的《博物志》中就有食用海蜇的记载。

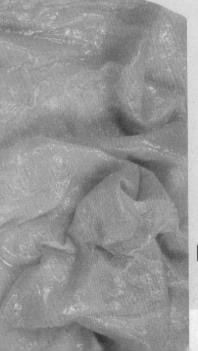

鳞介类

营养指数

维生素		三大营养素			
维生素A（微克）	94	蛋白质（克）	16.5	热量（千卡）	197
维生素B₁（毫克）	0.62	脂肪（克）	0.1	胆固醇（毫克）	95
维生素B₂（毫克）	0.37	碳水化合物（克）	1.6	膳食纤维（克）	—
维生素B₆（毫克）	0.11				
维生素B₁₂（微克）	1.2	矿物质			
维生素C（毫克）	1	钙（毫克）	107		
维生素D（微克）	4	铁（毫克）	1.4		
维生素E（毫克）	1	磷（毫克）	135		
生物素（微克）	—	钾（毫克）	150		
维生素K（微克）	5	钠（毫克）	10		
维生素P（微克）	—	铜（毫克）	0.05		
胡萝卜素（毫克）	—	镁（毫克）	23		
叶酸（微克）	16	锌（毫克）	4.4		
泛酸（毫克）	0.2	硒（微克）	3.25		
烟酸（毫克）	3.7				

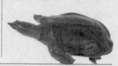

（营养指数中的数值均为每百克食物的含量）

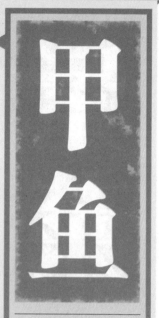

甲鱼

⊙甲鱼学名鳖，又称水鱼、团鱼、鼋鱼。无论蒸煮、清炖，还是烧卤，都风味香浓，营养丰富。

★ 营养价值

　　甲鱼肉及其提取物能有效预防和抑制肝癌、胃癌、急性淋巴性白血病，并用于防治因放疗、化疗引起的虚弱、贫血、白细胞减少等症。有较好的净血作用，常食可降低血胆固醇。甲鱼还能"补劳伤，壮阳气，大补阴之不足"，可辅助治疗肺结核、贫血、体质虚弱等病患。

▲ 食用方法

　　死甲鱼和变质的甲鱼不能吃。
　　不宜与鸡蛋及苋菜同吃。
　　生甲鱼血和胆汁配酒会使饮用者中毒或罹患严重贫血症。

◆ 适宜人群

　　身体虚弱者宜食。
　　肝炎患者食用会加重肝脏负担，严重时会诱发肝昏迷。
　　肠胃功能虚弱、消化不良、肠胃炎、胃溃疡、胆囊炎患者慎食；失眠、孕妇及产后泄泻者忌食。

◎ 食用量

　　每次约30克。

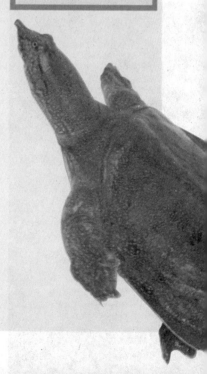

藻类

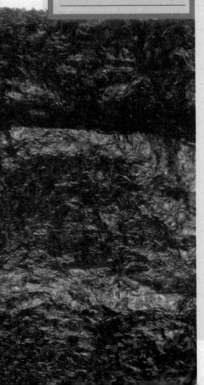

紫 菜

⊙紫菜属于红藻类植物，生长在浅海岩礁上，颜色分红紫、绿紫和黑紫3种，干燥后均呈紫色，因可入菜而得名紫菜。

营养指数

维生素		三大营养素			
维生素 A（微克）	403	蛋白质（克）	28.2	热量（千卡）	7.22
维生素 B₁（毫克）	0.44	脂肪（克）	3.9	胆固醇（毫克）	216
维生素 B₂（毫克）	2.07	碳水化合物（克）	16.9	膳食纤维（克）	27.3
维生素 B₆（毫克）	0.06				
维生素 B₁₂（微克）	－	矿物质			
维生素 C（毫克）	2	钙（毫克）	422		
维生素 D（微克）	－	铁（毫克）	46.8		
维生素 E（毫克）	1.82	磷（毫克）	350		
生物素（微克）	－	钾（毫克）	1640		
维生素 K（微克）	110	钠（毫克）	365.6		
维生素 P（微克）	－	铜（毫克）	1.68		
胡萝卜素（毫克）	2.42	镁（毫克）	105		
叶酸（微克）	720	锌（毫克）	2.3		
泛酸（毫克）	1.24	硒（微克）	7.22		
烟酸（毫克）	7.3				

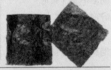

（营养指数中的数值均为每百克食物的含量）

★ 营养价值

营养丰富，含碘量很高，可用于治疗因缺碘引起的"甲状腺肿大"。紫菜有软坚散结功能，对其他郁结肿块也有用途。富含胆碱和钙、铁，能增强记忆，治疗妇幼贫血，促进骨骼、牙齿的生长和保健。含有一定量的甘露醇，可作为辅助治疗水肿的食品。

▲ 食用方法

食用前用清水泡发，并换1~2次水以清除污染、毒素。

◀ 适宜人群

一般人均宜食用，水肿、脚气、肺病初期、甲状腺肿大、心血管病和各类肿块、增生的患者更宜食用。

胃肠消化功能不好的人少食；腹痛便溏者禁食。

◉ 食用量

每次约15克。

◉ 选购妙招

以色泽紫红、无泥沙杂质、干燥的紫菜为佳。

藻类 ❀

营养指数

维生素		三大营养素		热量（千卡）	314
维生素A（微克）	57	蛋白质（克）	5.4	胆固醇（毫克）	–
维生素B₁（毫克）	0.06	脂肪（克）	0.1	膳食纤维（克）	4.2
维生素B₂（毫克）	0.2	碳水化合物（克）	72.9		
维生素B₆（毫克）	0.08				
维生素B₁₂（微克）	0.1	矿物质			
维生素C（毫克）	–	钙（毫克）	167		
维生素D（微克）	–	铁（毫克）	2		
维生素E（毫克）	14.84	磷（毫克）	209		
生物素（微克）	–	钾（毫克）	141		
维生素K（微克）	17	钠（毫克）	380.8		
维生素P（微克）	–	铜（毫克）	0.12		
胡萝卜素（毫克）	–	镁（毫克）	15		
叶酸（微克）	–	锌（毫克）	1.94		
泛酸（毫克）	0.29	硒（微克）	15.19		
烟酸（毫克）	3.3				

（营养指数中的数值均为每百克食物的含量）

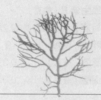

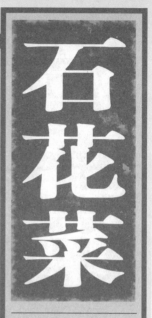

石花菜

⊙石花菜是红藻的一种，也叫海冻菜、红丝、凤尾等。它通体透明，犹如胶冻，口感爽利脆嫩，还是提炼琼脂的重要物质。

★ 营养价值

琼脂能在肠道中吸收水分，使肠内容物膨胀，增加大便量，刺激肠壁，引起便意。所以经常便秘的人可以适当食用一些石花菜。富含矿物质和多种维生素，其中的褐藻酸盐类物质有降压作用，淀粉类硫酸脂有降脂功能，对高血压、高脂血症有一定的防治作用。可清肺化痰，清热祛湿，滋阴降火，凉血止血。

▲ 食用方法

不可久煮，否则会溶化。

凉拌当添加姜末或姜汁，以缓解寒性。

◆ 适宜人群

一般身体健壮者较为适合。

脾胃虚寒、肾阳虚者慎食。

◎ 食用量

每次约30克。

❀ **藻类**

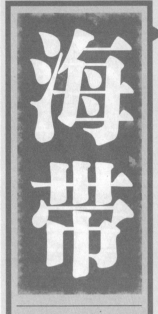

⊙海带亦名昆布，有"长寿菜""海上之蔬""含碘冠军"的美誉。

营养指数

维生素		三大营养素		热量（千卡）	64
维生素A（微克）	40	蛋白质（克）	4	胆固醇（毫克）	–
维生素B₁（毫克）	0.04	脂肪（克）	0.1	膳食纤维（克）	6.1
维生素B₂（毫克）	0.23	碳水化合物（克）	11.9		
维生素B₆（毫克）	0.07				
维生素B₁₂（微克）	–	矿物质			
维生素C（毫克）	–	钙（毫克）	445		
维生素D（微克）	–	铁（毫克）	10.2		
维生素E（毫克）	0.85	磷（毫克）	52		
生物素（微克）	–	钾（毫克）	1338		
维生素K（微克）	74	钠（毫克）	353.8		
维生素P（微克）	–	铜（毫克）	0.14		
胡萝卜素（毫克）	0.24	镁（毫克）	129		
叶酸（微克）	19	锌（毫克）	0.97		
泛酸（毫克）	0.33	硒（微克）	5.84		
烟酸（毫克）	0.8				

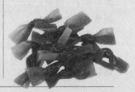

（营养指数中的数值均为每百克食物的含量）

★ 营养价值

　　海带含碘量极高，碘是体内合成甲状腺素的主要原料。常食海带可令头发润泽乌黑。

▲ 食用方法

　　烹制前用清水浸泡 2~3 小时，中间换几次水。
　　吃海带后不要马上喝茶及吃酸涩的水果。

◖ 适宜人群

　　一般人都可食用，精力不足、气血不足及肝硬化腹水和神经衰弱者尤宜食用。
　　脾胃虚弱、痰多、便溏者勿食。

◎ 食用量

　　每次 15~20 克。

◎ 选购妙招

　　质厚实、形状宽长、身干燥、色浓黑褐或深绿、边缘无碎裂或黄化现象的，才是优质海带。

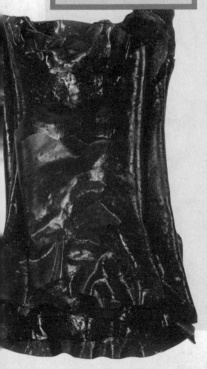

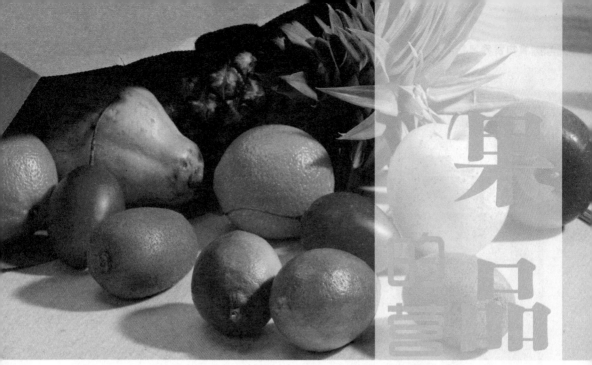

果品营养与饮食健康

中国有句俗语：尝遍百果能成仙。水果内含维生素、矿物质和膳食纤维等多种营养成分，科学合理食用，能调节新陈代谢、增强抵抗力，对预防疾病有重要作用。

水果富含多种维生素，总量是谷类食物的数倍至数十倍，尤其维生素 C 含量是其他食品无法比拟的。维生素 C 能增强细胞中间质，促进组织中胶原蛋白的形成，所以多吃水果可以增强机体抗病能力，还能增加血管壁的弹性和抵抗力。水果中的矿物质以钙、钾、镁、钠等为主，常吃可维持体内的酸碱平衡，有利于高血压和肾炎等疾病的缓解和痊愈。膳食纤维能刺激肠道蠕动，使肠内积存的有害物质尽快排出来。水果中还含有丰富的葡萄糖、果糖、蔗糖，能直接被人体吸收，产生热量。

坚果类食物多富含脂肪、蛋白质和矿物质。研究表明，适量食用坚果既能降低血胆固醇，又能预防心脏疾病。坚果富含硒，有助于预防呼吸道感染，提高免疫力。

❉ 鲜果类

苹果

⊙苹果古称柰、苹婆。酸甜可口，营养丰富，人称"大夫第一药"。

营养指数

维生素		三大营养素				
维生素 A（微克）	100	蛋白质（克）	0.1		热量（千卡）	57
维生素 B₁（毫克）	0.01	脂肪（克）	0.3		胆固醇（毫克）	–
维生素 B₂（毫克）	0.03	碳水化合物（克）	13.4		膳食纤维（克）	0.5
维生素 B₆（毫克）	0.06					
维生素 B₁₂（微克）	–	矿物质				
维生素 C（毫克）	8	钙（毫克）	11			
维生素 D（微克）	–	铁（毫克）	0.1			
维生素 E（毫克）	1.46	磷（毫克）	11			
生物素（微克）	66	钾（毫克）	2			
维生素 K（微克）	–	钠（毫克）	0.9			
维生素 P（微克）	–	铜（毫克）	0.06			
胡萝卜素（毫克）	600	镁（毫克）	5			
叶酸（微克）	5	锌（毫克）	0.01			
泛酸（毫克）	0.09	硒（微克）	1			
烟酸（毫克）	0.1					

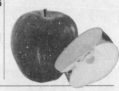

（营养指数中的数值均为每百克食物的含量）

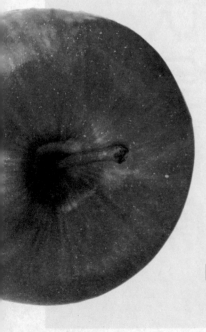

★ **营养价值**

苹果是心血管的保护神、心脏病患者的健康水果。苹果汁有强大的杀灭病毒的作用，多食可改善呼吸系统和肺功能，预防感冒，保护肺部免受污染和烟尘的影响。常闻苹果香味，能提神醒脑，缓解不良情绪。

⚠ **食用方法**

吃苹果当细嚼慢咽，以利消化和减少疾病。
饭前不宜食用。

◀ **适宜人群**

婴幼儿、老人和病人非常适宜食用。孕妇每天吃 1 个苹果可以减轻孕期反应。
冠心病、心肌梗死、肾炎及糖尿病患者切忌多食。

◎ **食用量**

每天 1~2 个。

相关记载

许多美国人把苹果作为瘦身必备食品，每周节食一天，这一天只吃苹果，号称"苹果日"。

鲜果类 ❋

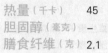

营养指数

维生素		三大营养素			
				热量（千卡）	45
维生素 A（微克）	100	蛋白质（克）	0.7	胆固醇（毫克）	–
维生素 B₁（毫克）	0.03	脂肪（克）	0.4	膳食纤维（克）	2.1
维生素 B₂（毫克）	0.03	碳水化合物（克）	9.6		
维生素 B₆（毫克）	0.03				
维生素 B₁₂（微克）	–	**矿物质**			
维生素 C（毫克）	4	钙（毫克）	3		
维生素 D（微克）	–	铁（毫克）	0.7		
维生素 E（毫克）	1.46	磷（毫克）	11		
生物素（微克）	57	钾（毫克）	115		
维生素 K（微克）	–	钠（毫克）	0.7		
维生素 P（微克）	–	铜（毫克）	0.08		
胡萝卜素（毫克）	0.6	镁（毫克）	10		
叶酸（微克）	5	锌（毫克）	0.1		
泛酸（毫克）	0.09	硒（微克）	0.98		
烟酸（毫克）	0.2				

（营养指数中的数值均为每百克食物的含量）

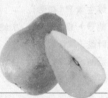

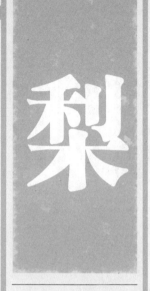

⊙梨又称为快果、玉乳。因鲜嫩多汁，酸甜适口，又有"天然矿泉水"之称。

★ 营养价值

　　能清心润肺，对肺结核、气管炎和上呼吸道感染的患者所出现的咽干、痒痛、音哑、痰稠等症状有疗效。可降低血压、养阴清热，高血压、心脏病、肝炎、肝硬化患者宜常食。能促进食欲，帮助消化，并有利尿通便和解热作用，可于高热之时补充水分和营养。煮熟的梨有助于肾脏排泄尿酸并预防痛风、风湿病和关节炎。秋季每天吃一两个梨可缓解秋燥。播音员、演艺人员经常食用煮好的熟梨，可保养嗓子。

▲ 食用方法

　　梨可以生吃或切片晒成梨干食用，还可以加冰糖，熬制成止咳的"秋梨膏"。

◆ 适宜人群

　　一般人都可食用，对肝炎、肝硬化患者及肾功能不佳者尤其适合。

　　脾胃虚寒者、发热的人宜用梨煮水服用。

◎ 食用量

　　每天 1 个。

❀ 鲜果类

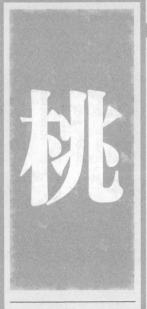

桃

⊙桃子在中国是福寿祥瑞的象征，民间有"寿桃"和"仙桃"的美称。桃子含有多种维生素、果酸以及钙、磷等矿物质。

营养指数 ////////////

维生素		三大营养素		热量（千卡）	38
维生素 A（微克）	5	蛋白质（克）	0.6	胆固醇（毫克）	–
维生素 B_1（毫克）	0.01	脂肪（克）	0.1	膳食纤维（克）	0.5
维生素 B_2（毫克）	0.03	碳水化合物（克）	8.8		
维生素 B_6（毫克）	0.02				
维生素 B_{12}（微克）	–	矿物质			
维生素 C（毫克）	9	钙（毫克）	12		
维生素 D（微克）	–	铁（毫克）	0.5		
维生素 E（毫克）	0.7	磷（毫克）	20		
生物素（微克）	45	钾（毫克）	144		
维生素 K（微克）	–	钠（毫克）	1		
维生素 P（微克）	–	铜（毫克）	0.04		
胡萝卜素（毫克）	0.06	镁（毫克）	8		
叶酸（微克）	5	锌（毫克）	0.15		
泛酸（毫克）	0.13	硒（微克）	0.1		
烟酸（毫克）	0.7				

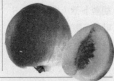

（营养指数中的数值均为每百克食物的含量）

★ 营养价值

桃能补益气血、养阴生津，可用于大病之后、气血亏虚、面黄肌瘦、心悸气短者。含铁量较高，是缺铁性贫血病人的理想辅助食物。含钾多钠少，适合水肿病人食用。桃仁能活血化瘀、润肠通便，可用于闭经、跌打损伤等的辅助治疗。桃仁提取物可抗凝血、止咳、降血压。

▲ 食用方法

未成熟的桃、烂桃勿吃。
忌与甲鱼同食。

◆ 适宜人群

一般人均可食用。
胃肠功能不良、糖尿病患者及老人、小孩不宜多吃。

◎ 食用量

每次 1 个。

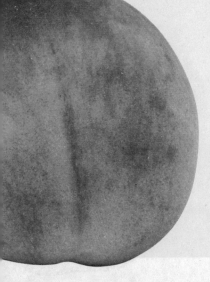

营养指数

维生素		三大营养素		热量（千卡）	36
维生素 A（微克）	75	蛋白质（克）	0.9	胆固醇（毫克）	–
维生素 B_1（毫克）	0.02	脂肪（克）	0.1	膳食纤维（克）	1.3
维生素 B_2（毫克）	0.03	碳水化合物（克）	7.8		
维生素 B_6（毫克）	0.05	矿物质			
维生素 B_{12}（微克）	–				
维生素 C（毫克）	4	钙（毫克）	14		
维生素 D（微克）	–	铁（毫克）	0.6		
维生素 E（毫克）	0.95	磷（毫克）	15		
生物素（微克）	11	钾（毫克）	226		
维生素 K（微克）	–	钠（毫克）	2.3		
维生素 P（微克）	220	铜（毫克）	0.11		
胡萝卜素（毫克）	1.15	镁（毫克）	11		
叶酸（微克）	2	锌（毫克）	0.2		
泛酸（毫克）	0.3	硒（微克）	0.2		
烟酸（毫克）	0.6				

（营养指数中的数值均为每百克食物的含量）

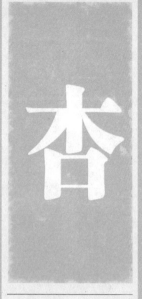

⊙杏也叫甜梅、叭达杏。其果肉黄软，香气扑鼻，酸甜多汁。杏仁分苦、甜两种，甜者可做凉菜或休闲小吃；苦者一般入药，有小毒（中药毒性分大毒、有毒、小毒、微毒四级），不可多吃。

★ 营养价值

　　未成熟的杏中含有较多黄酮类，可预防心脏病，常食对心脏病患者有一定好处。杏是维生素 B_{17} 含量最丰富的果品，此种抗癌物质只对癌细胞有杀灭作用，对正常健康的细胞无任何毒害。苦杏仁可治疗肺病、咳嗽等疾病，甜杏仁可补肺。杏仁还能美容。

△ 食用方法

　　未成熟的杏不可生吃。
　　杏不宜多食，否则易发生组织细胞窒息，严重者会导致死亡。

◇ 适宜人群

　　一般人都可食用。
　　产妇、幼儿、病人、糖尿病患者不宜食用。

◎ 食用量

　　每次约 50 克。

相关记载

　　斐济是世界上独一无二的"无癌之国"，国人大多长寿，据科学分析经常吃杏可能是主要原因之一。

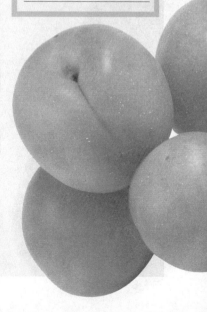

❋ 鲜果类

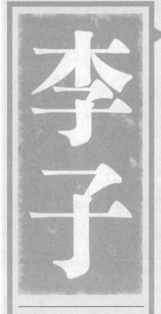

李子

⊙李子饱满圆润，玲珑剔透，形态美艳，口味甘甜，可鲜食，可制罐头或果脯。

营养指数 //////////////

维生素		三大营养素			
维生素 A（微克）	25	蛋白质（克）	0.7	热量（千卡）	36
维生素 B₁（毫克）	0.03	脂肪（克）	0.2	胆固醇（毫克）	–
维生素 B₂（毫克）	0.02	碳水化合物（克）	7.8	膳食纤维（克）	0.9
维生素 B₆（毫克）	0.04				
维生素 B₁₂（微克）	2.7	矿物质			
维生素 C（毫克）	5	钙（毫克）	8		
维生素 D（微克）	–	铁（毫克）	0.6		
维生素 E（毫克）	0.74	磷（毫克）	11		
生物素（微克）	23	钾（毫克）	144		
维生素 K（微克）	–	钠（毫克）	3.8		
维生素 P（微克）	–	铜（毫克）	0.04		
胡萝卜素（毫克）	0.15	镁（毫克）	10		
叶酸（微克）	37	锌（毫克）	0.14		
泛酸（毫克）	0.14	硒（微克）	0.23		
烟酸（毫克）	0.4				

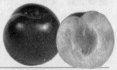

（营养指数中的数值均为每百克食物的含量）

★ 营养价值

常食李子，可保养肝脏，促进血红蛋白再生，美白肌肤。中医认为，李子味甘酸、性凉，具有清肝涤热、生津液、利小便之功效，特别适合治疗胃阴不足、口渴咽干、大腹水肿、小便不利等症状。

▲ 食用方法

未熟透的李子不要吃。
不宜多食。
不宜与蜂蜜、鸭蛋一同食用。

▶ 适宜人群

一般人都可食用。
李子的果酸含量高，过量食用易引起胃痛。

◎ 食用量

每次约 60 克。

相关记载

俗话说："桃养人，杏伤人，李子树下抬死人。"多食李子会使人生痰、助湿，甚至令人发虚热、头脑发胀，故脾胃虚弱者宜少吃。

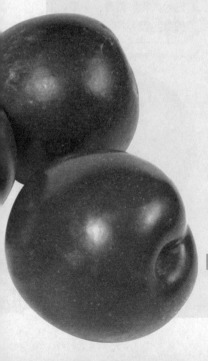

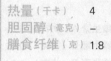

营养指数

维生素		三大营养素			
维生素 A（微克）	5	蛋白质（克）	0.3	热量（千卡）	4
维生素 B₁（毫克）	0.05	脂肪（克）	0.4	胆固醇（毫克）	–
维生素 B₂（毫克）	0.03	碳水化合物（克）	0.2	膳食纤维（克）	1.8
维生素 B₆（毫克）	0.04				
维生素 B₁₂（微克）	–	矿物质			
维生素 C（毫克）	4	钙（毫克）	11		
维生素 D（微克）	–	铁（毫克）	0.2		
维生素 E（毫克）	0.34	磷（毫克）	7		
生物素（微克）	44	钾（毫克）	124		
维生素 K（微克）	–	钠（毫克）	0.5		
维生素 P（微克）	–	铜（毫克）	0.1		
胡萝卜素（毫克）	0.13	镁（毫克）	6		
叶酸（微克）	4	锌（毫克）	0.02		
泛酸（毫克）	0.1	硒（微克）	0.5		
烟酸（毫克）	0.2				

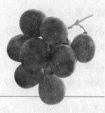

（营养指数中的数值均为每百克食物的含量）

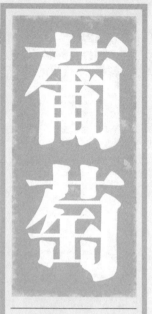

葡萄

⊙葡萄原产西亚，西汉张骞出使西域时带回中国。含糖、矿物质、维生素及多种具有生理功能的物质。

★ 营养价值

葡萄所含的糖主要是葡萄糖，易为人体吸收，低血糖时及时饮用葡萄汁可迅速缓解症状。它能阻止血栓形成，降低血清胆固醇水平、血小板凝聚力，对预防心脑血管病有一定作用。所含类黄酮乃强力抗氧化剂，能抗衰老、清除体内自由基。适当多吃葡萄，能健脾胃，防止健康细胞癌变及癌细胞扩散。葡萄汁还可以帮助器官移植手术患者减少排异反应。

⚠ 食用方法

食后不能立刻喝水，否则易腹泻。

当连皮吃，因很多营养成分都存于皮中。

不宜与水产品同食，间隔 4 小时以上为宜。

◐ 适宜人群

贫血、高血压、水肿、神经衰弱、疲劳的人可适当多吃。葡萄干含糖、铁较多，适合儿童、妇女、体弱贫血者作为补品食用。

糖尿病患者忌食。

◎ 食用量

每天约 100 克。

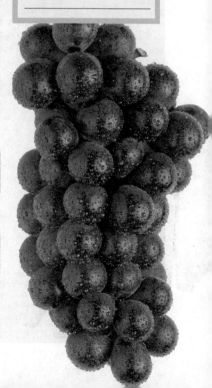

✿ 鲜果类

香蕉

◎香蕉盛产于热带、亚热带，营养高、热量低，含有丰富的蛋白质、糖、钾、磷、维生素A和维生素C以及膳食纤维。

营养指数

维生素		三大营养素		热量（千卡）	89
维生素A（微克）	56	蛋白质（克）	1.5	胆固醇（毫克）	–
维生素B₁（毫克）	0.02	脂肪（克）	0.2	膳食纤维（克）	1.1
维生素B₂（毫克）	0.04	碳水化合物（克）	20.3		
维生素B₆（毫克）	0.38				
维生素B₁₂（微克）	–	矿物质			
维生素C（毫克）	3	钙（毫克）	32		
维生素D（微克）	–	铁（毫克）	0.4		
维生素E（毫克）	0.5	磷（毫克）	31		
生物素（微克）	76	钾（毫克）	472		
维生素K（微克）	–	钠（毫克）	0.4		
维生素P（微克）	–	铜（毫克）	0.14		
胡萝卜素（毫克）	60	镁（毫克）	43		
叶酸（微克）	26	锌（毫克）	0.17		
泛酸（毫克）	0.7	硒（微克）	0.87		
烟酸（毫克）	0.7				

（营养指数中的数值均为每百克食物的含量）

★ 营养价值

　　香蕉含有一种能帮助人体制造"开心激素"的氨基酸，食用后可减轻心理压力，睡前食用还有镇静作用。经常食用香蕉，能预防中风和高血压，治疗手足皮肤皲裂，帮助消化、健脑。如果皮肤因真菌、细菌感染而发炎，可将香蕉皮敷在上面，因为其中有杀菌成分。

▲ 食用方法

　　有黑色斑点的香蕉在室温下极易滋生细菌，最好丢弃。

◀ 适宜人群

　　老少皆宜。
　　胃酸过多、急性肾炎、慢性肾炎、肾功能不佳者勿食；胃痛、消化不良、腹泻者少食。

◎ 食用量

　　每天1~2根。

相关记载

　　美国科学家研究证实：连续一周每天吃两根香蕉，可使血压降低10%。如果每天吃5根香蕉，其降压效果相当于降压药日服用量产生效果的50%。

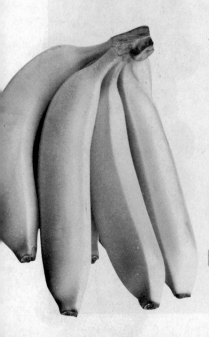

鲜果类 ✿

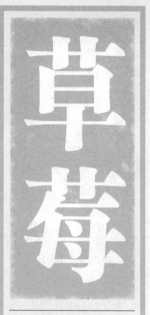

草莓

⊙草莓也叫红莓，台湾等地区称为士多啤梨。它外观呈心形，鲜美红嫩，果肉多汁，香味浓郁，人称"果中皇后"。

营养指数

维生素		三大营养素		热量（千卡）	25
维生素 A（微克）	2	蛋白质（克）	0.8	胆固醇（毫克）	—
维生素 B₁（毫克）	0.03	脂肪（克）	0.1	膳食纤维（克）	1.6
维生素 B₂（毫克）	0.03	碳水化合物（克）	5.2		
维生素 B₆（毫克）	0.04				
维生素 B₁₂（微克）	—	矿物质			
维生素 C（毫克）	35	钙（毫克）	15		
维生素 D（微克）	—	铁（毫克）	2.2		
维生素 E（毫克）	0.4	磷（毫克）	27		
生物素（微克）	155	钾（毫克）	170		
维生素 K（微克）	—	钠（毫克）	6.5		
维生素 P（微克）	—	铜（毫克）	0.04		
胡萝卜素（毫克）	0.01	镁（毫克）	12		
叶酸（微克）	90	锌（毫克）	0.11		
泛酸（毫克）	0.33	硒（微克）	0.7		
烟酸（毫克）	0.4				

（营养指数中的数值均为每百克食物的含量）

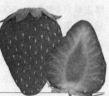

★ 营养价值

　　草莓的营养成分易消化吸收，多吃不会受凉或上火。所含胡萝卜素是合成维生素 A 的重要物质，有明目养肝的作用。常食草莓能预防便秘和坏血病，调理胃肠道，防治动脉硬化和冠心病，防癌，减肥。草莓性凉味酸，具有润肺生津、清热凉血、健脾解酒等功效。

▲ 食用方法

　　用淡盐水浸泡 10 分钟，能杀菌且易洗净。

◀ 适宜人群

　　老少皆宜。
　　尿路结石病人不宜多食。

◎ 食用量

　　每次 10 颗。

✕ 相克食物

　　草莓 + 牛肝 + 黄瓜 = 这些食物同食破坏维生素 C
　　草莓 + 樱桃 = 容易上火

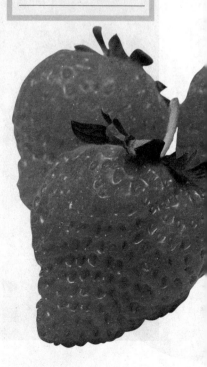

❋ 鲜果类

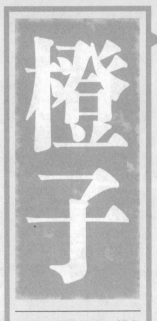

橙子

⊙橙子种类很多，颜色鲜艳，酸甜可口，富含维生素C、β–胡萝卜素、钙，人称"疗疾佳果"。

营养指数 ///////////////

维生素		三大营养素			
维生素 A（微克）	27	蛋白质（克）	0.8	热量（千卡）	47
维生素 B₁（毫克）	0.05	脂肪（克）	0.2	胆固醇（毫克）	–
维生素 B₂（毫克）	0.04	碳水化合物（克）	10.5	膳食纤维（克）	0.6
维生素 B₆（毫克）	0.06				
维生素 B₁₂（微克）	–	矿物质			
维生素 C（毫克）	33	钙（毫克）	20		
维生素 D（微克）	–	铁（毫克）	0.4		
维生素 E（毫克）	0.56	磷（毫克）	22		
生物素（微克）	61	钾（毫克）	159		
维生素 K（微克）	–	钠（毫克）	1.2		
维生素 P（微克）	500	铜（毫克）	0.03		
胡萝卜素（毫克）	0.16	镁（毫克）	14		
叶酸（微克）	34	锌（毫克）	0.14		
泛酸（毫克）	0.28	硒（微克）	0.31		
烟酸（毫克）	0.3				

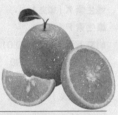

（营养指数中的数值均为每百克食物的含量）

★ 营养价值

橙汁含有类黄酮和柠檬素，可促进体内高密度脂蛋白增加，并运送"坏"的低密度脂蛋白到体外，所以每天喝数杯橙汁可降低患心脏病的概率。常食橙子能有效预防胆囊疾病。橙子的气味有利于缓解女性心理压力，对男性作用却不大。服药期间吃一些橙子或饮橙汁，可增加机体对药物的吸收。

▲ 食用方法

空腹时不宜食用。
不宜与牛奶同食，会影响消化。
不宜与虾同食，会产生毒素。
吃橙子前后 1 小时内不宜喝牛奶。
橙皮上一般有保鲜剂，不宜用来泡水。

◇ 适宜人群

一般人均宜。

◎ 食用量

每天 1~3 个。食用过多会引起手、足乃至全身皮肤变黄。

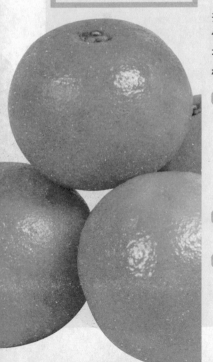

营养指数

维生素		三大营养素			热量（千卡）	42
维生素 A（微克）	277	蛋白质（克）		0.8	胆固醇（毫克）	–
维生素 B₁（毫克）	0.05	脂肪（克）		0.4	膳食纤维（克）	1.4
维生素 B₂（毫克）	0.04	碳水化合物（克）		8.9		
维生素 B₆（毫克）	0.05					
维生素 B₁₂（微克）	–	矿物质				
维生素 C（毫克）	33	钙（毫克）		35		
维生素 D（微克）	–	铁（毫克）		0.2		
维生素 E（毫克）	0.45	磷（毫克）		18		
生物素（微克）	62	钾（毫克）		177		
维生素 K（微克）	–	钠（毫克）		1.3		
维生素 P（微克）	350	铜（毫克）		0.07		
胡萝卜素（毫克）	1.66	镁（毫克）		16		
叶酸（微克）	13	锌（毫克）		1		
泛酸（毫克）	0.05	硒（微克）		0.45		
烟酸（毫克）	0.2					

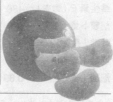

（营养指数中的数值均为每百克食物的含量）

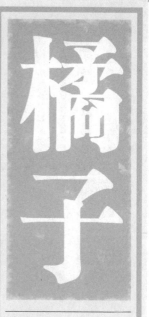

◎橘子颜色鲜艳，酸甜可口。

⭐ **营养价值**

橘子富含维生素 C 与柠檬酸，可美容并消除疲劳。常食橘子，能降低患冠心病、高血压、糖尿病、痛风的概率。橘皮苷能加强毛细血管韧性，降血压，扩张心脏的冠状动脉。鲜橘汁中含"诺米灵"，它能使致癌化学物质分解，抑制和阻断癌细胞的生长，阻止致癌物对细胞核的损伤。

🔺 **食用方法**

空腹时不宜食用。

▶ **适宜人群**

所有人都适合食用。
肠胃功能欠佳者不宜多食。

◎ **食用量**

每天 1~3 个，过多会"上火"，从而促发口腔炎、牙周炎等症，亦会出现皮肤变黄等症状。

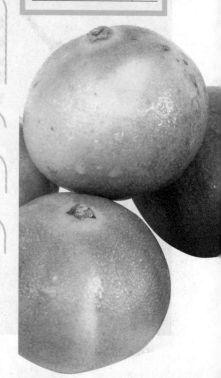

❀ 鲜果类

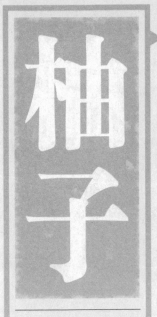

柚子

⊙柚子也叫文旦、香抛。盛产于福建、广东等地。它味道酸甜略苦，富含维生素C及其他营养成分。

营养指数

维生素		三大营养素			
维生素A（微克）	2	蛋白质（克）	0.8	热量（千卡）	41
维生素B₁（毫克）	0.07	脂肪（克）	0.2	胆固醇（毫克）	－
维生素B₂（毫克）	0.1	碳水化合物（克）	9.1	膳食纤维（克）	0.4
维生素B₆（毫克）	0.09				
维生素B₁₂（微克）	－	矿物质			
维生素C（毫克）	110	钙（毫克）	12		
维生素D（微克）	－	铁（毫克）	0.3		
维生素E（毫克）	3.4	磷（毫克）	24		
生物素（微克）	33	钾（毫克）	119		
维生素K（微克）	－	钠（毫克）	3		
维生素P（微克）	480	铜（毫克）	0.18		
胡萝卜素（毫克）	0.1	镁（毫克）	4		
叶酸（微克）	21	锌（毫克）	0.4		
泛酸（毫克）	0.5	硒（微克）	3.02		
烟酸（毫克）	0.89				

（营养指数中的数值均为每百克食物的含量）

★ 营养价值

　　柚子含天然果胶，能降低血液中的胆固醇。所含维生素P能强化皮肤毛细孔功能，加速复原受伤的皮肤组织功能；天然叶酸可预防贫血症状发生，促进胎儿发育；胰岛素成分能降低血糖。经常食用柚子可降低呼吸器官系统患病的概率，帮助身体更容易吸收钙、铁，增强体质。柚子含钾却几乎不含钠，是心脑血管病及肾脏病患者的最佳食疗水果。

▲ 食用方法

　　太苦的柚子不宜吃。

◇ 适宜人群

　　一般人都可食用。
　　身体虚寒者当少食。服药期间不宜食用。

◎ 食用量

　　每次1大瓣（约50克）。

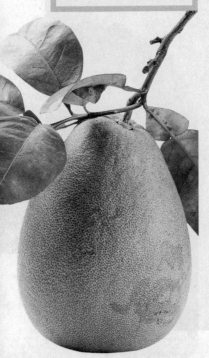

营养指数

维生素		三大营养素			
维生素 A（微克）	180	蛋白质（克）	0.5	热量（千卡）	34
维生素 B₁（毫克）	0.03	脂肪（克）	–	胆固醇（毫克）	–
维生素 B₂（毫克）	0.04	碳水化合物（克）	8.1	膳食纤维（克）	0.2
维生素 B₆（毫克）	0.07	矿物质			
维生素 B₁₂（微克）	–	钙（毫克）	13		
维生素 C（毫克）	10	铁（毫克）	0.2		
维生素 D（微克）	–	磷（毫克）	8		
维生素 E（毫克）	0.1	钾（毫克）	120		
生物素（微克）	22	钠（毫克）	2.3		
维生素 K（微克）	–	铜（毫克）	0.02		
维生素 P（微克）	–	镁（毫克）	11		
胡萝卜素（毫克）	1.08	锌（毫克）	0.05		
叶酸（微克）	3	硒（微克）	0.08		
泛酸（毫克）	0.2				
烟酸（毫克）	0.22				

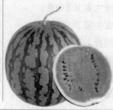

（营养指数中的数值均为每百克食物的含量）

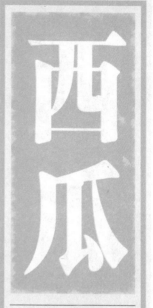

⊙西瓜又叫水瓜、寒瓜、夏瓜。味甘甜多汁，清爽解渴，不含脂肪和胆固醇，却含有人体所需的几乎各种营养成分。

★ 营养价值

西瓜内含大量水分，可清热解暑，除烦止渴。所含糖、盐能利尿并消除肾脏炎症。蛋白酶能将不溶性蛋白质转化为可溶的蛋白质。吃西瓜后尿量会明显增加，从而减少胆色素含量，还可使大便通畅，对治疗黄疸有一定作用。新鲜的西瓜汁和鲜嫩的瓜皮可增加皮肤弹性，减少皱纹。

▲ 食用方法

冬季不宜多吃。

刚从冰箱里拿出来的西瓜勿食。

◀ 适宜人群

一般人都可以吃。

糖尿病患者慎食；心衰或肾炎患者，脾胃虚寒、消化不良及有胃肠道疾患的人应少吃。

◎ 食用量

每次约 200 克，过多会冲淡胃液，影响消化。

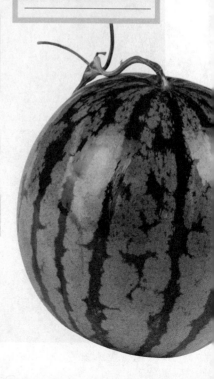

❀ 鲜果类

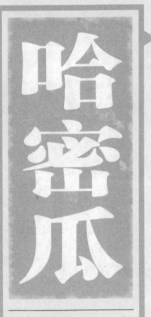

哈密瓜

⊙哈密瓜古称甜瓜、甘瓜。味甘如蜜，奇香袭人。在诸多哈密瓜品种中。

营养指数 ////////////////

维生素		三大营养素		热量（千卡）	34
维生素 A（微克）	153	蛋白质（克）	0.5	胆固醇（毫克）	–
维生素 B₁（毫克）	0.05	脂肪（克）	0.1	膳食纤维（克）	0.2
维生素 B₂（毫克）	0.01	碳水化合物（克）	7.7		
维生素 B₆（毫克）	0.11	矿物质			
维生素 B₁₂（微克）	–				
维生素 C（毫克）	35	钙（毫克）	4		
维生素 D（微克）	–	铁（毫克）	0.3		
维生素 E（毫克）	0.2	磷（毫克）	19		
生物素（微克）	34	钾（毫克）	190		
维生素 K（微克）	–	钠（毫克）	26.7		
维生素 P（微克）	–	铜（毫克）	0.01		
胡萝卜素（毫克）	0.92	镁（毫克）	19		
叶酸（微克）	24	锌（毫克）	0.13		
泛酸（毫克）	0.16	硒（微克）	1.1		
烟酸（毫克）	0.8				

（营养指数中的数值均为每百克食物的含量）

★ 营养价值

夏季解暑佳品，能清凉消暑、除烦热、生津止渴。食用哈密瓜对人体造血功能有显著的促进作用，可作为贫血的食疗之品。中医认为它有疗饥、利便、益气、清肺热和止咳的功效，适宜于肾病、胃病、咳嗽痰喘、贫血和便秘患者食用。

▲ 食用方法

受伤的瓜极易变质腐烂。

◐ 适宜人群

一般人皆可食用。
脚气病、黄疸、腹胀、便溏、寒性咳喘患者以及产后、病后的人不宜食用；糖尿病患者慎食。

◎ 食用量

每次约90克。
食用过多易引起腹泻。

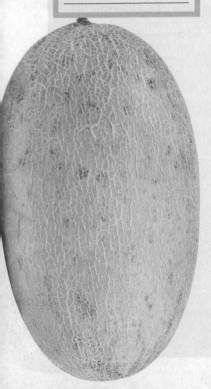

鲜果类 ❋

营养指数

维生素		三大营养素			
维生素 A（微克）	19	蛋白质（克）	1.6	热量（千卡）	41
维生素 B_1（毫克）	0.02	脂肪（克）	0.4	胆固醇（毫克）	–
维生素 B_2（毫克）	0.05	碳水化合物（克）	9.6	膳食纤维（克）	3.3
维生素 B_6（毫克）	0.07				
维生素 B_{12}（微克）	–	**矿物质**			
维生素 C（毫克）	22	钙（毫克）	30		
维生素 D（微克）	–	铁（毫克）	0.3		
维生素 E（毫克）	12.78	磷（毫克）	33		
生物素（微克）	85	钾（毫克）	150		
维生素 K（微克）	–	钠（毫克）	1		
维生素 P（微克）	–	铜（毫克）	0.07		
胡萝卜素（毫克）	0.03	镁（毫克）	–		
叶酸（微克）	38	锌（毫克）	1.33		
泛酸（毫克）	0.43	硒（微克）	2.31		
烟酸（毫克）	0.6				

（营养指数中的数值均为每百克食物的含量）

桑葚

⊙桑葚也叫桑果。富含活性蛋白、维生素、氨基酸、胡萝卜素和矿物质。

★ 营养价值

　　桑葚能改善皮肤血液供应，营养肌肤，使皮肤白嫩。常食可明目，促进免疫，防止人体动脉硬化、骨骼关节硬化，促进新陈代谢。桑葚可促进血红细胞的生长，防止白细胞减少，并对治疗糖尿病、贫血、高血压、高脂血症、冠心病、神经衰弱等症有辅助疗效。适量食用能促进胃液分泌，刺激肠蠕动及解除燥热。

▲ 食用方法

　　紫黑色桑葚较白色更为补益。
　　未成熟桑葚不能吃。
　　熬桑葚膏忌用铁器。

▶ 适宜人群

　　一般成年人适合食用。
　　脾虚便溏者、糖尿病患者忌食；儿童不宜多食。

◎ 食用量

　　每次 30~50 克。
　　过量食用易发生溶血性肠炎。

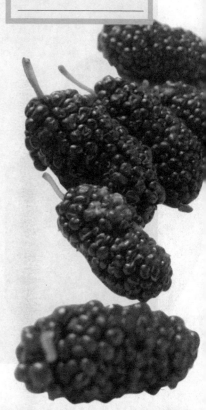

❋ **鲜果类**

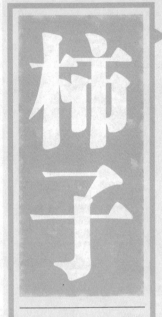

⊙柿子甜腻可口，营养丰富。

营养指数 ///////////////////////

维生素		三大营养素			
维生素 A（微克）	20	蛋白质（克）	0.4	热量（千卡）	71
维生素 B₁（毫克）	0.02	脂肪（克）	0.1	胆固醇（毫克）	–
维生素 B₂（毫克）	0.02	碳水化合物（克）	17.1	膳食纤维（克）	1.4
维生素 B₆（毫克）	0.06				
维生素 B₁₂（微克）	–	矿物质			
维生素 C（毫克）	30	钙（毫克）	9		
维生素 D（微克）	–	铁（毫克）	0.2		
维生素 E（毫克）	1.12	磷（毫克）	23		
生物素（微克）	63	钾（毫克）	151		
维生素 K（微克）	–	钠（毫克）	0.8		
维生素 P（微克）	–	铜（毫克）	0.06		
胡萝卜素（毫克）	0.12	镁（毫克）	19		
叶酸（微克）	18	锌（毫克）	0.08		
泛酸（毫克）	0.28	硒（微克）	0.24		
烟酸（毫克）	0.3				

（营养指数中的数值均为每百克食物的含量）

★ **营养价值**

　　除铜、锌外，柿子的其他营养成分在水果中均占优势。在预防心脏血管硬化方面，其功效远大于苹果。柿子含碘，可辅助预防并治疗因缺碘引起的地方性甲状腺肿大患者。柿子可养肺胃、清燥火，常食能补虚、止咳、利肠、除热、止血、解酒。柿饼有涩肠、润肺、和胃等功效。

▲ **食用方法**

　　宜在饭后吃，且尽量少食柿皮。
　　空腹吃柿子易患胃柿石症。
　　不宜与螃蟹同吃。

◀ **适宜人群**

　　脾胃消化功能正常的人适合食用。
　　贫血患者少食；糖尿病、慢性胃炎、消化功能低下及胃大部切除术后患者勿食。

◎ **食用量**

　　每天约 100 克。

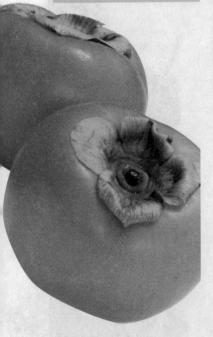

营养指数

维生素		三大营养素		热量（千卡）	139
维生素A（微克）	2	蛋白质（克）	1.4	胆固醇（毫克）	–
维生素B₁（毫克）	0.06	脂肪（克）	0.1	膳食纤维（克）	2.4
维生素B₂（毫克）	0.05	碳水化合物（克）	33.1		
维生素B₆（毫克）	0.14				
维生素B₁₂（微克）	–	矿物质			
维生素C（毫克）	297	钙（毫克）	16		
维生素D（微克）	–	铁（毫克）	0.7		
维生素E（毫克）	0.1	磷（毫克）	51		
生物素（微克）	16	钾（毫克）	127		
维生素K（微克）	–	钠（毫克）	7		
维生素P（微克）	320	铜（毫克）	0.06		
胡萝卜素（毫克）	0.01	镁（毫克）	25		
叶酸（微克）	140	锌（毫克）	1.82		
泛酸（毫克）	1.6	硒（微克）	1.02		
烟酸（毫克）	0.86				

（营养指数中的数值均为每百克食物的含量）

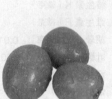

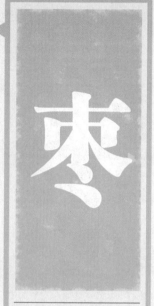

枣

◎枣又名红枣。是"五果"（桃、李、梅、杏、枣）之一，维生素含量颇高。

★ 营养价值

枣含有抑制癌细胞物质，常食能提高人体免疫力，抑制癌细胞。所含芦丁能软化血管，降低血压。枣能促进白细胞生成，降低血清胆固醇，提高血清白蛋白，保护肝脏。鲜枣富含维生素C，能使体内多余的胆固醇转变为胆汁酸，从而减少结石形成的概率。枣含钙、铁，能防治骨质疏松和贫血。

▲ 食用方法

生枣皮不易消化，勿食。
炖汤时应连皮一起烹调。
烂枣勿食，易出现头晕、视力障碍等中毒反应。

◐ 适宜人群

中老年人、青少年、女性、病人宜食。
有宿疾者应慎食，脾胃虚寒者不宜多吃。

◎ 食用量

每天5颗，过多食用会引起胃酸过多和腹胀。

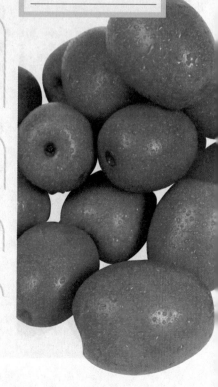

荔枝

⊙荔枝乃果中佳品，味道鲜美甘甜，口感软韧，富含糖分、蛋白质及多种维生素。

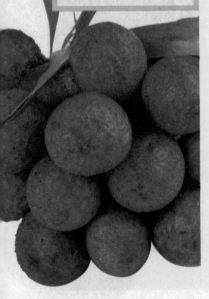

营养指数

维生素		三大营养素		热量（千卡）	61
维生素 A（微克）	2	蛋白质（克）	0.7	胆固醇（毫克）	–
维生素 B₁（毫克）	0.02	脂肪（克）	0.6	膳食纤维（克）	0.5
维生素 B₂（毫克）	0.06	碳水化合物（克）	13.3		
维生素 B₆（毫克）	0.09				
维生素 B₁₂（微克）	–	矿物质			
维生素 C（毫克）	36	钙（毫克）	6		
维生素 D（微克）	–	铁（毫克）	0.5		
维生素 E（毫克）	0.1	磷（毫克）	34		
生物素（微克）	12	钾（毫克）	193		
维生素 K（微克）	–	钠（毫克）	1.7		
维生素 P（微克）	–	铜（毫克）	0.16		
胡萝卜素（毫克）	0.01	镁（毫克）	12		
叶酸（微克）	100	锌（毫克）	0.17		
泛酸（毫克）	1	硒（微克）	0.14		
烟酸（毫克）	0.7				

（营养指数中的数值均为每百克食物的含量）

★ 营养价值

　　荔枝富含维生素，常食能促进微细血管的血液循环，防止雀斑的发生，令皮肤更加光滑。荔枝还能补脑健身，开胃益脾，促进食欲。

▲ 食用方法

　　一次食用不宜过多，也不宜连续多食，尤其是老人、儿童和糖尿病患者。

　　大量食用会出现血糖下降、口渴、出汗、头晕、腹泻，甚至出现昏迷和循环衰竭等症，人称"荔枝病"。

◆ 适宜人群

　　产妇、老人、体质虚弱者、病后调养者，贫血、胃寒和口臭者十分适合。

　　有上火症状者不宜食用。

◎ 食用量

　　每天 5 颗左右。

营养指数

维生素		三大营养素		热量（千卡）	70
维生素 A（微克）	106	蛋白质（克）	1.2	胆固醇（毫克）	–
维生素 B₁（毫克）	0.01	脂肪（克）	0.1	膳食纤维（克）	0.4
维生素 B₂（毫克）	0.14	碳水化合物（克）	16.2		
维生素 B₆（毫克）	0.2				
维生素 B₁₂（微克）	–	矿物质			
维生素 C（毫克）	43	钙（毫克）	6		
维生素 D（微克）	–	铁（毫克）	0.2		
维生素 E（毫克）	–	磷（毫克）	30		
生物素（微克）	20	钾（毫克）	248		
维生素 K（微克）	–	钠（毫克）	3.9		
维生素 P（微克）	–	铜（毫克）	0.1		
胡萝卜素（毫克）	0.02	镁（毫克）	10		
叶酸（微克）	20	锌（毫克）	0.4		
泛酸（毫克）	–	硒（微克）	0.83		
烟酸（毫克）	1.3				

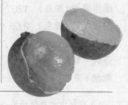

（营养指数中的数值均为每百克食物的含量）

龙眼

⊙龙眼亦名桂圆、益智、骊珠等。因种子圆黑光泽，种脐突起呈白色，看似"龙眼"而得名。新鲜龙眼肉质极嫩，汁多甜蜜，烘成干果后即为中药里的桂圆。

★ 营养价值

龙眼是健脾益智的传统食物，有补血安神、健脑益智、补养心脾的功效，对失眠、心悸、神经衰弱、记忆力减退、贫血有较好的疗效。研究表明，龙眼对子宫癌细胞的抑制率超过 90%，妇女更年期应适当吃些龙眼。龙眼有补益作用，对病后需要调养及体质虚弱的人有辅助疗效。

▲ 食用方法

变味果粒勿吃。

疯人果也叫龙荔，形似龙眼，外壳平滑无鳞斑状，有毒，购买时应注意。

◀ 适宜人群

体弱者、妇女最适宜食用。

龙眼属温热食物，多食易滞气，有上火发炎症状的人不宜食用。

◎ 食用量

每天 5 颗左右。

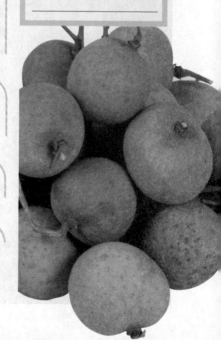

❀ 鲜果类

芒果

⊙芒果又名杧果、檬果，热带水果之王。它外形多样，皮色多种，果肉酸甜不一，有香气，汁水多而果核大。

营养指数

维生素		三大营养素		热量（千卡）	32
维生素 A（微克）	1342	蛋白质（克）	0.6	胆固醇（毫克）	–
维生素 B$_1$（毫克）	0.01	脂肪（克）	0.2	膳食纤维（克）	1.3
维生素 B$_2$（毫克）	0.04	碳水化合物（克）	7		
维生素 B$_6$（毫克）	0.13	矿物质			
维生素 B$_{12}$（微克）	–				
维生素 C（毫克）	23	钙（毫克）	15		
维生素 D（微克）	–	铁（毫克）	0.2		
维生素 E（毫克）	1.21	磷（毫克）	11		
生物素（微克）	12	钾（毫克）	138		
维生素 K（微克）	–	钠（毫克）	2.8		
维生素 P（微克）	120	铜（毫克）	0.06		
胡萝卜素（毫克）	8.05	镁（毫克）	14		
叶酸（微克）	84	锌（毫克）	0.09		
泛酸（毫克）	0.22	硒（微克）	1.44		
烟酸（毫克）	0.3				

（营养指数中的数值均为每百克食物的含量）

★ 营养价值

芒果的胡萝卜素含量特别高，有益于视力，能润泽皮肤。芒果所含的芒果甙物质能延缓细胞衰老、提高脑功能，可明显提高红细胞过氧化氢酶活力并降低红细胞血红蛋白。芒果还含有芒果酮酸等化合物，有抗癌的药理作用。食用芒果可祛痰止咳，增加胃肠蠕动，防治结肠癌。

▲ 食用方法

芒果是富含蛋白质的水果，多吃易饱。

◐ 适宜人群

一般人都可食用。
过敏体质者慎食；皮肤病、肿瘤、糖尿病患者忌食。

◎ 食用量

每天 1 个（约 100 克）。
过多食用会对肾脏造成损害。

相关记载

芒果有益胃、止呕、止晕的功效。古代，漂洋过海者都随身携带一些芒果，以解晕船之症。

鲜果类 ❋

营养指数

维生素		三大营养素		热量（千卡）	53
维生素A（微克）	66	蛋白质（克）	1	胆固醇（毫克）	–
维生素B₁（毫克）	0.01	脂肪（克）	0.1	膳食纤维（克）	2.5
维生素B₂（毫克）	0.02	碳水化合物（克）	13.5		
维生素B₆（毫克）	0.12				
维生素B₁₂（微克）	–	矿物质			
维生素C（毫克）	652	钙（毫克）	32		
维生素D（微克）	–	铁（毫克）	0.3		
维生素E（毫克）	1.3	磷（毫克）	42		
生物素（微克）	33	钾（毫克）	144		
维生素K（微克）	–	钠（毫克）	3.3		
维生素P（微克）	–	铜（毫克）	1.87		
胡萝卜素（毫克）	35	镁（毫克）	12		
叶酸（微克）	36	锌（毫克）	0.57		
泛酸（毫克）	0.29	硒（微克）	0.28		
烟酸（毫克）	0.29				

（营养指数中的数值均为每百克食物的含量）

狝猴桃

◎狝猴桃又名毛桃、藤梨、狝猴梨，因狝猴喜食而得名。维生素C含量极高，被誉为"维C之王"。

★ 营养价值

狝猴桃富含维生素C，能有效抑制硝化反应，防止癌症发生，常吃烧烤食物的人宜多食。含有血清促进素，具有稳定情绪、镇静心情的作用。所含天然肌醇有助于脑部活动，能帮助忧郁之人走出情绪低谷。有良好的膳食纤维，能降低胆固醇，促进心脏健康，帮助消化，防止便秘。狝猴桃味甘酸、性寒，能够解热除烦，止渴利尿。

⚠ 食用方法

食用后不能立即喝牛奶或吃其他乳制品，以免出现腹泻症状。

◐ 适宜人群

一般人都可以食用。
脾胃虚寒者少食。

◎ 食用量

成人每天1个。

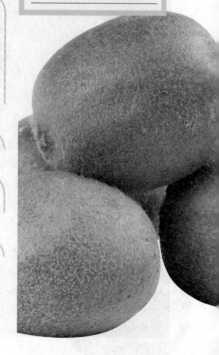

鲜果类

菠萝

⊙菠萝也叫凤梨。盛产于热带、亚热带，果形美观，汁多味甜，有特殊香味。

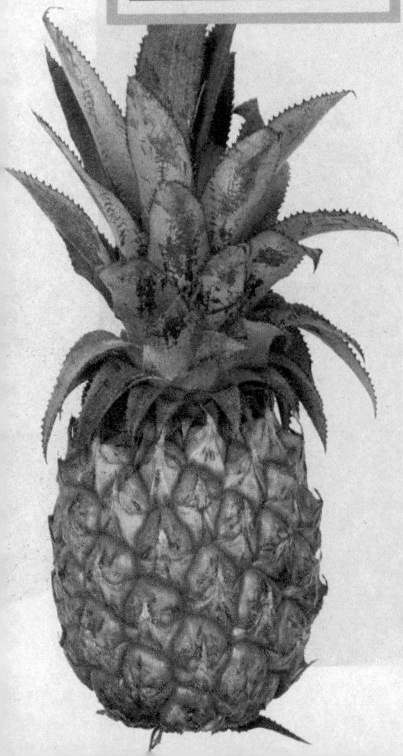

营养指数

维生素		三大营养素			
				热量（千卡）	42
维生素A（微克）	33	蛋白质（克）	0.4	胆固醇（毫克）	–
维生素B_1（毫克）	0.08	脂肪（克）	0.3	膳食纤维（克）	0.4
维生素B_2（毫克）	0.02	碳水化合物（克）	9		
维生素B_6（毫克）	0.08				
维生素B_{12}（微克）	–	矿物质			
维生素C（毫克）	24	钙（毫克）	18		
维生素D（微克）	–	铁（毫克）	0.5		
维生素E（毫克）	–	磷（毫克）	28		
生物素（微克）	51	钾（毫克）	147		
维生素K（微克）	–	钠（毫克）	0.8		
维生素P（微克）	–	铜（毫克）	0.07		
胡萝卜素（毫克）	0.08	镁（毫克）	8		
叶酸（微克）	11	锌（毫克）	0.14		
泛酸（毫克）	0.28	硒（微克）	0.24		
烟酸（毫克）	0.2				

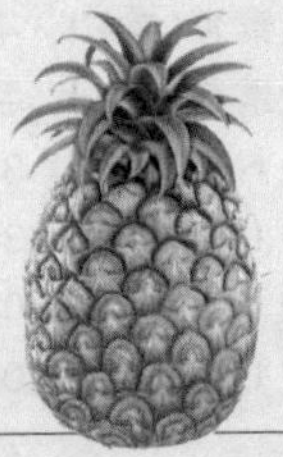

（营养指数中的数值均为每百克食物的含量）

营养价值

含有“菠萝朊酶”，能分解蛋白质，食用肉类或油腻食物后宜吃些菠萝；能溶解阻塞于组织中的纤维蛋白和血凝块，改善局部血液循环，消除炎症和水肿。菠萝所含糖、盐类和酶有利尿作用，适当食用对肾炎、高血压病患者有益。性味甘平，具有健胃消食、补脾止泻、清胃解渴等功用。

食用方法

去皮切成片后，于淡盐水里浸泡30分钟，再用凉开水浸洗后食用。

适宜人群

除溃疡病、肾脏病患者及凝血功能障碍者均可食用。

发烧、湿疹、疥疮患者不宜多吃。

食用量

每次约100克。

相关记载

家里装修后，把菠萝放在室内可吸附异味，但这样的菠萝不能再食用。

鲜果类 ✿

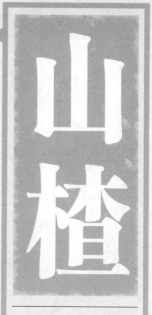

山楂

营养指数

维生素		三大营养素		热量（千卡）	98
维生素A（微克）	8	蛋白质（克）	0	胆固醇（毫克）	—
维生素B₁（毫克）	0.02	脂肪（克）	1.5	膳食纤维（克）	2.9
维生素B₂（毫克）	0.01	碳水化合物（克）	20.7		
维生素B₆（毫克）	—				
维生素B₁₂（微克）	—	矿物质			
维生素C（毫克）	19	钙（毫克）	162		
维生素D（微克）	—	铁（毫克）	0.8		
维生素E（毫克）	7.32	磷（毫克）	24		
生物素（微克）	52	钾（毫克）	299		
维生素K（微克）	—	钠（毫克）	0.9		
维生素P（微克）	—	铜（毫克）	0.11		
胡萝卜素（毫克）	0.05	镁（毫克）	19		
叶酸（微克）	—	锌（毫克）	0.02		
泛酸（毫克）	—	硒（微克）	1.22		
烟酸（毫克）	0.4				

（营养指数中的数值均为每百克食物的含量）

⊙山楂也叫山里红、红果、胭脂果。它有很高的营养和医疗价值。

★ 营养价值

　　常食山楂，能扩张血管、增加冠脉血流量，防治心血管疾病和老年性心脏病；活血化瘀，帮助解除局部瘀血状态，辅助治疗跌打损伤。山楂所含的黄酮类和维生素C、胡萝卜素等物质能阻断并减少自由基的生成，可增强机体的免疫力，防老抗癌。山楂对子宫有收缩作用，孕妇临产时有催生之效。山楂还能开胃消食。

▲ 食用方法

　　山楂味酸，加热后会变得更酸，食用后当立即漱口刷牙。市场上的山楂小食品含糖很多，应少吃。

◆ 适宜人群

　　一般人都可以吃，牙齿怕酸的人可食山楂糕等山楂制品。
　　孕妇勿食，若食可能诱发流产；脾胃虚弱者、血糖过低者、儿童少食。

◎ 食用量

　　每次3~4个。

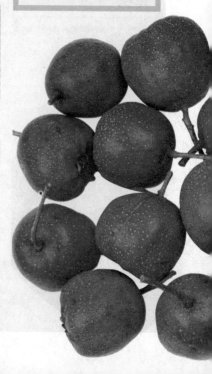

❋ **鲜果类**

椰子

⊙椰子是热带水果，椰汁清如水甜如蜜，饮之甘甜可口；椰肉芳香滑脆，柔若奶油。果实越成熟所含蛋白质和脂肪越多。

营养指数 ///////////////////////////////

维生素		三大营养素			
维生素 A（微克）	21	蛋白质（克）	4	热量（千卡）	231
维生素 B$_1$（毫克）	0.01	脂肪（克）	12.1	胆固醇（毫克）	–
维生素 B$_2$（毫克）	0.01	碳水化合物（克）	26.6	膳食纤维（克）	4.7
维生素 B$_6$（毫克）	–				
维生素 B$_{12}$（微克）	–	矿物质			
维生素 C（毫克）	6	钙（毫克）	2		
维生素 D（微克）	–	铁（毫克）	1.8		
维生素 E（毫克）	–	磷（毫克）	90		
生物素（微克）	26	钾（毫克）	475		
维生素 K（微克）	–	钠（毫克）	55.6		
维生素 P（微克）	–	铜（毫克）	0.19		
胡萝卜素（毫克）	–	镁（毫克）	65		
叶酸（微克）	1	锌（毫克）	0.92		
泛酸（毫克）	–	硒（微克）	6.21		
烟酸（毫克）	0.5				

（营养指数中的数值均为每百克食物的含量）

⭐ **营养价值**

椰肉的含油量约为35%，油中的主要成分为癸酸、棕榈酸、油酸、月桂酸、脂肪酸、游离脂肪酸及多种甾醇物质，有补充机体营养、美容、防治皮肤病的作用。椰汁能清凉消暑、生津止渴，强心、利尿、驱虫、止呕止泻；椰肉能补益脾胃、杀虫消疳。

🔺 **食用方法**

椰肉炖汤补益功效更加显著。

椰汁离开椰壳味道则变，上午倒出的椰汁较甜，下午较淡。

◀ **适宜人群**

一般人都可以食用。

体内热盛、长期睡眠不佳、爱吃煎炸食物者少食或不食。

◎ **食用量**

椰汁每次1杯（约150毫升），椰肉每次约30克。

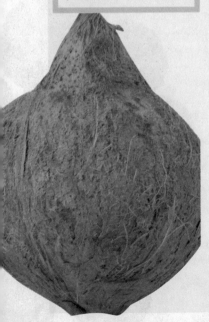

营养指数

维生素		三大营养素		热量（千卡）	35
维生素 A（微克）	4	蛋白质（克）	1.1	胆固醇（毫克）	–
维生素 B₁（毫克）	0.05	脂肪（克）	1.2	膳食纤维（克）	1.3
维生素 B₂（毫克）	0.02	碳水化合物（克）	4.9		
维生素 B₆（毫克）	0.08	矿物质			
维生素 B₁₂（微克）	–				
维生素 C（毫克）	40	钙（毫克）	101		
维生素 D（微克）	–	铁（毫克）	0.8		
维生素 E（毫克）	1.14	磷（毫克）	22		
生物素（微克）	37	钾（毫克）	209		
维生素 K（微克）	–	钠（毫克）	1.1		
维生素 P（微克）	560	铜（毫克）	0.14		
胡萝卜素（毫克）	0.13	镁（毫克）	37		
叶酸（微克）	31	锌（毫克）	0.65		
泛酸（毫克）	0.2	硒（微克）	0.5		
烟酸（毫克）	0.6				

（营养指数中的数值均为每百克食物的含量）

柠檬

⊙柠檬又称柠果、洋柠檬、益母果等。果实汁多肉脆，芳香浓郁，富含柠檬酸，多用来调制饮料、菜肴、化妆品和药品。

★ 营养价值

柠檬汁极酸，具有很强的杀菌作用；内含大量柠檬酸盐，能抑制钙盐结晶，从而阻止肾结石形成。柠檬富有香气，能消除肉类、水产的腥膻之味，并能使肉质更加细嫩。柠檬还能促进胃中蛋白分解酶的分泌，增强胃肠蠕动。食用柠檬还可以防治心血管疾病，提高凝血功能及血小板数量，美白肌肤，安胎止呕。

▲ 食用方法

因太酸而不宜鲜食。

◐ 适宜人群

适合一般人食用。

胃溃疡、胃酸过多者不宜食用；龋齿、糖尿病患者忌食。

◎ 食用量

每次 1/6 个（1~2 瓣）。

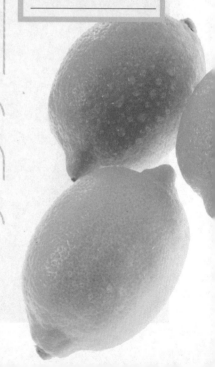

❋ 鲜果类

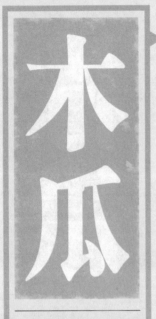

⊙木瓜是岭南四大名果之一。作为水果食用的木瓜实际是番木瓜，又名乳瓜。果皮光滑美观，果肉厚实细致、香气浓郁、汁水丰多、营养丰富。

营养指数

维生素		三大营养素		热量（千卡）	27
维生素 A（微克）	145	蛋白质（克）	0.4	胆固醇（毫克）	–
维生素 B₁（毫克）	0.02	脂肪（克）	0.1	膳食纤维（克）	0.8
维生素 B₂（毫克）	0.04	碳水化合物（克）	6.2		
维生素 B₆（毫克）	0.01				
维生素 B₁₂（微克）	–	矿物质			
维生素 C（毫克）	50	钙（毫克）	17		
维生素 D（微克）	–	铁（毫克）	0.2		
维生素 E（毫克）	0.3	磷（毫克）	12		
生物素（微克）	38	钾（毫克）	18		
维生素 K（微克）	–	钠（毫克）	28		
维生素 P（微克）	–	铜（毫克）	0.03		
胡萝卜素（毫克）	0.87	镁（毫克）	9		
叶酸（微克）	44	锌（毫克）	0.25		
泛酸（毫克）	0.42	硒（微克）	1.8		
烟酸（毫克）	0.3				

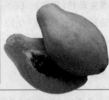

（营养指数中的数值均为每百克食物的含量）

★ 营养价值

　　能健脾消食，美白肌肤，丰胸增乳。它独有的番木瓜碱具有抗肿瘤功效，阻止人体致癌物质亚硝酸胺的合成，对淋巴性白血病细胞具有强烈抗癌活性。所含齐墩果成分可护肝降酶、抗炎抑菌、降低血脂、软化血管。

▲ 食用方法

　　食用木瓜即番木瓜，可生吃，可与肉类一起炖煮。
　　丰胸用青木瓜效果最好。

�”适宜人群

　　适合一般人食用。
　　营养缺乏、消化不良、肥胖和产后缺乳者更宜常食。

◎ 食用量

　　每次 1/4 个。
　　木瓜中的番木瓜碱对人体有小毒，每次食量不宜过多。

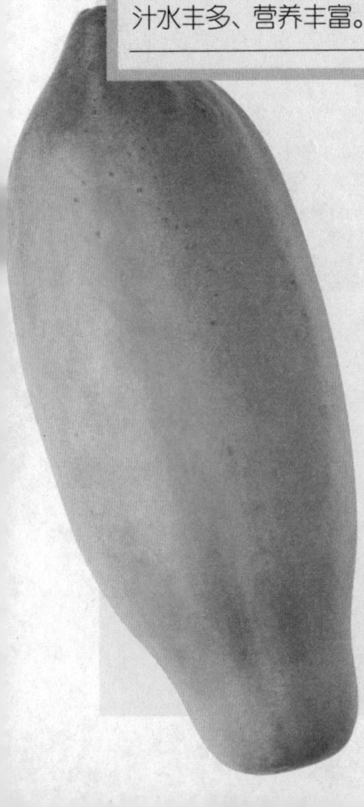

鲜果类 ❁

营养指数 ◀

维生素		三大营养素		
维生素 A（微克）	117	蛋白质（克）		0.8
维生素 B₁（毫克）	0.02	脂肪（克）		0.2
维生素 B₂（毫克）	0.03	碳水化合物（克）		8.5
维生素 B₆（毫克）	0.06			
维生素 B₁₂（微克）	－	矿物质		
维生素 C（毫克）	8	钙（毫克）		17
维生素 D（微克）	－	铁（毫克）		1.1
维生素 E（毫克）	0.24	磷（毫克）		8
生物素（微克）	35	钾（毫克）		122
维生素 K（微克）	－	钠（毫克）		4
维生素 P（微克）	120	铜（毫克）		0.06
胡萝卜素（毫克）	0.7	镁（毫克）		10
叶酸（微克）	9	锌（毫克）		0.21
泛酸（毫克）	0.22	硒（微克）		0.72
烟酸（毫克）	0.2			

热量（千卡）　39
胆固醇（毫克）　－
膳食纤维（克）　0.8

（营养指数中的数值均为每百克食物的含量）

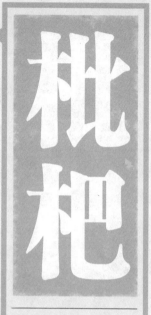

枇杷

⊙枇杷也叫腊兄、金丸、卢橘，因果形状似琵琶而得名。清香鲜甜，略带酸味。

★ 营养价值

所含有机酸能刺激消化腺分泌，对增进食欲、帮助消化吸收、止渴解暑有相当好的作用。内含苦杏仁甙，能够润肺止咳、祛痰，治疗各种咳嗽。常吃枇杷果实及叶可以预防四时感冒。枇杷叶可晾干制成茶叶，有泄热下气、和胃降逆之功效，是止呕良品。

▲ 食用方法

枇杷仁有毒，不可食用。

◀ 适宜人群

适合一般人食用。
糖尿病患者、脾虚泄泻者忌食。

◎ 食用量

每次 1~2 个。
多食易助湿生痰，继发痰热。

相关记载

安徽"三潭"枇杷全国闻名，徽州民间有"天上王母蟠桃，地上三潭枇杷"之说，与樱桃、梅子并称为"三友"。

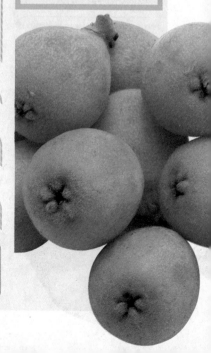

❈ 鲜果类

无花果

⊙无花果亦名天生子、文仙果、蜜果、奶浆果等。成熟时软烂，味甘无核。含有多种氨基酸、维生素、矿物质、柠檬酸、脂肪酸、蛋白酶等成分，有很好的食疗功效。

营养指数

维生素		三大营养素			
维生素A（微克）	5	蛋白质（克）	1.5	热量（千卡）	58
维生素B$_1$（毫克）	0.03	脂肪（克）	0.1	胆固醇（毫克）	–
维生素B$_2$（毫克）	0.02	碳水化合物（克）	13	膳食纤维（克）	3
维生素B$_6$（毫克）	0.07	矿物质			
维生素B$_{12}$（微克）	–				
维生素C（毫克）	2	钙（毫克）	67		
维生素D（微克）	–	铁（毫克）	0.1		
维生素E（毫克）	1.82	磷（毫克）	18		
生物素（微克）	25	钾（毫克）	212		
维生素K（微克）	–	钠（毫克）	5.5		
维生素P（微克）	–	铜（毫克）	0.01		
胡萝卜素（毫克）	0.03	镁（毫克）	17		
叶酸（微克）	22	锌（毫克）	1.42		
泛酸（毫克）	0.2	硒（微克）	0.67		
烟酸（毫克）	0.1				

（营养指数中的数值均为每百克食物的含量）

★ 营养价值

含有脂肪酶、水解酶，具有降低、分解血脂的功能，可减少脂肪在血管内的沉积，从而降低血压、预防冠心病。成熟果实的果汁中可提取"苯甲醛"，具有防癌抗癌、增强机体抗病能力的作用。食用无花果能促进食欲，润肠通便，利咽消肿。

△ 食用方法

可鲜食，可烹饪菜肴。

▷ 适宜人群

适合一般人食用。

脑血管意外、脂肪肝、正常血钾性周期性麻痹等患者不宜食用；大便溏薄者不宜生食。

◎ 食用量

鲜果每次约50克；干果每次约30克。

相关记载

无花果树叶厚大浓绿，花很小常被枝叶掩盖，不易发现。当果子露出时，花已脱落，故名"无花果"。

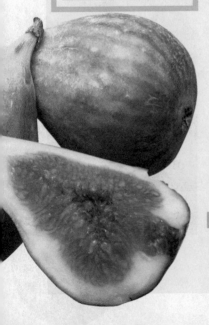

营养指数

维生素		三大营养素		热量（千卡）	28
维生素 A（微克）	7	蛋白质（克）	0.8	胆固醇（毫克）	–
维生素 B$_1$（毫克）	0.01	脂肪（克）	0.2	膳食纤维（克）	1
维生素 B$_2$（毫克）	0.05	碳水化合物（克）	5.7		
维生素 B$_6$（毫克）	0.05	矿物质			
维生素 B$_{12}$（微克）	–				
维生素 C（毫克）	9	钙（毫克）	14		
维生素 D（微克）	–	铁（毫克）	1		
维生素 E（毫克）	0.81	磷（毫克）	8		
生物素（微克）	19	钾（毫克）	149		
维生素 K（微克）	–	钠（毫克）	0.7		
维生素 P（微克）	–	铜（毫克）	0.02		
胡萝卜素（毫克）	0.04	镁（毫克）	10		
叶酸（微克）	26	锌（毫克）	0.14		
泛酸（毫克）	0.3	硒（微克）	0.31		
烟酸（毫克）	0.3				

（营养指数中的数值均为每百克食物的含量）

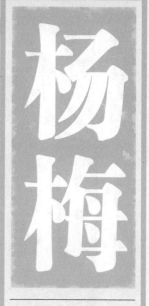

杨梅

⊙杨梅也叫龙睛、朱红。中国特产水果之一。果实色泽鲜艳，汁液多，甜酸适口。

★ 营养价值

含有多种有机酸及大量维生素 C，能直接参与体内糖的代谢和氧化还原，增强毛细血管的通透性，可降血脂，阻止癌细胞在体内生成。杨梅果仁中的氰胺类、脂肪油等也有抑制癌细胞的作用。杨梅能开胃生津，消食解暑，阻止体内的糖向脂肪转化，治疗痢疾腹痛。

▲ 食用方法

食后应及时漱口刷牙。

蘸少许盐食用更美味。

忌与生葱同食。

◐ 适宜人群

一般人都可食用。

溃疡病患者慎食；牙痛、胃酸过多、上火的人少食；糖尿病患者忌食。

◎ 食用量

每次约 40 克。

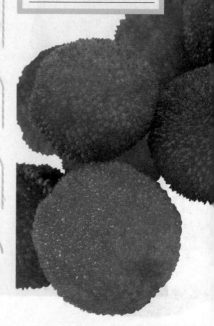

❀ **鲜果类**

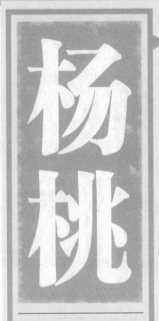

⊙杨桃也叫五棱子、羊桃、洋桃等，果皮呈蜡质，果肉黄亮，爽甜多汁。杨桃含有大量挥发性成分，带有一股清香。

营养指数

维生素		三大营养素		热量（千卡）	30
维生素 A（微克）	12	蛋白质（克）	0.7	胆固醇（毫克）	–
维生素 B₁（毫克）	0.03	脂肪（克）	0.1	膳食纤维（克）	1.8
维生素 B₂（毫克）	0.02	碳水化合物（克）	7.5		
维生素 B₆（毫克）	0.02				
维生素 B₁₂（微克）	–	矿物质			
维生素 C（毫克）	27.2	钙（毫克）	5		
维生素 D（微克）	–	铁（毫克）	0.6		
维生素 E（毫克）	0.3	磷（毫克）	27		
生物素（微克）	18	钾（毫克）	126		
维生素 K（微克）	–	钠（毫克）	0.7		
维生素 P（微克）	–	铜（毫克）	0.04		
胡萝卜素（毫克）	–	镁（毫克）	10		
叶酸（微克）	11	锌（毫克）	0.5		
泛酸（毫克）	0.3	硒（微克）	0.84		
烟酸（毫克）	0.38				

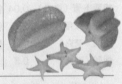

（营养指数中的数值均为每百克食物的含量）

☆ 营养价值

　　杨桃能减少机体对脂肪的吸收，有降低血脂、胆固醇的作用，还能保护肝脏，降低血糖。富含糖类、维生素 C 及有机酸，且果汁充沛，能迅速补充人体水分，并使体内的热或酒毒随小便排出体外。可提高胃液酸度，促进消化，消除咽喉炎症、口腔溃疡，防治风火牙痛。

△ 食用方法

　　茶余酒后吃几片杨桃，会感到口爽神清，别有一番风味。
宜与红醋同食，可起到消食作用。
宜与白糖同食，可起到消暑利水的功效。

◻ 适宜人群

　　适合一般人食用，心血管病患者或肥胖者尤其适合。

◎ 食用量

　　每次半个。

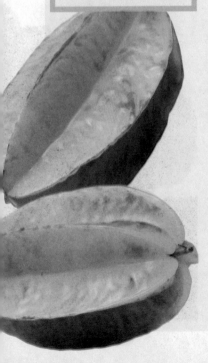

鲜果类 ❋

营养指数

维生素		三大营养素		热量（千卡）	6
维生素 A（微克）	35	蛋白质（克）	0.1	胆固醇（毫克）	–
维生素 B₁（毫克）	0.02	脂肪（克）	0.2	膳食纤维（克）	0.3
维生素 B₂（毫克）	0.02	碳水化合物（克）	9.9		
维生素 B₆（毫克）	0.02	**矿物质**			
维生素 B₁₂（微克）	–	钙（毫克）	11		
维生素 C（毫克）	10	铁（毫克）	6		
维生素 D（微克）	–	磷（毫克）	27		
维生素 E（毫克）	2.22	钾（毫克）	232		
生物素（微克）	62	钠（毫克）	8		
维生素 K（微克）	–	铜（毫克）	0.1		
维生素 P（微克）	230	镁（毫克）	12		
胡萝卜素（毫克）	0.21	锌（毫克）	0.23		
叶酸（微克）	38	硒（微克）	0.21		
泛酸（毫克）	0.2				
烟酸（毫克）	0.6				

（营养指数中的数值均为每百克食物的含量）

> ⊙樱桃也称莺桃、含桃、荆桃等。果实色泽红艳，玲珑如玛瑙宝石，味道甘甜而微酸，可鲜食，可腌制。

櫻桃

★ 营养价值

　　樱桃的铁含量居各种水果之首，食之可促进血红蛋白再生，防治缺铁性贫血，增强体质，健脑益智。有调中益气、健脾和胃、祛风湿之功效，对食欲不振、消化不良、风湿身痛等均有益处。经常食用还能养颜驻容。

△ 食用方法

　　樱桃适宜生食，或者制成果汁。
　　樱桃常被用来点缀蛋糕和冰激凌。

◎ 适宜人群

　　一般人群均可食用。
　　溃疡症状者及糖尿病患者不宜食用。

◎ 食用量

　　每次约 40 克。

相关记载

　　樱桃又被称为"莺桃"，据说是因为黄莺特别喜好啄食樱桃，因而得名。

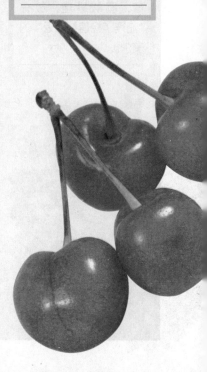

❋ **鲜果类**

榴莲

⊙榴莲乃热带水果之王。成熟果肉淡黄，黏滑多汁，酥软味甜，吃起来有陈乳酪和洋葱味，初尝有异味，继食清凉甜蜜，回味甚佳，故有"流连（榴莲）忘返"的美誉。

营养指数

维生素		三大营养素		热量（千卡）	133
维生素 A（微克）	6	蛋白质（克）	2.3	胆固醇（毫克）	–
维生素 B₁（毫克）	0.33	脂肪（克）	3.3	膳食纤维（克）	2.1
维生素 B₂（毫克）	0.2	碳水化合物（克）	27.1		
维生素 B₆（毫克）	0.25				
维生素 B₁₂（微克）	–	矿物质			
维生素 C（毫克）	31	钙（毫克）	5		
维生素 D（微克）	–	铁（毫克）	0.3		
维生素 E（毫克）	2.3	磷（毫克）	36		
生物素（微克）	24	钾（毫克）	510		
维生素 K（微克）	–	钠（毫克）	35		
维生素 P（微克）	–	铜（毫克）	0.19		
胡萝卜素（毫克）	–	镁（毫克）	27		
叶酸（微克）	150	锌（毫克）	0.27		
泛酸（毫克）	0.22	硒（微克）	1.18		
烟酸（毫克）	1.4				

（营养指数中的数值均为每百克食物的含量）

⭐ **营养价值**

富含蛋白质和脂类，对机体有很好的补养作用。它气味独特，不同的人感受不同，有的人认为其臭如猫屎，有的人认为香气馥郁。榴莲的这种气味有开胃、促进食欲的功效，其中的膳食纤维还能促进肠蠕动。

🔺 **食用方法**

有酒精味的榴莲表明已经变质。

食后多喝开水可助消化，或吃几只"果中皇后"——山竹以降服水果之王。

宜与鸡汤同食，可起到滋补畏寒的功效。

宜与山竹同食，可起到减轻火热的作用。

◆ **适宜人群**

适合一般人食用，心血管病患者或肥胖者尤其适合。

◎ **食用量**

每天约 100 克。

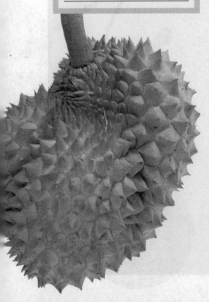

鲜果类 ✿

营养指数

维生素		三大营养素		热量（千卡）	67
维生素A（微克）	5	蛋白质（克）	0.6	胆固醇（毫克）	–
维生素B₁（毫克）	0.11	脂肪（克）	0.2	膳食纤维（克）	1.4
维生素B₂（毫克）	0.03	碳水化合物（克）	17.5		
维生素B₆（毫克）	0.04				
维生素B₁₂（微克）	–	矿物质			
维生素C（毫克）	3	钙（毫克）	6		
维生素D（微克）	–	铁（毫克）	0.1		
维生素E（毫克）	0.7	磷（毫克）	12		
生物素（微克）	22	钾（毫克）	100		
维生素K（微克）	–	钠（毫克）	1		
维生素P（微克）	–	铜（毫克）	0.07		
胡萝卜素（毫克）	–	镁（毫克）	18		
叶酸（微克）	20	锌（毫克）	0.61		
泛酸（毫克）	0.33	硒（微克）	1.34		
烟酸（毫克）	0.5				

（营养指数中的数值均为每百克食物的含量）

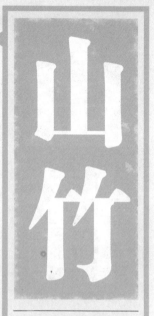

⊙山竹原名莽吉柿。幽香气爽，滑润而不腻滞，与榴莲齐名，号称"果中皇后"。

★ 营养价值

山竹含有一种特殊物质，具有降燥、清凉解热的作用。在泰国，人们将榴莲、山竹视为"夫妻果"。如果吃了过多榴莲上了火，吃上几个山竹就能缓解。山竹富含蛋白质和脂类，对体弱、营养不良、病后的人有很好的调养作用。

▲ 食用方法

购买山竹时定要选蒂绿、果软的新鲜果，否则会买到"死竹"。紫色汁液如果染在肉瓣上会影响口味。

◇ 适宜人群

一般人都可食用。
肥胖者，肾病、心脏病患者少食；糖尿病患者忌食。
食用过多会引起便秘。

◎ 食用量

每天3个。

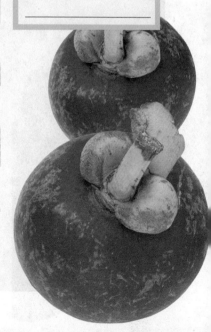

❉ **鲜果类**

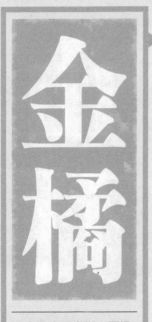

金橘

⊙金橘也叫金柑、夏橘、金枣、寿星柑。皮色金黄、皮薄肉嫩、汁多香甜。内含特殊挥发油、金橘甙等物质，具有令人愉悦的香气。

营养指数 ///////////////////////////////

维生素		三大营养素			
维生素 A（微克）	62	蛋白质（克）	1	热量（千卡）	55
维生素 B₁（毫克）	0.04	脂肪（克）	0.2	胆固醇（毫克）	–
维生素 B₂（毫克）	0.03	碳水化合物（克）	12.3	膳食纤维（克）	1.4
维生素 B₆（毫克）	0.03				
维生素 B₁₂（微克）	–	矿物质			
维生素 C（毫克）	35	钙（毫克）	56		
维生素 D（微克）	–	铁（毫克）	1		
维生素 E（毫克）	1.58	磷（毫克）	20		
生物素（微克）	37	钾（毫克）	144		
维生素 K（微克）	–	钠（毫克）	3		
维生素 P（微克）	280	铜（毫克）	0.07		
胡萝卜素（毫克）	0.37	镁（毫克）	20		
叶酸（微克）	20	锌（毫克）	0.21		
泛酸（毫克）	0.29	硒（微克）	0.62		
烟酸（毫克）	0.3				

（营养指数中的数值均为每百克食物的含量）

★ 营养价值

金橘对防止血管破裂，减缓血管硬化有良好作用，并对血压能产生双向调节，高血压、血管硬化及冠心病患者食之非常有益。有行气解郁、生津消食、化痰利咽、醒酒的作用，适宜脘腹胀满、咳嗽痰多、烦渴、咽喉肿痛者食用。常食还能增强机体的抗寒能力，防治感冒。

▲ 食用方法

金橘皮中含有多种营养成分，勿丢弃。
糖、蜜腌渍后食疗效果更佳。

◀ 适宜人群

一般人皆可食用。
口舌生疮、大便干结等病症者不宜食用；糖尿病患者忌食。

◎ 食用量

每次 5 个。

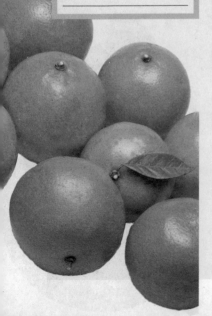

营养指数

维生素		三大营养素			
维生素A（微克）	43	蛋白质（克）	1.6	热量（千卡）	63
维生素B₁（毫克）	0.05	脂肪（克）	0.2	胆固醇（毫克）	–
维生素B₂（毫克）	0.03	碳水化合物（克）	13.7	膳食纤维（克）	4.7
维生素B₆（毫克）	0.04	**矿物质**			
维生素B₁₂（微克）	–				
维生素C（毫克）	5	钙（毫克）	6		
维生素D（微克）	–	铁（毫克）	0.4		
维生素E（毫克）	2.28	磷（毫克）	70		
生物素（微克）	11	钾（毫克）	231		
维生素K（微克）	–	钠（毫克）	0.7		
维生素P（微克）	–	铜（毫克）	0.15		
胡萝卜素（毫克）	–	镁（毫克）	17		
叶酸（微克）	6	锌（毫克）	0.2		
泛酸（毫克）	0.32	硒（微克）	0.2		
烟酸（毫克）	0.2				

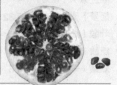

（营养指数中的数值均为每百克食物的含量）

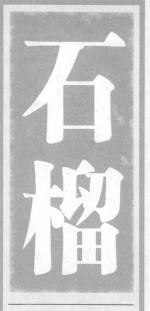

⊙石榴原产于西域，汉代传入中原，有玛瑙石榴、粉皮石榴、青皮石榴、玉石子等品种。它色彩鲜艳，子多饱满，酸甜多汁，常被用作喜庆水果，象征多子多福、子孙满堂。

★ 营养价值

石榴能涩肠止血，抑制细菌，是治疗出血、腹泻的佳品。以色列研究证实，连续两周每天饮用2~3盎司石榴汁，可将氧化过程减缓40%，减少已沉积的氧化胆固醇，停止饮用后效果仍将持续1个月。石榴汁还能有效抵抗心血管疾病，抗衰老、防治癌瘤。

◢ 食用方法

果汁染到衣物上很难洗掉。

◖ 适宜人群

老少皆宜。

感冒、急性炎症、大便秘结者慎食；糖尿病患者忌食。

◎ 食用量

每次约40克。

多食会损伤牙齿，助火生痰。

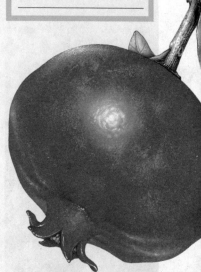

✿ 鲜果类

番荔枝

⊙番荔枝也叫佛头果、释迦果、番梨。原产于南美洲及印度。果实呈圆形或圆锥形，果皮淡绿色，有鳞状凸起，果肉呈乳白色的浆质，柔软而稍带胶状，味甜微酸芳香，入口即化。

营养指数

维生素		三大营养素		热量（千卡）	41
维生素 A（微克）	53	蛋白质（克）	1.1	胆固醇（毫克）	–
维生素 B₁（毫克）	0.02	脂肪（克）	0.4	膳食纤维（克）	5.9
维生素 B₂（毫克）	0.05	碳水化合物（克）	8.3		
维生素 B₆（毫克）	0.06				
维生素 B₁₂（微克）	–	矿物质			
维生素 C（毫克）	68	钙（毫克）	13		
维生素 D（微克）	–	铁（毫克）	0.2		
维生素 E（毫克）	0.3	磷（毫克）	16		
生物素（微克）	10	钾（毫克）	235		
维生素 K（微克）	–	钠（毫克）	3.3		
维生素 P（微克）	–	铜（毫克）	0.08		
胡萝卜素（毫克）	0.32	镁（毫克）	10		
叶酸（微克）	41	锌（毫克）	0.21		
泛酸（毫克）	0.8	硒（微克）	1.62		
烟酸（毫克）	0.3				

（营养指数中的数值均为每百克食物的含量）

★ 营养价值

番荔枝粉是国外长期野外科学探险考察活动中的必备品，它能及时补充维生素 C。糖尿病患者经常食用，可明显减轻病情。番荔枝纤维含量较高，能有效地促进肠蠕动，排走积存在肠内的宿便。它还是最佳的抗氧化水果，能有效延缓肌肤衰老。

▲ 食用方法

番荔枝甘温而涩并且含有鞣质，勿与乳制品、高蛋白的食品同食，以免生成不易消化的物质。

◀ 适宜人群

一般人都可以食用。番荔枝对血糖影响甚微，糖尿病患者无须忌食。

◎ 食用量

每次约 60 克。

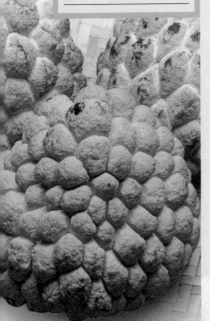

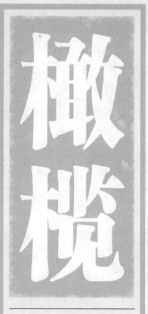

橄榄

营养指数

维生素		三大营养素		热量（千卡）	49
维生素 A（微克）	22	蛋白质（克）	0.8	胆固醇（毫克）	–
维生素 B_1（毫克）	0.01	脂肪（克）	0.2	膳食纤维（克）	4
维生素 B_2（毫克）	0.01	碳水化合物（克）	11.1		
维生素 B_6（毫克）	–				
维生素 B_{12}（微克）	–	矿物质			
维生素 C（毫克）	3	钙（毫克）	49		
维生素 D（微克）	–	铁（毫克）	0.2		
维生素 E（毫克）	–	磷（毫克）	18		
生物素（微克）	40	钾（毫克）	23		
维生素 K（微克）	–	钠（毫克）	44.1		
维生素 P（微克）	–	铜（毫克）	–		
胡萝卜素（毫克）	0.13	镁（毫克）	10		
叶酸（微克）	–	锌（毫克）	0.25		
泛酸（毫克）	–	硒（微克）	0.35		
烟酸（毫克）	0.7				

（营养指数中的数值均为每百克食物的含量）

⊙橄榄又名青果、忠果、谏果。初尝味道酸涩，久嚼后方觉得满口清香，回味无穷。

⭐ 营养价值

　　橄榄果肉含钙较多，鲜食对人体健康有益，对儿童骨骼发育有帮助。新鲜橄榄能清热解毒、化痰、消积，食之可解煤气中毒、酒精中毒和鱼蟹之毒。隆冬腊月常食用橄榄可润喉，对于肺热咳嗽、咯血颇有疗效。橄榄与肉类炖汤作为保健饮料有舒筋活络功效。

🔺 食用方法

　　色泽变黄且有黑点的橄榄说明已不新鲜。
　　色泽特别青绿且没有一点黄色的橄榄果，说明已经用矾水浸泡过，最好不要食用。

◆ 适宜人群

　　一般人都可食用。

◎ 食用量

　　每次 3~5 枚。

相关记载

　　土耳其人将它与石榴、无花果并称"天堂之果"。

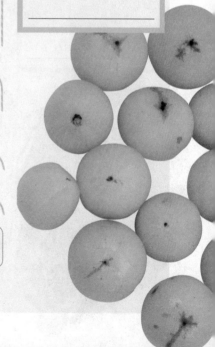

❀ **鲜果类**

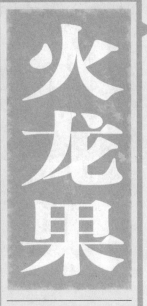

火龙果

⊙火龙果外观独特，味道堪称一绝，因含有一般植物少有的植物性白蛋白及花青素、丰富的维生素和水溶性膳食纤维，对人体有绝佳的食疗功效。

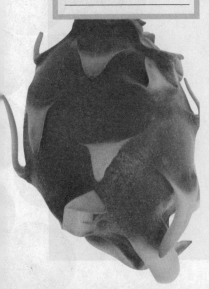

营养指数 //////////////////////////

维生素		三大营养素		热量（千卡）	50
维生素A（微克）	18	蛋白质（克）	1.4	胆固醇（毫克）	—
维生素B₁（毫克）	0.08	脂肪（克）	0.3	膳食纤维（克）	1.9
维生素B₂（毫克）	0.06	碳水化合物（克）	11.8		
维生素B₆（毫克）	0.05				
维生素B₁₂（微克）	—	矿物质			
维生素C（毫克）	7	钙（毫克）	6		
维生素D（微克）	—	铁（毫克）	0.3		
维生素E（毫克）	0.4	磷（毫克）	29		
生物素（微克）	—	钾（毫克）	350		
维生素K（微克）	—	钠（毫克）	76		
维生素P（微克）	—	铜（毫克）	0.03		
胡萝卜素（毫克）	0.01	镁（毫克）	41		
叶酸（微克）	44	锌（毫克）	2.28		
泛酸（毫克）	0.53	硒（微克）	3.36		
烟酸（毫克）	0.4				

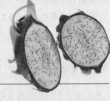

（营养指数中的数值均为每百克食物的含量）

★ 营养价值

　　火龙果中的白蛋白是具黏性、胶质性的物质，可缓解重金属中毒，还能对胃壁起保护作用。所含花青素成分较多，有抗氧化、抗自由基、抗衰老的作用，能预防脑细胞变性，抑制痴呆症发生。食用火龙果还能美白皮肤、减肥、降低血糖、润肠。

▲ 食用方法

　　火龙果是热带水果，适宜现买现吃。如需保存，应当存放于阴凉通风处，而不要放在冰箱中，以免冻伤变质。
　　不宜与鲜贝同食，易产生有毒物质。
　　不宜与巧克力同食，易影响钙吸收。
　　不宜与山楂同食，易引起消化不良、腹痛。

◆ 适宜人群

　　一般人都可以食用。

◎ 食用量

　　每次约60克。

营养指数

维生素		三大营养素			
维生素 A（微克）	33	蛋白质（克）	1.8	热量（千卡）	56
维生素 B_1（毫克）	0.12	脂肪（克）	0.1	胆固醇（毫克）	–
维生素 B_2（毫克）	0.18	碳水化合物（克）	13	膳食纤维（克）	2.2
维生素 B_6（毫克）	0.22				
维生素 B_{12}（微克）	7.3	矿物质			
维生素 C（毫克）	23	钙（毫克）	42		
维生素 D（微克）	–	铁（毫克）	8.6		
维生素 E（毫克）	23.9	磷（毫克）	73		
生物素（微克）	65	钾（毫克）	245		
维生素 K（微克）	9	钠（毫克）	133		
维生素 P（微克）	126	铜（毫克）	0.08		
胡萝卜素（毫克）	0.82	镁（毫克）	15		
叶酸（微克）	56	锌（毫克）	2.99		
泛酸（毫克）	1.64	硒（微克）	4.55		
烟酸（毫克）	5.8				

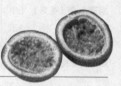

（营养指数中的数值均为每百克食物的含量）

西番莲

⊙西番莲是集香蕉、菠萝、荔枝、番石榴、芒果、酸梅、草莓、杨桃等数十种水果香味于一身的新型食用水果，被台湾人称誉为"百香果"，国外则称之为"果汁之王"。它果形如鸡蛋，果汁像蛋黄，所以又名鸡蛋果。

★ 营养价值

西番莲香气浓郁，甜酸可口，能生津止渴、提神醒脑，食用后能增进食欲，促进消化腺分泌，有助消化。果实中含有多种维生素，能降低血脂，防治动脉硬化，降低血压。内含多达 165 种化合物、17 种氨基酸和抗癌的有效成分，能防治细胞老化、癌变，有抗衰老、养容颜的功效。

▲ 食用方法

西番莲最适合加工成果汁，或与其他水果制成混合果汁，也可以做冰激凌的果汁添加剂。

西番莲不宜鲜食，对西番莲过敏者忌食。

◇ 适宜人群

适合一般人食用。

◎ 食用量

每次 30~40 克。

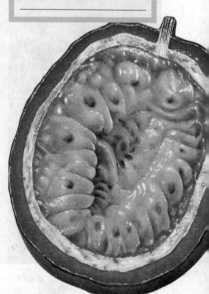

❀ 鲜果类

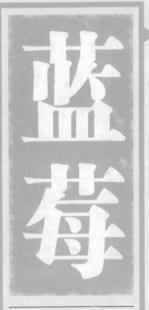

⊙蓝莓学名笃斯越橘，又名都柿。人类偶然发现这种紫红色果汁的小果子味道酸甜，且具特殊香气，便逐渐食用。因具多种食用及药用功效，被国际粮农组织列入人类五大健康食品。

营养指数

维生素		三大营养素			
维生素A（微克）	9	蛋白质（克）	0.5	热量（千卡）	49
维生素B₁（毫克）	0.03	脂肪（克）	0.1	胆固醇（毫克）	–
维生素B₂（毫克）	0.03	碳水化合物（克）	12.9	膳食纤维（克）	3.3
维生素B₆（毫克）	–				
维生素B₁₂（微克）	0.05	矿物质			
维生素C（毫克）	9	钙（毫克）	8		
维生素D（微克）	–	铁（毫克）	0.2		
维生素E（毫克）	1.7	磷（毫克）	9		
生物素（微克）	0.2	钾（毫克）	70		
维生素K（微克）	33	钠（毫克）	1		
维生素P（微克）	232	铜（毫克）	0.04		
胡萝卜素（毫克）	55	镁（毫克）	5		
叶酸（微克）	12	锌（毫克）	0.26		
泛酸（毫克）	0.12	硒（微克）	0.1		
烟酸（毫克）	0.2				

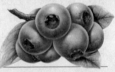

（营养指数中的数值均为每百克食物的含量）

★ 营养价值

蓝莓的果胶含量很高，能有效降低胆固醇，防止动脉粥样硬化，促进心血管健康。所含花青苷色素具有活化视网膜功效，可以强化视力，防止眼球疲劳。富含维生素C，有增强心脏功能、预防癌症和心脏病的功效，能防止脑神经衰老、增进脑力。对一般的伤风感冒、咽喉疼痛以及腹泻也有一定改善作用。

▲ 食用方法

蓝莓的紫蓝色汁液溅到衣服上极难洗涤。

汁液中的某些成分会导致蛋白质的凝固，勿与牛奶等乳制品一起食用。

◆ 适宜人群

老少皆宜，心脏功能不佳者、心脏病患者十分适合。

新鲜蓝莓有轻泻作用，腹泻时勿食。

◎ 食用量

每次20~30个。

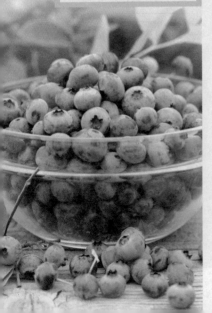

营养指数

维生素		三大营养素		热量（千卡）	654
维生素 A（微克）	10	蛋白质（克）	15.2	胆固醇（毫克）	–
维生素 B₁（毫克）	0.26	脂肪（克）	65.6	膳食纤维（克）	11.6
维生素 B₂（毫克）	0.15	碳水化合物（克）	0.8		
维生素 B₆（毫克）	0.49				
维生素 B₁₂（微克）	–	矿物质			
维生素 C（毫克）	–	钙（毫克）	25		
维生素 D（微克）	–	铁（毫克）	2.2		
维生素 E（毫克）	43.21	磷（毫克）	280		
生物素（微克）	–	钾（毫克）	540		
维生素 K（微克）	7	钠（毫克）	4		
维生素 P（微克）	–	铜（毫克）	1.17		
胡萝卜素（毫克）	0.06	镁（毫克）	131		
叶酸（微克）	91	锌（毫克）	2.05		
泛酸（毫克）	0.67	硒（微克）	4.62		
烟酸（毫克）	1				

（营养指数中的数值均为每百克食物的含量）

核桃

⊙核桃也称胡桃、羌桃。与扁桃、腰果、榛子并称为世界著名的"四大干果"，能生食、炒食，可榨油、配制糕点。另有一种山核桃，又叫野胡桃，是我国浙江的特产，营养与核桃基本相同。

★ 营养价值

　　常食核桃能减少肠道对胆固醇的吸收，动脉硬化、高血压和冠心病患者适宜食用。核桃含大量脂肪，能润肠，治疗大便秘结，还可使体型消瘦的人增胖。因所含脂肪主要是亚麻酸和亚油酸，是人体理想的肌肤美容剂，常食能润肌肤、乌须发。富含 B 族维生素和维生素 E，可防止细胞老化，能健脑、增强记忆力。

△ 食用方法

　　核桃仁表面的褐色薄皮也含有部分营养，勿丢弃。
　　不能与野鸡肉同食。

◇ 适宜人群

　　所有人都可食用。

◎ 食用量

　　每次 20 克。
　　食用过多会影响消化。

相关记载

　　原产于近东地区。

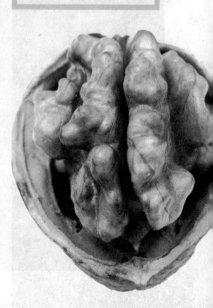

❋ 干果类

栗子

⊙栗子又名板栗。内含大量淀粉以及蛋白质、脂肪、B族维生素等多种营养成分，素有"干果之王"的美称，是一种价廉物美、富有营养的补养良药。

营养指数 //////////////////////

维生素		三大营养素			
维生素A（微克）	2	蛋白质（克）	4.1	热量（千卡）	191
维生素B₁（毫克）	0.14	脂肪（克）	1.2	胆固醇（毫克）	－
维生素B₂（毫克）	0.17	碳水化合物（克）	40.9	膳食纤维（克）	2.1
维生素B₆（毫克）	0.37				
维生素B₁₂（微克）	－	矿物质			
维生素C（毫克）	24	钙（毫克）	5		
维生素D（微克）	－	铁（毫克）	1.7		
维生素E（毫克）	4.56	磷（毫克）	89		
生物素（微克）		钾（毫克）	560		
维生素K（微克）		钠（毫克）	2		
维生素P（微克）	－	铜（毫克）	0.4		
胡萝卜素（毫克）	0.01	镁（毫克）	50		
叶酸（微克）	100	锌（毫克）	0.55		
泛酸（毫克）	1.3	硒（微克）	1.13		
烟酸（毫克）	0.8				

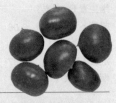

（营养指数中的数值均为每百克食物的含量）

★ 营养价值

含丰富的不饱和脂肪酸和维生素、矿物质，能防治高血压、冠心病、动脉硬化、骨质疏松等疾病，可抗衰老、延年益寿。栗子含核黄素（维生素B₂），常吃对日久难愈的小儿口舌生疮和成人口腔溃疡有疗效。栗子对人体的滋补功能可与人参、黄芪、当归等媲美，对肾虚有良好的疗效，故又称"肾之果"，经常食用能强身愈病，特别是老年肾虚、大便溏稀者更为适宜。

△ 食用方法

栗子生吃难消化，熟食易滞气，所以一次不宜多食。
发霉栗子勿食，会中毒。

◑ 适宜人群

老少皆宜，老年人尤宜。
脾胃虚弱、消化不良者及风湿病患者不宜食用。

◎ 食用量

每次10个（约50克）。

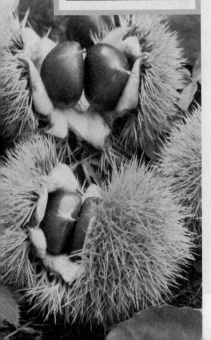

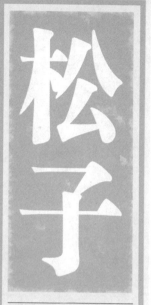

干果类

营养指数

维生素		三大营养素			热量（千卡）	698
维生素A（微克）	2	蛋白质（克）	13.4		胆固醇（毫克）	—
维生素B₁（毫克）	0.19	脂肪（克）	70.6		膳食纤维（克）	10
维生素B₂（毫克）	0.25	碳水化合物（克）	2.2			
维生素B₆（毫克）	0.17					
维生素B₁₂（微克）	—	矿物质				
维生素C（毫克）	—	钙（毫克）	78			
维生素D（微克）	—	铁（毫克）	4.3			
维生素E（毫克）	32.79	磷（毫克）	569			
生物素（微克）	—	钾（毫克）	502			
维生素K（微克）	1	钠（毫克）	10.1			
维生素P（微克）	—	铜（毫克）	2.68			
胡萝卜素（毫克）	0.01	镁（毫克）	567			
叶酸（微克）	79	锌（毫克）	4.61			
泛酸（毫克）	0.59	硒（微克）	0.74			
烟酸（毫克）	4					

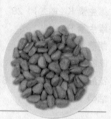

（营养指数中的数值均为每百克食物的含量）

⊙松子又叫罗松子、海松子、红松果。在人们心目中，松子被视为"长寿果"，又被称为"坚果中的鲜品"，对老年人最有益。

★ 营养价值

松子中的脂肪成分是油酸、亚油酸等不饱和脂肪酸，有很好的软化血管的作用。磷、锰含量高，对大脑和神经有补益作用，是学生、脑力劳动者和预防老年痴呆的理想食品。有润肠通便之功，可美容、润肤，延缓衰老。常食能强身健体，提高抵抗力，增进性欲。

▲ 食用方法

长时间储存会产生"油哈喇"味，不宜食用。

不宜与羊肉同食，易引起腹胀、胸闷。

不宜与蜂蜜同食，易引起腹痛。

◐ 适宜人群

老少皆宜。

因富含油脂，胆功能严重不良者慎食。

◎ 食用量

每次约20克。

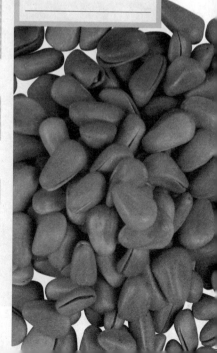

❋ 干果类

开心果

⊙开心果也叫阿月浑子、无名子。主要产于叙利亚、伊拉克等地。

营养指数 ///////////////

维生素		三大营养素				
维生素 A（微克）	20	蛋白质（克）	21	热量（千卡）	653	
维生素 B₁（毫克）	0.43	脂肪（克）	55	胆固醇（毫克）	–	
维生素 B₂（毫克）	0.24	碳水化合物（克）	19	膳食纤维（克）	7	
维生素 B₆（毫克）	1.22					
维生素 B₁₂（微克）	–	矿物质				
维生素 C（毫克）	–	钙（毫克）	120			
维生素 D（微克）	–	铁（毫克）	3			
维生素 E（毫克）	4	磷（毫克）	440			
生物素（微克）	–	钾（毫克）	970			
维生素 K（微克）	29	钠（毫克）	270			
维生素 P（微克）	–	铜（毫克）	1.15			
胡萝卜素（毫克）	–	镁（毫克）	120			
叶酸（微克）	59	锌（毫克）	4.2			
泛酸（毫克）	1.06	硒（微克）	0.88			
烟酸（毫克）	1					

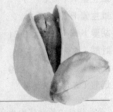

（营养指数中的数值均为每百克食物的含量）

★ 营养价值

开心果营养丰富，果仁含蛋白质约 20%，含糖 15%~18%，对身体有很好的补充营养的作用。果仁所含维生素 E 有抗衰老作用，能增强体质。因富含油脂，具有润肠通便的作用，有助于机体排毒。

▲ 食用方法

果仁颜色是绿色的比黄色的要新鲜。
储藏时间太久的开心果不宜再食用。

◎ 适宜人群

老少皆宜。
怕胖的人、血脂高的人应少吃。

◎ 食用量

每次约 50 克。

相关记载

传说公元前 5 世纪波希战争时，波斯人就是靠吃开心果才使军队精力旺盛，连打胜仗的。当时波斯牧民在游牧时，必随身带足开心果，才进行距离较远的迁移。

干果类 ✿

营养指数

维生素		三大营养素		热量（千卡）	576
维生素 A（微克）	2	蛋白质（克）	21	胆固醇（毫克）	–
维生素 B_1（毫克）	0.54	脂肪（克）	47.6	膳食纤维（克）	6.7
维生素 B_2（毫克）	0.18	碳水化合物（克）	26.7		
维生素 B_6（毫克）	0.36				
维生素 B_{12}（微克）	–	矿物质			
维生素 C（毫克）	0.25	钙（毫克）	38		
维生素 D（微克）	–	铁（毫克）	4.8		
维生素 E（毫克）	1.1	磷（毫克）	490		
生物素（微克）	–	钾（毫克）	590		
维生素 K（微克）	28	钠（毫克）	220		
维生素 P（微克）	–	铜（毫克）	1.89		
胡萝卜素（毫克）	–	镁（毫克）	240		
叶酸（微克）	63	锌（毫克）	3.6		
泛酸（毫克）	1.32	硒（微克）	1.72		
烟酸（毫克）	0.9				

（营养指数中的数值均为每百克食物的含量）

腰果

⊙腰果又名鸡腰果、介寿果，因果实呈肾形而得名。果实成熟时香飘四溢，甘甜如蜜，清脆可口，是世界著名的四大干果之一。

★ 营养价值

腰果的脂肪成分主要为不饱和脂肪酸，能很好地软化血管，对保护血管、防治心血管疾病大有益处。含丰富油脂，可润肠通便，美容肌肤，延缓衰老。经常食用可强身健体，提高机体抗病能力，增进性欲，增加体重。

▲ 食用方法

有"油哈喇"味的腰果不宜食用。
不宜与虾同食，易导致高钾血症。
不宜与鸡蛋同食，易导致腹痛。

◀ 适宜人群

老少皆宜。
胆功能严重不良者少食。

◎ 食用量

每次 10~15 粒。
食用过多易发胖。

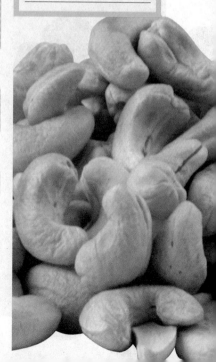

❋ 干果类

榛子

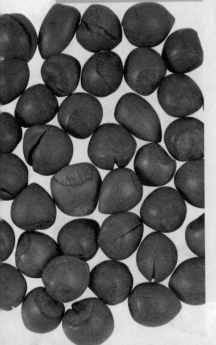

⊙榛子又名山板栗。形似栗子，果仁肥白而圆，有"坚果之王"的称呼。营养丰富，果仁中含有丰富的蛋白质、胡萝卜素、维生素等。

营养指数

维生素		三大营养素			
维生素 A（微克）	8	蛋白质（克）	20	热量（千卡）	452
维生素 B₁（毫克）	0.62	脂肪（克）	44.8	胆固醇（毫克）	–
维生素 B₂（毫克）	0.14	碳水化合物（克）	14.7	膳食纤维（克）	9.6
维生素 B₆（毫克）	0.39				
维生素 B₁₂（微克）	–	矿物质			
维生素 C（毫克）	–	钙（毫克）	104		
维生素 D（微克）	–	铁（毫克）	6.4		
维生素 E（毫克）	36.43	磷（毫克）	422		
生物素（微克）	–	钾（毫克）	1244		
维生素 K（微克）	4	钠（毫克）	4.7		
维生素 P（微克）	–	铜（毫克）	3.03		
胡萝卜素（毫克）	0.05	镁（毫克）	420		
叶酸（微克）	54	锌（毫克）	5.83		
泛酸（毫克）	1.07	硒（微克）	0.78		
烟酸（毫克）	2.5				

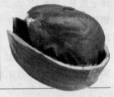

（营养指数中的数值均为每百克食物的含量）

★ 营养价值

富含油脂，有利于脂溶性维生素在人体内的吸收，对体弱、病后虚羸、易饥饿的人都有很好的补养作用。有天然香气，能开胃。内含抗癌化学成分紫杉酚，能治疗卵巢癌、乳腺癌及其他一些癌症。补脾胃，益气力，明目健行，并对消渴、盗汗、夜尿频多等颇有疗效。

▲ 食用方法

存放时间较长后不宜食用。
不宜与牛奶同食，易影响营养吸收。
宜与核桃同食，可起到防治便秘的作用。
宜与红枣同食，可起到养颜益寿的作用。

◆ 适宜人群

一般人皆可食用，癌症、糖尿病患者也适合食用。
富含油脂，胆功能严重不良者慎食。

◎ 食用量

每次 20 颗。

干果类 ❀

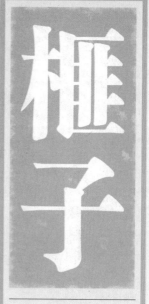

营养指数

维生素		三大营养素		热量（千卡）	423
维生素 A（微克）	320	蛋白质（克）	0.77	胆固醇（毫克）	–
维生素 B₁（毫克）	0.01	脂肪（克）	0.1	膳食纤维（克）	5.2
维生素 B₂（毫克）	0.02	碳水化合物（克）	18.9		
维生素 B₆（毫克）	–	**矿物质**			
维生素 B₁₂（微克）	–				
维生素 C（毫克）	–	钙（毫克）	50		
维生素 D（微克）	–	铁（毫克）	1.6		
维生素 E（毫克）	14.2	磷（毫克）	31		
生物素（微克）	27	钾（毫克）	12		
维生素 K（微克）	–	钠（毫克）	43.6		
维生素 P（微克）	–	铜（毫克）	0.01		
胡萝卜素（毫克）	–	镁（毫克）	8		
叶酸（微克）	–	锌（毫克）	0.01		
泛酸（毫克）	0.18	硒（微克）	0.02		
烟酸（毫克）	0.6				

（营养指数中的数值均为每百克食物的含量）

⊙榧子又称香榧、赤果、野极子等。果实大小如枣，核如橄榄，呈椭圆形，富有油脂并有一种特殊香气，很能诱人食欲。

★ 营养价值

　　榧仁内含 4 种脂碱，对淋巴细胞性白血病有明显的抑制作用，对治疗和预防淋巴肉瘤有益。可用于治疗多种肠道寄生虫病，杀虫能力较强。脂肪酸和维生素 E 含量较高，常食可润泽肌肤、延缓衰老。含较多维生素 A，对眼睛干涩、易流泪、夜盲等症状有预防和缓解的功效。能消除疳积、润肺滑肠、化痰止咳，适用于便秘、疝气、痔疮、消化不良、食积、咳痰等多种症状。

▲ 食用方法

　　与绿豆同食易腹泻。
　　饭前不宜多吃，以免影响正常进餐。

◐ 适宜人群

　　一般人均可以食用。
　　腹泻、大便溏薄、咳嗽咽痛且痰黄者勿用。

◎ 食用量

　　每次 10~15 颗。

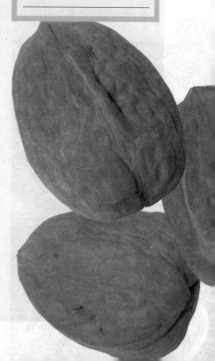

❋ 干果类

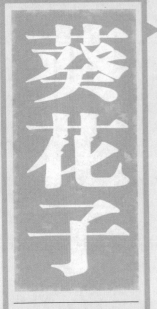

葵花子

⊙葵花子为向日葵的种子，含有大量的油脂，可做零食，可做制作糕点的原料，还是重要的榨油原料。葵花子油是近几年来深受营养学界推崇的高档健康油脂。

营养指数

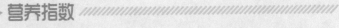

维生素		三大营养素		热量（千卡）	597
维生素 A（微克）	5	蛋白质（克）	23.9	胆固醇（毫克）	–
维生素 B₁（毫克）	0.36	脂肪（克）	49.9	膳食纤维（克）	6.1
维生素 B₂（毫克）	0.2	碳水化合物（克）	13		
维生素 B₆（毫克）	1.18				
维生素 B₁₂（微克）	–	矿物质			
维生素 C（毫克）	–	钙（毫克）	72		
维生素 D（微克）	–	铁（毫克）	5.7		
维生素 E（毫克）	34.53	磷（毫克）	238		
生物素（微克）	–	钾（毫克）	562		
维生素 K（微克）	–	钠（毫克）	5.5		
维生素 P（微克）	–	铜（毫克）	2.51		
胡萝卜素（毫克）	0.03	镁（毫克）	264		
叶酸（微克）	280	锌（毫克）	6.03		
泛酸（毫克）	1.66	硒（微克）	1.21		
烟酸（毫克）	4.8				

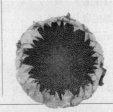

（营养指数中的数值均为每百克食物的含量）

☘ 营养价值

脂肪含量达 50% 左右，主要为不饱和脂肪酸，且不含胆固醇；亚油酸含量达 70%，有助于降低人体的血胆固醇水平，保护心血管健康。富含铁、锌、钾、镁等矿物质，能预防贫血。每天吃一把葵花子，对安定情绪，防止细胞衰老，预防成人疾病有益。还能治疗失眠、增强记忆力，能在一定程度上预防癌症、高血压和神经衰弱。

△ 食用方法

经常用牙齿嗑瓜子会损伤牙釉质。

大量嗑瓜子会严重耗费唾液，久而久之会影响人的口腔健康甚至消化。

◁ 适宜人群

适合所有人食用。

◎ 食用量

每次约 80 克。

食用过多易上火、口舌生疮。

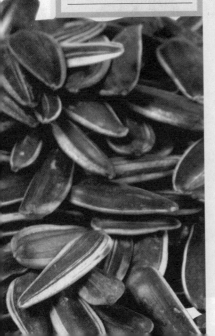

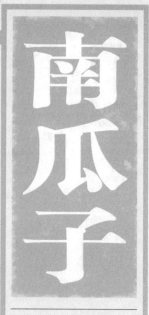

南瓜子

⊙南瓜子即白瓜子，生吃、熟吃都可以，有杀虫和治疗前列腺疾病的作用。

营养指数

维生素		三大营养素				
维生素 A（微克）	–	蛋白质（克）	35.1	热量（千卡）		520
维生素 B₁（毫克）	0.15	脂肪（克）	31.8	胆固醇（毫克）		–
维生素 B₂（毫克）	0.15	碳水化合物（克）	8	膳食纤维（克）		4.9
维生素 B₆（毫克）	–	矿物质				
维生素 B₁₂（微克）	–					
维生素 C（毫克）	–	钙（毫克）	235			
维生素 D（微克）	–	铁（毫克）	6.7			
维生素 E（毫克）	13.25	磷（毫克）	670			
生物素（微克）	–	钾（毫克）	102			
维生素 K（微克）	–	钠（毫克）	20.6			
维生素 P（微克）	–	铜（毫克）	1.11			
胡萝卜素（毫克）	0.47	镁（毫克）	2			
叶酸（微克）	–	锌（毫克）	2.57			
泛酸（毫克）	1.5	硒（微克）	2.78			
烟酸（毫克）	0.62					

（营养指数中的数值均为每百克食物的含量）

⭐ **营养价值**

能很好地杀灭人体内寄生虫，对血吸虫幼虫也具有很好的杀灭作用，是血吸虫病的首选食疗之品。美国研究发现，每天吃 50 克左右的南瓜子可有效地防治前列腺疾病。南瓜子含有丰富的泛酸，能缓解静止性心绞痛、降血压。

🔺 **食用方法**

曾有过多食用南瓜子而导致头昏的报道。

◀ **适宜人群**

一般人都可以食用。
卫生条件较差地区的人可经常食用以驱虫。
男性适宜经常食用。
胃热病人宜少食，否则会感到脘腹胀闷。

◎ **食用量**

每次 50 克。

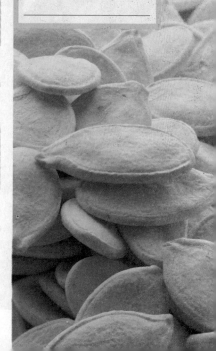

🌸 干果类

西瓜子

⊙西瓜子经加工可制成五香瓜子、奶油瓜子、多味瓜子等，既好吃，又有利肺、润肠、止血、健胃、降压等医疗功效。

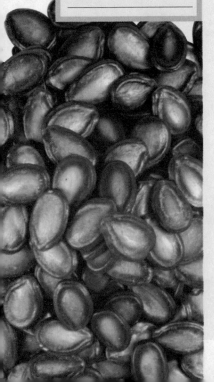

营养指数 ////////////////

维生素		三大营养素			
维生素A（微克）	–	蛋白质（克）	32.4	热量（千卡）	555
维生素B₁（毫克）	0.2	脂肪（克）	45.9	胆固醇（毫克）	–
维生素B₂（毫克）	0.08	碳水化合物（克）	3.2	膳食纤维（克）	5.4
维生素B₆（微克）	–	矿物质			
维生素B₁₂（微克）	–				
维生素C（毫克）	–	钙（毫克）	170		
维生素D（微克）	–	铁（毫克）	4.7		
维生素E（毫克）	27.37	磷（毫克）	760		
生物素（微克）	–	钾（毫克）	186		
维生素K（微克）	–	钠（毫克）	9.4		
维生素P（微克）	–	铜（毫克）	0.04		
胡萝卜素（毫克）	–	镁（毫克）	1		
叶酸（微克）	–	锌（毫克）	0.39		
泛酸（毫克）	–	硒（微克）	11		
烟酸（毫克）	1.4				

（营养指数中的数值均为每百克食物的含量）

★ 营养价值

有清肺化痰的作用，对咳嗽痰多和咯血等症有辅助疗效。富含油脂，有健胃、通便的作用，没有食欲或便秘时不妨食用一些西瓜子之类的种仁。含有不饱和脂肪酸，有助于预防动脉硬化、降低血压，是适合高血压患者的小吃。

▲ 食用方法

果壳较硬，嗑得太多对牙齿不利。

尽量不要给婴幼儿吃，以免掉进气管发生危险。

咸瓜子吃得太多会伤肾。

长时间不停地嗑瓜子会伤津液，导致口干舌燥，甚至舌头磨破、生疮。

◀ 适宜人群

适宜于一切人食用。

◎ 食用量

每次约50克。

营养指数

维生素		三大营养素			
				热量（千卡）	344
维生素 A（微克）	–	蛋白质（克）	17.2	胆固醇（毫克）	–
维生素 B₁（毫克）	0.16	脂肪（克）	2	膳食纤维（克）	3
维生素 B₂（毫克）	0.08	碳水化合物（克）	64.2		
维生素 B₆（毫克）	–				
维生素 B₁₂（微克）	–	矿物质			
维生素 C（毫克）	5	钙（毫克）	97		
维生素 D（微克）	–	铁（毫克）	3.6		
维生素 E（毫克）	2.71	磷（毫克）	550		
生物素（微克）	–	钾（毫克）	846		
维生素 K（微克）	–	钠（毫克）	5.1		
维生素 P（微克）	–	铜（毫克）	1.33		
胡萝卜素（毫克）	–	镁（毫克）	242		
叶酸（微克）	–	锌（毫克）	2.78		
泛酸（毫克）	–	硒（微克）	3.36		
烟酸（毫克）	4.2				

（营养指数中的数值均为每百克食物的含量）

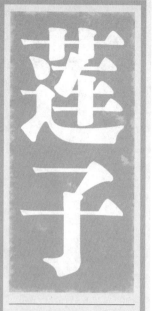

莲子

⊙莲子是常见的滋补之品。一般家庭都用来制作冰糖莲子汤、银耳莲子羹或八宝粥。古人认为经常服食，可祛百病。

★ 营养价值

富含钙、磷、钾等可以构成骨骼和牙齿的成分，有促进凝血，使某些酶活化，维持神经传导性，镇静神经，维持肌肉的伸缩性和心跳的节律等作用。所含磷是细胞核蛋白的主要组成部分，帮助机体进行蛋白质、脂肪、糖类代谢，对精子的形成也有重要作用。莲子有养心安神的功效，经常食用可健脑，增强记忆力，并能预防老年痴呆的发生。莲心味道极苦，却有显著的强心作用，可以治疗口舌生疮，并有助于睡眠。

▲ 食用方法

发霉的莲子勿食。

莲心宜研末后吞食。

◀ 适宜人群

一般人都可以食用。

便秘、脘腹胀闷者忌食。

◎ 食用量

莲子每次 30~50 克；莲心每次约 3 克。

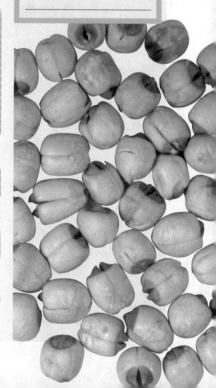

❋ 干果类

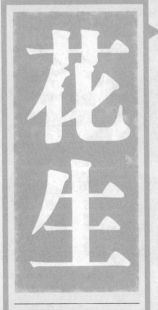

花生

⊙花生的学名为落花生，也叫地果、唐人豆。和黄豆一样被誉为"植物肉""素中之荤"。营养价值高于粮食类，可与鸡蛋、牛奶、肉类等食品媲美。

营养指数

维生素		三大营养素	
维生素A（微克）	6	蛋白质（克）	12.1
维生素B₁（毫克）	0.85	脂肪（克）	25.4
维生素B₂（毫克）	0.1	碳水化合物（克）	5.2
维生素B₆（毫克）	0.46		
维生素B₁₂（微克）	–	矿物质	
维生素C（毫克）	14	钙（毫克）	8
维生素D（微克）	–	铁（毫克）	3.4
维生素E（毫克）	2.93	磷（毫克）	250
生物素（微克）	–	钾（毫克）	1004
维生素K（微克）	100	钠（毫克）	3.7
维生素P（微克）	–	铜（毫克）	0.68
胡萝卜素（毫克）	0.01	镁（毫克）	110
叶酸（微克）	76	锌（毫克）	1.79
泛酸（毫克）	17	硒（微克）	4.5
烟酸（毫克）	14.1		

热量（千卡）	298
胆固醇（毫克）	–
膳食纤维（克）	7.7

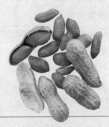

（营养指数中的数值均为每百克食物的含量）

★ 营养价值

花生能止血，其红衣的止血作用比花生更是高出50倍。内含不饱和脂肪酸，能降低胆固醇，有助于防治动脉硬化、高血压和冠心病。所含白藜芦醇是肿瘤类疾病的化学预防剂，也是降低血小板聚集，预防和治疗动脉粥样硬化、心脑血管疾病的化学预防剂。花生还有扶正补虚、健脾和胃、润肺化痰、滋养调气、利水消肿、止血生乳、清咽止疟的作用。

⚠ 食用方法

花生连红衣与红枣配合食用，可补虚、止血。
熟花生性质热燥，不宜多食。
花生煮食最佳，既保留了营养成分，又不温不火、易于消化。

◐ 适宜人群

老少均可食用。
胆病、血黏度高、血栓患者不宜食用。

◎ 食用量

每次80~100克。

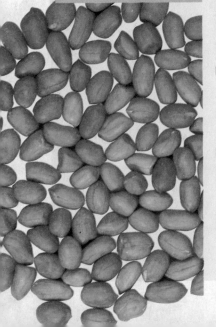

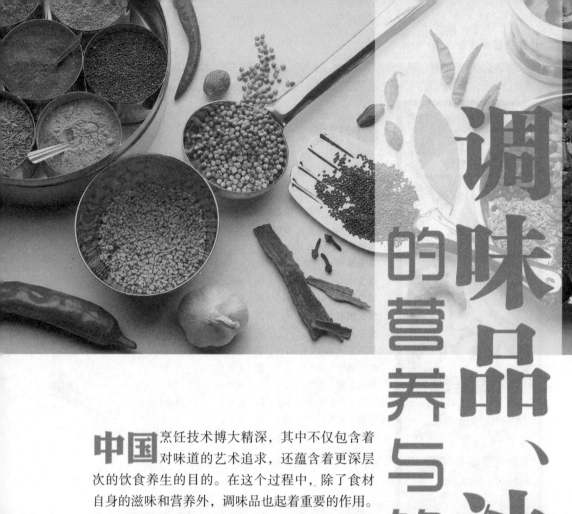

调味品、油脂的营养与饮食健康

中国烹饪技术博大精深，其中不仅包含着对味道的艺术追求，还蕴含着更深层次的饮食养生的目的。在这个过程中，除了食材自身的滋味和营养外，调味品也起着重要的作用。

天然植物调味品，如桂皮、花椒、大小茴香等均含有一定量的黄樟素，从而会散发出浓郁的香辛气味，它能增加食物的鲜味香气，祛除腥膻，增强口味。

油脂来源于植物的种子和动物脂肪，作为调味品不仅能调出各种味道，还能避免饭菜过早烧焦、炒煳。油脂富含油酸、亚油酸和维生素 E，适量食用可有效预防心脑血管疾病。油脂还是体内热量的主要来源之一。不过，动物脂肪中含有大量胆固醇，过多食用会影响健康。

制品类的调味品能增强营养、增加鲜味、祛腥除膻、变换口味、丰富色彩并且平衡酸碱度，不过食用时也不可偏食或过量。

❊ 植物类

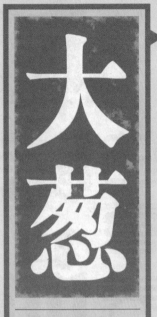

⊙葱可谓佳蔬良药。大葱用于煎炒烹炸或生食；小葱一般都用作菜肴点缀或拌凉菜用。

▶营养指数

（营养指数中的数值均为每百克食物的含量）

维生素		三大营养素	
维生素 A（微克）	17	蛋白质（克）	1.1
维生素 B₁（毫克）	0.03	脂肪（克）	0.2
维生素 B₂（毫克）	0.05	碳水化合物（克）	4.2
维生素 B₆（毫克）	0.11		
维生素 B₁₂（微克）	–	矿物质	
维生素 C（毫克）	10	钙（毫克）	13
维生素 D（微克）	–	铁（毫克）	0.8
维生素 E（毫克）	0.3	磷（毫克）	28
生物素（微克）	–	钾（毫克）	180
维生素 K（微克）	7	钠（毫克）	3.4
维生素 P（微克）	–	铜（毫克）	0.08
胡萝卜素（毫克）	0.1	镁（毫克）	19
叶酸（微克）	56	锌（毫克）	1.63
泛酸（毫克）	0.4	硒（微克）	0.67
烟酸（毫克）	0.5		

热量（千卡）	23
胆固醇（毫克）	–
膳食纤维（克）	1.5

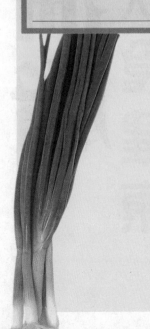

★营养价值

葱含有具刺激性气味的挥发油，能祛除腥膻等油腻厚味菜肴的异味，产生特殊香气，可增进食欲。含有"前列腺素 A"，能舒张小血管，有助于防止血压升高所致的头晕，使大脑保持灵活并预防老年痴呆。含有微量元素硒，可降低胃液内的亚硝酸盐含量，能防癌。

△食用方法

葱叶中富含胡萝卜素，不要轻易丢弃。
葱对汗腺刺激作用较强。
葱不宜与蜂蜜同食。

◧适宜人群

一般人都可食用，脑力劳动者更宜。
有腋臭的人在夏季慎食；多汗的人忌食；胃肠道疾病患者少食。

◎食用量

每次约 10 克。
过多食用会损伤视力。

植物类

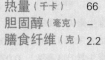

营养指数

维生素		三大营养素			
维生素A（微克）	30	蛋白质（克）	1.5	热量（千卡）	66
维生素B₁（毫克）	0.01	脂肪（克）	1.5	胆固醇（毫克）	—
维生素B₂（毫克）	0.04	碳水化合物（克）	11.5	膳食纤维（克）	2.2
维生素B₆（毫克）	0.13				
维生素B₁₂（微克）	—	矿物质			
维生素C（毫克）	5	钙（毫克）	46		
维生素D（微克）	—	铁（毫克）	2.1		
维生素E（毫克）	0.2	磷（毫克）	42		
生物素（微克）	—	钾（毫克）	387		
维生素K（微克）	—	钠（毫克）	28.2		
维生素P（微克）	—	铜（毫克）	0.1		
胡萝卜素（毫克）	0.18	镁（毫克）	44		
叶酸（微克）	8	锌（毫克）	0.34		
泛酸（毫克）	0.6	硒（微克）	0.56		
烟酸（毫克）	0.4				

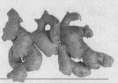

（营养指数中的数值均为每百克食物的含量）

姜

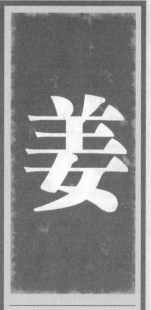

⊙姜是重要的调味品之一，也可作为蔬菜单独食用，还是一味重要的中药材。它可将自身的辛辣味和特殊芳香渗入到菜肴中，使其鲜美可口，味道清香。

★ 营养价值

生姜是传统的治疗恶心、呕吐的中药，享有"呕家圣药"之誉。吃姜能改善食欲，增加饭量。吃松花蛋或水产品时放上一些姜末、姜汁能解毒杀菌。着凉、感冒时喝些姜汤，能起到很好的预防、治疗作用。生姜的姜辣素进入体内后，能产生一种抗氧化酶，经常食用可抗衰老，老年人则可除"老年斑"。

▲ 食用方法

烂姜、冻姜含致癌物质，勿食。

◆ 适宜人群

所有人都可食用。
有内热者慎食。

◎ 食用量

每次约10克。
多食用生姜会刺激肾脏，并产生口干、咽痛、便秘等上火症状。

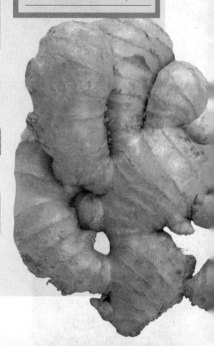

❀ 植物类

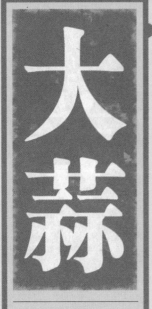

大蒜

⊙大蒜可调味，可防病健身，被称为"天然抗生素"。

营养指数 ////////////////////////////////////

维生素		三大营养素		热量（千卡）	117
维生素 A（微克）	5	蛋白质（克）	7	胆固醇（毫克）	–
维生素 B₁（毫克）	0.19	脂肪（克）	0.1	膳食纤维（克）	0.8
维生素 B₂（毫克）	0.07	碳水化合物（克）	22.1		
维生素 B₆（毫克）	1.5				
维生素 B₁₂（微克）	–	矿物质			
维生素 C（毫克）	10	钙（毫克）	4		
维生素 D（微克）	–	铁（毫克）	1		
维生素 E（毫克）	0.5	磷（毫克）	138		
生物素（微克）	–	钾（毫克）	530		
维生素 K（微克）	–	钠（毫克）	17.6		
维生素 P（微克）	–	铜（毫克）	0.22		
胡萝卜素（毫克）	0.03	镁（毫克）	21		
叶酸（微克）	92	锌（毫克）	1.06		
泛酸（毫克）	0.7	硒（微克）	3.09		
烟酸（毫克）	0.55				

（营养指数中的数值均为每百克食物的含量）

★ 营养价值

　　大蒜含有"硫化丙烯"，杀菌能力是青霉素的1/10，对病原菌和寄生虫都有良好的杀灭作用。大蒜有明显的降血脂及预防冠心病、动脉硬化的作用，可防止血栓的形成。大蒜能保护肝脏，阻断亚硝胺致癌物质的合成，从而预防癌症发生。常食大蒜能延缓衰老，其抗氧化活性优于人参。经常接触铅或有铅中毒倾向的人食用大蒜，能有效地防治铅中毒。

▲ 食用方法

　　发芽的大蒜食疗效果甚微。
　　大蒜不宜腌渍过久，以免破坏有效成分。
　　生食大蒜才能预防和治疗感染性疾病。

◆ 适宜人群

　　无消化道疾病者都可以食用。
　　胃溃疡、十二指肠溃疡患者不宜食蒜；肝病患者少食。

◎ 食用量

　　每次1~4瓣，过量食用会影响视力。

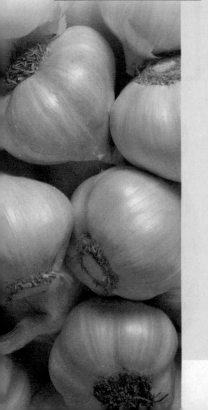

植物类 ❀

营养指数

维生素		三大营养素			
维生素 A（微克）	23	蛋白质（克）	2	热量（千卡）	29
维生素 B₁（毫克）	0.04	脂肪（克）	0.5	胆固醇（毫克）	–
维生素 B₂（毫克）	0.03	碳水化合物（克）	4.2	膳食纤维（克）	2.3
维生素 B₆（毫克）	1				
维生素 B₁₂（微克）	–	矿物质			
维生素 C（毫克）	62	钙（毫克）	11		
维生素 D（微克）	–	铁（毫克）	0.6		
维生素 E（毫克）	185	磷（毫克）	36		
生物素（微克）	–	钾（毫克）	300		
维生素 K（微克）	27	钠（毫克）	2.1		
维生素 P（微克）	–	铜（毫克）	0.11		
胡萝卜素（毫克）	0.73	镁（毫克）	15		
叶酸（微克）	41	锌（毫克）	0.12		
泛酸（毫克）	3.7	硒（微克）	0.62		
烟酸（毫克）	0.3				

（营养指数中的数值均为每百克食物的含量）

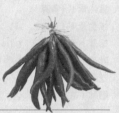

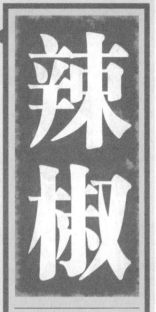

辣椒

⊙辣椒又名尖椒，青者可做蔬菜食用，干红者则是调味品。

★ 营养价值

食用辣椒能增加饭量，增强体力，改善怕冷、冻伤、血管性头痛等症状。辣椒含有一种特殊物质，能加速新陈代谢，促进荷尔蒙分泌，保健皮肤。富含维生素 C，可以控制心脏病及冠状动脉硬化，降低胆固醇。含有较多抗氧化物质，可预防癌症及其他慢性疾病。辣椒可以使呼吸道畅通，用以治疗咳嗽、感冒，还能杀抑胃腹内的寄生虫。

△ 食用方法

可做配料，可口美味，促进食欲。

◐ 适宜人群

一般健康人都可以食用。

食管炎、胃肠炎、胃溃疡、痔疮患者应少吃或忌食；有火热病症或阴虚火旺、高血压病、肺结核病的人慎食。

◎ 食用量

鲜辣椒每次约 100 克；干辣椒每次约 10 克。

相关记载

印度人称辣椒为"红色牛排"，墨西哥人将辣椒视为国食。

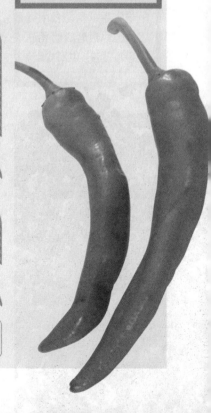

🌸 植物类

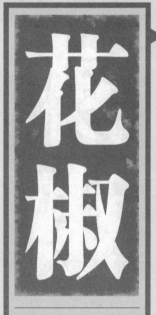

⊙花椒是中国特有的香料，位列调料"十三香"之首，无论红烧、卤味、小菜、四川泡菜、鸡鸭鱼羊牛等菜肴均会用到它，也可粗磨成粉和盐拌匀为椒盐，供蘸食用。

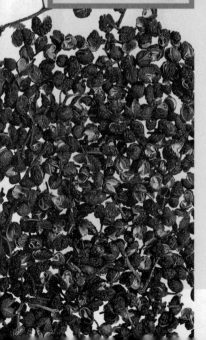

营养指数

维生素		三大营养素			
维生素A（微克）	7	蛋白质（克）	14.1	热量（千卡）	232
维生素B₁（毫克）	0.1	脂肪（克）	5.5	胆固醇（毫克）	–
维生素B₂（毫克）	0.45	碳水化合物（克）	31.6	膳食纤维（克）	33.8
维生素B₆（毫克）	–				
维生素B₁₂（微克）	–	矿物质			
维生素C（毫克）	–	钙（毫克）	139		
维生素D（微克）	–	铁（毫克）	8.1		
维生素E（毫克）	–	磷（毫克）	210		
生物素（微克）	–	钾（毫克）	1700		
维生素K（微克）	–	钠（毫克）	37.3		
维生素P（微克）	–	铜（毫克）	0.33		
胡萝卜素（毫克）	0.04	镁（毫克）	100		
叶酸（微克）	–	锌（毫克）	0.39		
泛酸（毫克）	–	硒（微克）	0.87		
烟酸（毫克）	2.8				

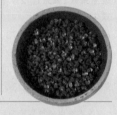

（营养指数中的数值均为每百克食物的含量）

★ 营养价值

气味芳香，可除各种肉类的腥膻臭气，能促进唾液分泌，增进食欲。日本医学院研究发现，花椒能使血管扩张，从而能起到降低血压的作用。服食花椒水能驱除寄生虫。中医认为，花椒有芳香健胃，温中散寒，除湿止痛，杀虫解毒，止痒解腥之功效。

△ 食用方法

炸花椒油时油温不宜过高。

◀ 适宜人群

一般人皆可食用。
孕妇、阴虚火旺者忌食。

◎ 食用量

每次3~5克。
过多食用易消耗肠道水分，造成便秘。

植物类

营养指数

维生素		三大营养素		热量（千卡）	263
维生素A（微克）	5.3	蛋白质（克）	5	胆固醇（毫克）	－
维生素B₁（毫克）	0.12	脂肪（克）	0.3	膳食纤维（克）	1.4
维生素B₂（毫克）	0.12	碳水化合物（克）	1.8		
维生素B₆（毫克）	0.08				
维生素B₁₂（微克）	－	矿物质			
维生素C（毫克）	－	钙（毫克）	162		
维生素D（微克）	－	铁（毫克）	3.8		
维生素E（毫克）	0.01	磷（毫克）	40		
生物素（微克）	－	钾（毫克）	1621		
维生素K（微克）	－	钠（毫克）	120.2		
维生素P（微克）	－	铜（毫克）	0.33		
胡萝卜素（毫克）	3.92	镁（毫克）	102		
叶酸（微克）	25	锌（毫克）	0.72		
泛酸（毫克）	2.33	硒（微克）	0.55		
烟酸（毫克）	2.1				

（营养指数中的数值均为每百克食物的含量）

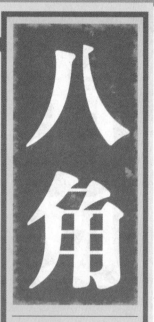

八角

⊙八角为八角科植物八角茴香的果实，又称为茴香、大料。常用于去除肉中的臭气，使之重新添香。

★ 营养价值

主要成分是茴香油，能刺激胃肠神经血管，促进消化液分泌，增加胃肠蠕动，有健胃、行气的功效，有助于缓解痉挛、减轻疼痛。所含茴香烯能促进骨髓细胞成熟并释放入外周血液，有明显的升高白细胞的作用，主要是升高中性粒细胞，可用于白细胞减少症。

▲ 食用方法

发霉茴香勿吃。
茴香菜做馅应先用开水焯过。

◈ 适宜人群

所有人都可食用。
阴虚火旺者不宜食用。

◎ 食用量

大料每次3~5克，茴香菜每次60~80克。
多食会伤目、长疮。

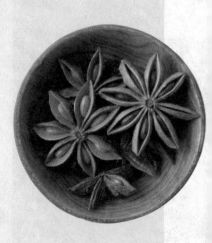

❋ 植物类

桂皮

⊙桂皮也叫肉桂、官桂、香桂。是最早被人类食用的香料之一。

营养指数

维生素		三大营养素	
维生素A（微克）	3.1	蛋白质（克）	4.4
维生素B₁（毫克）	0.01	脂肪（克）	0.2
维生素B₂（毫克）	0.01	碳水化合物（克）	1.9
维生素B₆（毫克）	–		
维生素B₁₂（微克）	–	矿物质	
维生素C（毫克）	–	钙（毫克）	142
维生素D（微克）	–	铁（毫克）	7.6
维生素E（毫克）	–	磷（毫克）	25.8
生物素（微克）	–	钾（毫克）	1835
维生素K（微克）	–	钠（毫克）	47.1
维生素P（微克）	–	铜（毫克）	0.49
胡萝卜素（毫克）	4.2	镁（毫克）	87
叶酸（微克）	–	锌（毫克）	0.29
泛酸（毫克）	1.7	硒（微克）	0.17
烟酸（毫克）	1.25		

热量（千卡）	182
胆固醇（毫克）	–
膳食纤维（克）	2.7

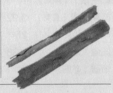

（营养指数中的数值均为每百克食物的含量）

★ 营养价值

桂皮香气馥郁，可使肉类菜肴祛腥解腻，令人食欲大增。适量添加桂皮，有助于预防或延缓因年老而引起的Ⅱ型糖尿病。含苯丙烯酸类化合物，对前列腺增生有治疗作用。桂皮性热，具有暖胃去寒、活血舒筋、通脉止痛和止泻的功能。

▲ 食用方法

受潮发霉的桂皮勿用，夏季忌食。

桂皮含有可以致癌的黄樟素，所以食用量越少越好，且不宜长期食用。

◈ 适宜人群

一般人都可食用。

便秘、痔疮患者、孕妇应少食或不食。

◎ 食用量

每次一小块（约5克），过多会影响菜肴本身的味道。

相关记载

公元前2800年的史料中曾提到桂皮，《圣经》和古埃及文献中也曾提及肉桂的名称。

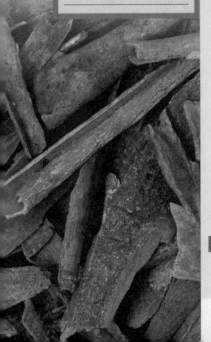

植物类 ✿

营养指数

维生素		三大营养素		热量（千卡）	274
维生素A（微克）	29	蛋白质（克）	9.5	胆固醇（毫克）	–
维生素B₁（毫克）	0.03	脂肪（克）	8	膳食纤维（克）	6.6
维生素B₂（毫克）	0.4	碳水化合物（克）	40.9		
维生素B₆（毫克）	–	矿物质			
维生素B₁₂（微克）	–				
维生素C（毫克）	–	钙（毫克）	906		
维生素D（微克）	–	铁（毫克）	136		
维生素E（毫克）	–	磷（毫克）	421		
生物素（微克）	–	钾（毫克）	2199		
维生素K（微克）	–	钠（毫克）	18.4		
维生素P（微克）	–	铜（毫克）	1.2		
胡萝卜素（毫克）	0.76	镁（毫克）	180		
叶酸（微克）	–	锌（毫克）	3.38		
泛酸（毫克）	–	硒（微克）	10.2		
烟酸（毫克）	2.3				

（营养指数中的数值均为每百克食物的含量）

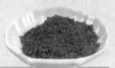

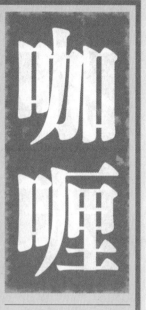

咖喱

⊙咖喱是以姜黄为主料，另加多种香辛料配制而成的复合调味品。具有特别的香气，主要用于烹调牛羊肉、鸡、鸭、螃蟹、土豆、菜花和汤羹等。

★ 营养价值

　　咖喱含有辣味香辛料，能促进唾液和胃液的分泌，增加胃肠蠕动，增进食欲。咖喱能促进血液循环，达到发汗的目的。美国癌症研究协会指出，咖喱所含的姜黄素具有激活肝细胞并抑制癌细胞的功效。咖喱还具有协助伤口复合，预防老年痴呆症的作用。

▲ 食用方法

　　咖喱应密封保存，以免香气逸散。

　　不宜与蜂蜜同食，易引起身体不适。

◆ 适宜人群

　　一般人都可以食用。

　　胃炎、溃疡病患者少食；患病服药期间不宜食用。

◎ 食用量

　　一般每次不超过20克。

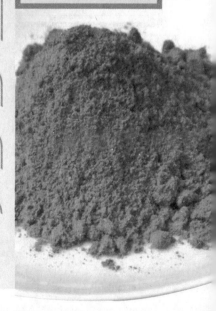

❀ 植物类

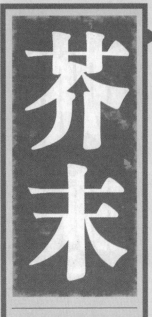

芥末

⊙芥末又称子末、芥辣粉，是芥菜的成熟种子碾磨成的一种辣味调料。原产于我国，历史悠久，从周代起就已开始在宫廷食用。它辣味十分独特，对味觉、嗅觉均有刺激作用。

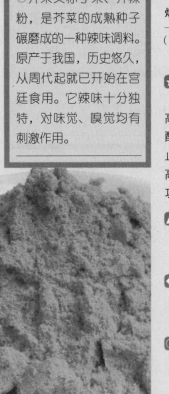

营养指数

维生素		三大营养素			
维生素 A（微克）	32	蛋白质（克）	23.6	热量（千卡）	476
维生素 B₁（毫克）	0.17	脂肪（克）	29.9	胆固醇（毫克）	–
维生素 B₂（毫克）	0.38	碳水化合物（克）	28.1	膳食纤维（克）	7.2
维生素 B₆（毫克）	–				
维生素 B₁₂（微克）	–	矿物质			
维生素 C（毫克）	–	钙（毫克）	656		
维生素 D（微克）	–	铁（毫克）	17.2		
维生素 E（毫克）	9.83	磷（毫克）	530		
生物素（微克）	–	钾（毫克）	366		
维生素 K（微克）	–	钠（毫克）	7.8		
维生素 P（微克）	–	铜（毫克）	0.63		
胡萝卜素（毫克）	0.19	镁（毫克）	321		
叶酸（微克）	–	锌（毫克）	3.62		
泛酸（毫克）	–	硒（微克）	9.01		
烟酸（毫克）	4.83				

（营养指数中的数值均为每百克食物的含量）

★ 营养价值

辣味强烈，可刺激唾液和胃液的分泌，能增强食欲。有很高的解毒功能，能解鱼蟹之毒，故生食三文鱼等生鲜食品经常会配上芥末。芥末中的硫氰酸盐成分可预防蛀牙，对预防癌症、防止血管凝块、治疗气喘等也有一定效果。芥末还有预防高血脂、高血压、心脏病及降低血液黏稠度等功效。芥末油有美容养颜的功效。

▲ 食用方法

在芥末中酌量添加些糖或食醋，能缓冲辣味，且风味更佳。不宜长期存放。

◀ 适宜人群

一般人均可食用。
胃炎、消化道溃疡患者忌食；眼睛有炎症者不宜食用。

◎ 食用量

每次少许，以免伤胃。

植物类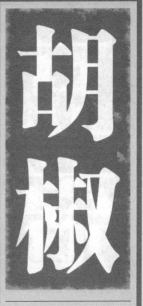

营养指数

维生素		三大营养素		热量（千卡）	357
维生素 A（微克）	10	蛋白质（克）	9.6	胆固醇（毫克）	–
维生素 B$_1$（毫克）	0.09	脂肪（克）	2.2	膳食纤维（克）	2.3
维生素 B$_2$（毫克）	0.06	碳水化合物（克）	74.6		
维生素 B$_6$（毫克）	–				
维生素 B$_{12}$（微克）	–	矿物质			
维生素 C（毫克）	–	钙（毫克）	2		
维生素 D（微克）	–	铁（毫克）	9.1		
维生素 E（毫克）	–	磷（毫克）	172		
生物素（微克）	–	钾（毫克）	154		
维生素 K（微克）	–	钠（毫克）	4.9		
维生素 P（微克）	–	铜（毫克）	0.32		
胡萝卜素（毫克）	0.06	镁（毫克）	2		
叶酸（微克）	–	锌（毫克）	1.23		
泛酸（毫克）	0.7	硒（微克）	7.64		
烟酸（毫克）	1.8				

（营养指数中的数值均为每百克食物的含量）

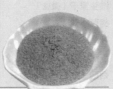

胡椒

⊙胡椒又名古月、黑川、白川。气味芳香，有刺激性及强烈的辛辣味，黑胡椒比白胡椒味更浓。

★ 营养价值

主要成分是胡椒碱，含有一定量的芳香油、粗蛋白、淀粉及可溶性氮，能祛腥、解油腻、助消化，其气味能增进食欲。对胃寒所致的胃腹冷痛、肠鸣腹泻有很好的缓解作用，并可治疗风寒感冒。胡椒有防腐抑菌的作用，可解鱼虾肉毒。

▲ 食用方法

不能高温油炸。
黑椒与肉食同煮的时间不宜太长，以免香味逸散。
粉状胡椒的保存时间不宜太长。

◆ 适宜人群

一般人均可食用。
消化道溃疡、咳嗽咯血、痔疮、咽喉炎症、眼疾患者慎食。

◎ 食用量

调味少许，2~3 克。
用量过大或长期较大量食用，对胃肠黏膜有刺激作用，可引起充血性炎症，并能诱发痔疮、血压升高以及心慌、烦躁等症状。

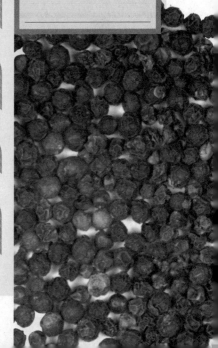

❀ 植物类

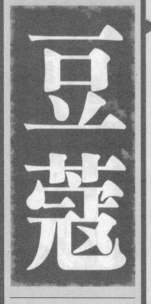

豆蔻

⊙豆蔻分草豆蔻、白豆蔻、红豆蔻等。草豆蔻又名草果，性质温和；白豆蔻又称白蔻，具有油性，辣而香气柔和；红豆蔻颜色深红，有辣味和浓烈的香气。

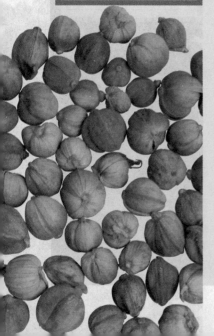

▶ 营养指数

维生素		三大营养素		热量（千卡）	334
维生素A（微克）	14	蛋白质（克）	8	胆固醇（毫克）	–
维生素B₁（毫克）	0.02	脂肪（克）	1	膳食纤维（克）	5.2
维生素B₂（毫克）	–	碳水化合物（克）	22		
维生素B₆（毫克）	0.1				
维生素B₁₂（微克）	–	矿物质			
维生素C（毫克）	–	钙（毫克）	452		
维生素D（微克）	–	铁（毫克）	12.3		
维生素E（毫克）	–	磷（毫克）	550		
生物素（微克）	–	钾（毫克）	363		
维生素K（微克）	–	钠（毫克）	121.7		
维生素P（微克）	–	铜（毫克）	0.53		
胡萝卜素（毫克）	–	镁（毫克）	130		
叶酸（微克）	–	锌（毫克）	3.64		
泛酸（毫克）	0.52	硒（微克）	5.5		
烟酸（毫克）	0.8				

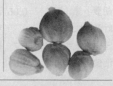

（营养指数中的数值均为每百克食物的含量）

★ 营养价值

富含豆蔻素、樟脑、龙脑等挥发油，能祛除鱼肉的腥膻异味，令人开胃口、增食欲并促进消化。豆蔻的提取物可增强机体对肿瘤的免疫功能，破坏癌细胞外围防护因子，使癌组织容易被损害。中医认为它能祛寒除湿，暖胃健脾，止痛祛痰，下气解毒。白豆蔻能芳香化浊，消胀行气，化湿健胃，止呕醒脾；红豆蔻则能助消化，解酒醉，温中下气，消食固肠。

◬ 食用方法

草豆蔻用时须研碎成末状，待主料加热后放入；白豆蔻可粉碎但不可炒用，否则将失去或减弱其特有的芳香美味；红豆蔻可直接放入炖煮的锅中。

◖ 适宜人群

一般人都能食用。

◎ 食用量

每次2~5克。
多吃会导致口干、伤肺、损目。

制品类

营养指数

维生素		三大营养素		热量（千卡）	10
维生素A（微克）	—	蛋白质（克）	—	胆固醇（毫克）	—
维生素B₁（毫克）	—	脂肪（克）	—	膳食纤维（克）	—
维生素B₂（毫克）	—	碳水化合物（克）	—		
维生素B₆（毫克）	—				
维生素B₁₂（微克）	—	**矿物质**			
维生素C（毫克）	—	钙（毫克）	2		
维生素D（微克）	—	铁（毫克）	0.8		
维生素E（毫克）	—	磷（毫克）	—		
生物素（微克）	—	钾（毫克）	1228		
维生素K（微克）	—	钠（毫克）	2513		
维生素P（微克）	—	铜（毫克）	0.01		
胡萝卜素（毫克）	—	镁（毫克）	18		
叶酸（微克）	—	锌（毫克）	0.24		
泛酸（毫克）	—	硒（微克）	—		
烟酸（毫克）	—				

（营养指数中的数值均为每百克食物的含量）

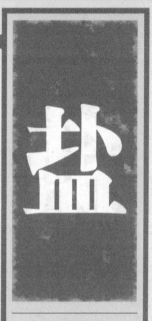

⊙盐是咸味的载体，是调味品中用得最多的，可以说人们餐餐都少不了它，而且以它为基本味，可以调制出许多味型，号称"百味之祖（王）"。

★ 营养价值

食盐能解腻提鲜，祛除腥膻之味，使食物保持原料的本味。盐水有杀菌、保鲜防腐作用，撒在食物上可以短期保鲜，用来腌渍食物能防变质。盐水还能清除皮肤表面的角质和污垢，促进全身皮肤的新陈代谢，防治某些皮肤病。

▲ 食用方法

碘盐宜在菜肴将出锅前加入，以免碘受热蒸发掉。

应于阴凉避光处存储。

鸡、鱼含有氨酸钠，本身有些咸味，烹调时应当少放盐。

◀ 适宜人群

所有人都可食用。

儿童少用。

◎ 食用量

一般健康人每天不超过6克。

长期过量食用盐容易导致高血压、动脉硬化、心肌梗死、中风、肾脏病和白内障的发生。

❀ 制品类

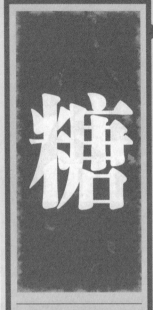

糖

⊙糖包括白糖、冰糖、红糖几种，均从甘蔗、甜菜中提取。白糖性平，纯度较高；红糖性温，杂质较多；冰糖则是糖的结晶。

营养指数

维生素		三大营养素		热量（千卡）	392
维生素A（微克）	—	蛋白质（克）	0.1	胆固醇（毫克）	—
维生素B₁（毫克）	—	脂肪（克）	—	膳食纤维（克）	—
维生素B₂（毫克）	—	碳水化合物（克）	98.1		
维生素B₆（毫克）	—	**矿物质**			
维生素B₁₂（微克）	—				
维生素C（毫克）	—	钙（毫克）	6		
维生素D（微克）	—	铁（毫克）	0.2		
维生素E（毫克）	—	磷（毫克）	3		
生物素（微克）	—	钾（毫克）	131		
维生素K（微克）	—	钠（毫克）	1.4		
维生素P（微克）	—	铜（毫克）	0.02		
胡萝卜素（毫克）	—	镁（毫克）	2		
叶酸（微克）	—	锌（毫克）	0.03		
泛酸（毫克）	—	硒（微克）	0.38		
烟酸（毫克）	0.2				

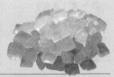

（营养指数中的数值均为每百克食物的含量）

★ 营养价值

适当食用白糖，有助于提高机体对钙的吸收，过多却会妨碍钙的吸收。冰糖能养阴生津，润肺止咳，对肺燥咳嗽、干咳无痰、咳痰带血有很好的治疗作用。红糖营养成分保留较好，具有益气、缓中、助脾化食、补血破瘀等功效，痛经、产后喝些红糖水往往效果显著。对老年体弱、大病初愈的人，红糖有极好的进补作用。另外，红糖对血管硬化能起一定治疗作用，且不易诱发龋齿等牙科疾病。

△ 食用方法

食后应及时漱口或刷牙。
糖很容易生螨，存放日久的糖不要生吃，应煮开后食用。
红糖因含杂质较多，要加水煮沸后去杂饮用。

◇ 适宜人群

除糖尿病患者都可食用。
老年人阴虚内热者不宜多吃红糖。

◎ 食用量

每天不超过30克。

制品类 ❖

营养指数

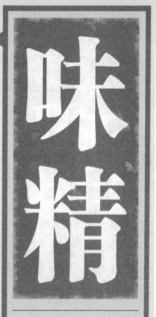

味精

维生素		三大营养素		热量（千卡）	268
维生素 A（微克）	–	蛋白质（克）	40.1	胆固醇（毫克）	–
维生素 B₁（毫克）	0.08	脂肪（克）	0.2	膳食纤维（克）	–
维生素 B₂（毫克）	–	碳水化合物（克）	26.5		
维生素 B₆（毫克）	–	矿物质			
维生素 B₁₂（微克）	–				
维生素 C（毫克）	–	钙（毫克）	100		
维生素 D（微克）	–	铁（毫克）	1.2		
维生素 E（毫克）	–	磷（毫克）	4		
生物素（微克）	–	钾（毫克）	450		
维生素 K（微克）	–	钠（毫克）	5894.9		
维生素 P（微克）	–	铜（毫克）	0.12		
胡萝卜素（毫克）	–	镁（毫克）	7		
叶酸（微克）	–	锌（毫克）	0.31		
泛酸（毫克）	–	硒（微克）	0.98		
烟酸（毫克）	0.3				

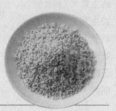

（营养指数中的数值均为每百克食物的含量）

⊙味精的主要成分是谷氨酸钠，是用微生物发酵的方法由粮食制成的调味品。鸡精是从鸡肉、鸡骨中萃取出来的，含有谷氨酸钠和多种氨基酸。

⭐ 营养价值

补充人体所需的氨基酸，有利于增进和维持大脑机能。可增进食欲。

🔺 食用方法

宜在菜肴将要出锅时投放。

若菜肴需勾芡，味精投放应在勾芡之前。

烹制含碱食物、甜味菜、酸味菜不要放味精。

高汤、鸡肉、鸡蛋、水产品制出的菜肴中不用再放味精。

忌高温烹调，否则会产生致癌物。

◇ 适宜人群

一般成年人均可食用。

老人、孕妇、婴幼儿、儿童不宜多食；高血压患者不宜多食。

◎ 食用量

尚无定论。有的国家规定每千克体重日摄入不超过 120 毫克。

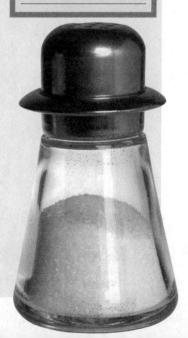

❀ 制品类

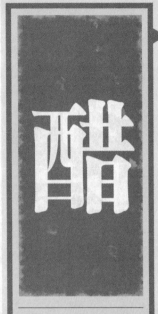

⊙醋古称酢、苦酒和"食总管"。是一种发酵的酸味液态调味品，种类繁多，以米醋和陈醋为最佳。

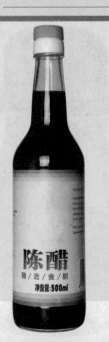

营养指数

维生素		三大营养素			
维生素 A（微克）	–	蛋白质（克）	2.1	热量（千卡）	130
维生素 B₁（毫克）	0.03	脂肪（克）	0.3	胆固醇（毫克）	–
维生素 B₂（毫克）	0.05	碳水化合物（克）	4.9	膳食纤维（克）	–
维生素 B₆（毫克）	0.02				
维生素 B₁₂（微克）	0.1	矿物质			
维生素 C（毫克）	–	钙（毫克）	17		
维生素 D（微克）	–	铁（毫克）	6		
维生素 E（毫克）	–	磷（毫克）	96		
生物素（微克）	–	钾（毫克）	351		
维生素 K（微克）	–	钠（毫克）	262.1		
维生素 P（微克）	–	铜（毫克）	0.04		
胡萝卜素（毫克）	–	镁（毫克）	13		
叶酸（微克）	–	锌（毫克）	1.25		
泛酸（毫克）	0.08	硒（微克）	2.43		
烟酸（毫克）	0.7				

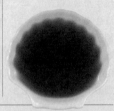

（营养指数中的数值均为每百克食物的含量）

★ 营养价值

醋可增加菜肴的鲜、甜、香等味道；可软化鸡骨鱼刺，促进钙的吸收；能促进唾液、胃液分泌，帮助消化吸收，并减少胃肠道和血液中的酒精浓度。醋有很好的抑菌和杀菌作用，能有效预防肠道疾病、流行性感冒和呼吸道疾病；可有效软化血管、降低胆固醇。食醋可消除疲劳，促进睡眠，减轻晕车晕船的不适症状。

▲ 食用方法

制作菜肴时加点醋，可使菜肴脆嫩可口，去除腥膻味，保护营养成分。

食用醋较多的菜肴后应及时漱口以保护牙齿。

服用磺胺类药、碱性药、抗生素、解表发汗的中药的人不宜食醋。

◆ 适宜人群

胃溃疡、胃酸过多者不宜食醋。

◎ 食用量

每次 5~20 毫升。

食用过量会导致体内钙的流失。

制品类

营养指数

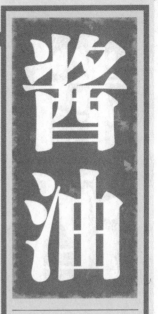

维生素		三大营养素		热量（千卡）	27
维生素 A（微克）	–	蛋白质（克）	5.5	胆固醇（毫克）	–
维生素 B_1（毫克）	0.05	脂肪（克）	0.2	膳食纤维（克）	0.2
维生素 B_2（毫克）	0.17	碳水化合物（克）	1.3		
维生素 B_6（毫克）	0.18				
维生素 B_{12}（微克）	0.2	矿物质			
维生素 C（毫克）	–	钙（毫克）	30		
维生素 D（微克）	–	铁（毫克）	4.6		
维生素 E（毫克）	–	磷（毫克）	38		
生物素（微克）	–	钾（毫克）	636		
维生素 K（微克）	–	钠（毫克）	4056		
维生素 P（微克）	–	铜（毫克）	0.06		
胡萝卜素（毫克）	–	镁（毫克）	130		
叶酸（微克）	30	锌（毫克）	0.76		
泛酸（毫克）	0.37	硒（微克）	5.32		
烟酸（毫克）	1.5				

（营养指数中的数值均为每百克食物的含量）

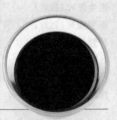

⊙酱油俗称豉油。由大豆、淀粉、小麦、食盐经过制曲、发酵等程序酿制而成。酱油一般有老抽和生抽两种，老抽用于提色；生抽用于提鲜。

★ 营养价值

酱油能增加食物的香味，令色泽更加好看。含有异黄醇，可降低胆固醇，降低心血管疾病的发病率。新加坡食物研究所发现，酱油能产生一种天然的抗氧化成分，有助于减少自由基对人体的损害。

▲ 食用方法

要食用"酿造"酱油，而不要吃"配制"酱油；要用"佐餐酱油"拌凉菜，"烹调酱油"未经加热不宜直接食用。

不宜长时间加热。

发霉变质的酱油勿食。

◆ 适宜人群

一般人都适合食用。

服用治疗血管疾病、胃肠道疾病的药物时禁食酱油，以免引起恶心、呕吐。

◎ 食用量

每次 10~30 毫升。

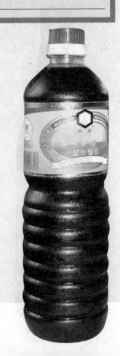

❀ 制品类

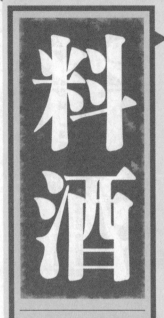

料酒

⊙料酒即用于烹饪调味的酒。从理论上讲，啤酒、白酒、黄酒、葡萄酒、威士忌都可作为料酒，但以黄酒最佳。

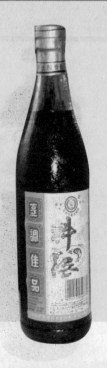

➤营养指数

维生素		三大营养素	
维生素 A（微克）	12	蛋白质（克）	1.7
维生素 B₁（毫克）	0.05	脂肪（克）	–
维生素 B₂（毫克）	0.03	碳水化合物（克）	5.1
维生素 B₆（毫克）	0.03		
维生素 B₁₂（微克）	–	矿物质	
维生素 C（毫克）	–	钙（毫克）	15
维生素 D（微克）	–	铁（毫克）	1.3
维生素 E（毫克）	–	磷（毫克）	20
生物素（微克）	–	钾（毫克）	123
维生素 K（微克）	–	钠（毫克）	4.2
维生素 P（微克）	–	铜（毫克）	0.02
胡萝卜素（毫克）	–	镁（毫克）	19
叶酸（微克）	1	锌（毫克）	0.39
泛酸（毫克）	0.19	硒（微克）	0.26
烟酸（毫克）	0.6		

热量（千卡）	114
胆固醇（毫克）	–
膳食纤维（克）	–

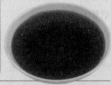

（营养指数中的数值均为每百克食物的含量）

★ 营养价值

祛腥膻、解油腻。黄酒的酯香、醇香同菜肴的香气十分和谐，用于烹饪不仅能为菜肴增香，还能通过乙醇的挥发，把食物固有的香气诱导出来，使菜肴香气四溢、满座芬芳。烹饪肉、禽、蛋等菜肴时，调入黄酒能渗透到食物组织内部，溶解微量的有机物质，从而令菜肴质地松嫩。温饮黄酒，可加快血液循环，促进新陈代谢。

▲ 食用方法

烹饪时不宜过多添加，以免影响菜肴本身的滋味。
夏季不宜饮用。
烫热喝有利于健康。

◀ 适宜人群

成年人均可享用。

◎ 食用量

直接饮用时以 30 毫升左右为宜，每日最多不超过 200 毫升。

油脂类 ❀

营养指数

维生素		三大营养素		热量（千卡）	898
维生素 A（微克）	–	蛋白质（克）	–	胆固醇（毫克）	–
维生素 B$_1$（毫克）	–	脂肪（克）	99.8	膳食纤维（克）	–
维生素 B$_2$（毫克）	–	碳水化合物（克）	–		
维生素 B$_6$（毫克）	–				
维生素 B$_{12}$（微克）	–	矿物质			
维生素 C（毫克）	–	钙（毫克）	18		
维生素 D（微克）	–	铁（毫克）	1.7		
维生素 E（毫克）	24.01	磷（毫克）	1		
生物素（微克）	–	钾（毫克）	3		
维生素 K（微克）	170	钠（毫克）	5.1		
维生素 P（微克）	–	铜（毫克）	0.05		
胡萝卜素（毫克）	–	镁（毫克）	1		
叶酸（微克）	–	锌（毫克）	0.23		
泛酸（毫克）	–	硒（微克）	1.87		
烟酸（毫克）	–				

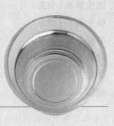

（营养指数中的数值均为每百克食物的含量）

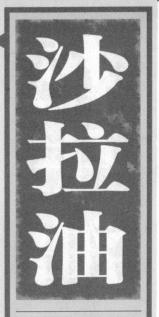

沙拉油

⊙沙拉油色泽澄清透亮，气味新鲜清淡，加热时不变色，无泡沫，很少有油烟，并且不含黄曲霉素和胆固醇。

★ 营养价值

不含致癌物质黄曲霉素和胆固醇，对机体有保护作用。富含亚油酸等不饱和脂肪酸，在一定程度上可以预防心血管疾病。含有一定量的豆类磷脂，有益于神经、血管、大脑的发育生长。

▲ 食用方法

放置时间太久的沙拉油勿食。
用于凉拌前亦应加热。
应避免使用反复经高温加热的沙拉油。

◆ 适宜人群

所有人都可食用。

◎ 食用量

每天 40 克。
食用过多对心脑血管不利，且易发胖。

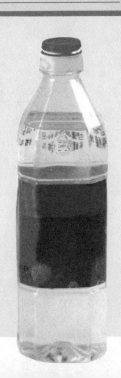

❋ 油脂类

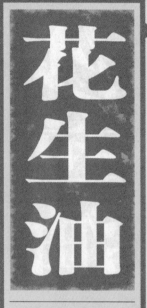

花生油

⊙花生油具有花生的香味，可提供给人体大量营养，增加食品的美味，是构成人体内多种组织成分的重要原料。

➤ 营养指数

维生素		三大营养素		热量（千卡）	899
维生素 A（微克）	–	蛋白质（克）	–	胆固醇（毫克）	–
维生素 B$_1$（毫克）	–	脂肪（克）	99.9	膳食纤维（克）	–
维生素 B$_2$（毫克）	–	碳水化合物（克）	–		
维生素 B$_6$（毫克）	–				
维生素 B$_{12}$（微克）	–	矿物质			
维生素 C（毫克）	–	钙（毫克）	2		
维生素 D（微克）	–	铁（毫克）	2.9		
维生素 E（毫克）	42.06	磷（毫克）	15		
生物素（微克）	–	钾（毫克）	1		
维生素 K（微克）	4	钠（毫克）	3.5		
维生素 P（微克）	–	铜（毫克）	0.15		
胡萝卜素（毫克）	–	镁（毫克）	2		
叶酸（微克）	–	锌（毫克）	8.48		
泛酸（毫克）	–	硒（微克）	2.29		
烟酸（毫克）	–				

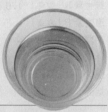

（营养指数中的数值均为每百克食物的含量）

★ 营养价值

花生油含锌量是沙拉油的 37 倍，粟米油的 32.6 倍，菜子油的 16 倍，豆油的 7 倍。虽然补锌的途径很多，但油脂是人们日常必需的补充物，所以食用花生油特别适宜于大众补锌。营养专家还在花生油中发现了 3 种有益于心脑血管的保健成分：白藜芦醇、单不饱和脂肪酸和 β－谷固醇。实验证明，这几种物质是肿瘤类疾病的化学预防剂，也是降低血小板聚集、防治动脉硬化及心脑血管疾病的化学预防剂。优质花生油中含多种抗衰老成分，有延缓脑功能衰老的功效。

▲ 食用方法

花生油耐高温，除炒菜外适合于煎炸食物。

◆ 适宜人群

适合所有人特别是中老年人食用。

◎ 食用量

每天约 40 克。

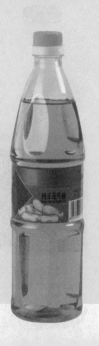

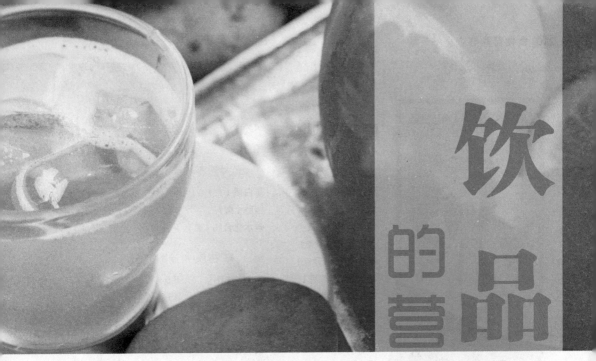

饮品的营养

养与饮食健康

水是人类赖以生存的基础物质，占人体体重的 2/3，参与机体的每一项机能运行，润滑身体的每一个关节，有利于生津止渴，解除疲劳，促进新陈代谢。同时，人体中的食物和氧气是通过水溶液这一媒介传送到各个器官中去的，而各个器官所产生的废物也是通过水这一媒介排出体外的。水还是维持人体内正常体温的必需物质。一个人一天至少喝 1600 毫升的水（含饮品）才能确保体内有能维持健康的水分。

适量饮用含酒精 10% 左右的低度酒，可促进胃液分泌，增进食欲，促进血液循环，使人体温升高，引起发汗，从而预防和治疗伤风感冒。

一般而言，茶、咖啡、鲜榨果汁等饮品中都含有一定量的营养物质，适当饮用，对机体有益；可乐型饮料内含的咖啡因是中枢神经兴奋剂，少量饮用对人体无害，但长期大量饮用会损害健康。

❀ 饮品类

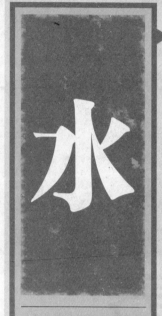

水

⊙水包括自来水、纯净水、矿泉水，是所有生物体赖以生存的基础物质之一。

营养指数 //////////////////////

维生素		三大营养素			
维生素 A（微克）	—	蛋白质（克）	—	热量（千卡）	—
维生素 B$_1$（毫克）	—	脂肪（克）	—	胆固醇（毫克）	—
维生素 B$_2$（毫克）	—	碳水化合物（克）	—	膳食纤维（克）	—
维生素 B$_6$（毫克）	—				
维生素 B$_{12}$（微克）	—	矿物质			
维生素 C（毫克）	—	钙（毫克）	8.5		
维生素 D（微克）	—	铁（毫克）	45		
维生素 E（毫克）	—	磷（毫克）			
生物素（微克）	—	钾（毫克）			
维生素 K（微克）	—	钠（毫克）			
维生素 P（微克）	—	铜（毫克）	0.01		
胡萝卜素（毫克）	—	镁（毫克）	6.5		
叶酸（微克）	—	锌（毫克）	0.1		
泛酸（毫克）	—	硒（微克）	0.01		
烟酸（毫克）	—				

（营养指数中的数值均为每百克食物的含量）

★ 营养价值

白开水容易透过细胞膜促进机体内的新陈代谢，改善人体免疫功能。矿泉水大都有软化血管、强壮骨骼、促进合成血红蛋白、增强食欲、调节中枢神经活动等功能。纯净水仅有溶剂和单纯补充水分的作用。

⚠ 食用方法

生水、反复烧开的水不宜饮用。长期饮用硬度过高的水易导致结石。长期大量饮用矿泉水会导致某些微量元素过量。长期饮用纯净水会导致营养缺乏，降低对疾病的抵抗力。

◀ 适宜人群

一般人都可以饮用。

饮水过多、过快也会增加心肾负担，引起水肿或血液稀释症状，甚至引起水中毒。

◎ 食用量

一般情况下每天 2000~2200 毫升为宜，大量流汗、腹泻等失水较多时应适当增加饮水量。

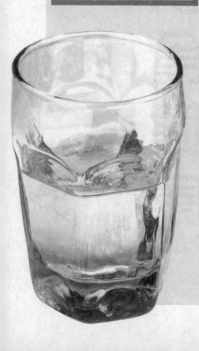

营养指数

维生素		三大营养素		热量（千卡）	270
维生素A（微克）	432	蛋白质（克）	22.8	胆固醇（毫克）	–
维生素B₁（毫克）	0.08	脂肪（克）	1.3	膳食纤维（克）	14.2
维生素B₂（毫克）	0.03	碳水化合物（克）	41.9		
维生素B₆（毫克）	0.36				
维生素B₁₂（微克）	–	矿物质			
维生素C（毫克）	6	钙（毫克）	416		
维生素D（微克）	–	铁（毫克）	27.6		
维生素E（毫克）	3.42	磷（毫克）	262		
生物素（微克）	–	钾（毫克）	1543		
维生素K（微克）	121	钠（毫克）	22.7		
维生素P（微克）	288	铜（毫克）	2.07		
胡萝卜素（毫克）	1.88	镁（毫克）	217		
叶酸（微克）	2	锌（毫克）	2.35		
泛酸（毫克）	0.02	硒（微克）	3.2		
烟酸（毫克）	0.1				

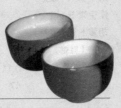

（营养指数中的数值均为每百克食物的含量）

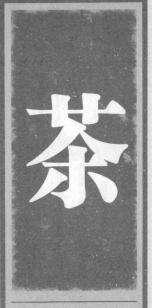

⊙茶是大众化饮品，一般分绿茶、红茶和乌龙茶三大类，其中绿茶在日本、韩国、印度等亚洲国家较普及，西方国家更习惯饮红茶。

★ 营养价值

茶具有抗血小板凝集、促进纤维蛋白溶解、降血压、降血脂的作用，可防治心血管疾病。能抗氧化、防辐射、提高免疫力，防癌抗癌。含氟、茶多酚，能防龋固齿。茶是天然的健美饮料，有助于保持皮肤光洁白嫩，减少皱纹。可提神醒脑、增强免疫、消除疲劳，并能抗过敏、杀菌、抗病毒、消臭解毒。红茶有暖胃祛寒的作用，乌龙茶祛脂减肥力强。

⚠ 食用方法

冲泡时间不宜过长，不宜用保温杯泡茶。

饮茶不宜过浓。

隔夜茶勿饮。

◆ 适宜人群

一般人均可饮用。

发热、肾功能不良、心血管疾病、习惯性便秘、消化道溃疡、神经衰弱及失眠的人忌饮；孕妇、哺乳期妇女和儿童忌饮。

◎ 食用量

茶叶每次3~8克。

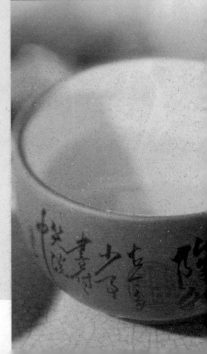

✿ 饮品类

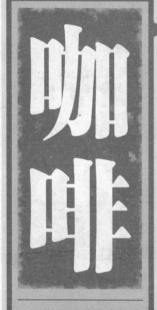

咖啡

☉咖啡深受西方人的喜爱，它味苦却有一种特殊的香气。经常加班、熬夜的人常用它来提神。

➤ 营养指数

维生素		三大营养素		热量（千卡）	288
维生素A（微克）	120	蛋白质（克）	14.7	胆固醇（毫克）	–
维生素B₁（毫克）	0.02	脂肪（克）	0.3	膳食纤维（克）	–
维生素B₂（毫克）	0.14	碳水化合物（克）	56.5		
维生素B₆（毫克）	0.01				
维生素B₁₂（微克）	0.1	矿物质			
维生素C（毫克）	–	钙（毫克）	–		
维生素D（微克）	–	铁（毫克）	3		
维生素E（毫克）	0.2	磷（毫克）	–		
生物素（微克）	–	钾（毫克）	223		
维生素K（微克）	–	钠（毫克）	100		
维生素P（微克）	–	铜（毫克）	3.8		
胡萝卜素（毫克）	–	镁（毫克）	440		
叶酸（微克）	8	锌（毫克）	0.77		
泛酸（毫克）	0.11	硒（微克）	0.24		
烟酸（毫克）	47				

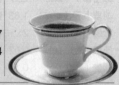

（营养指数中的数值均为每百克食物的含量）

★ 营养价值

内含咖啡因，有刺激中枢神经，促进肝糖原分解，升高血糖的功能。适量饮用可使人暂时精力旺盛，思维敏捷，减轻光波、电磁波等的伤害。能强心利尿，提高人体基础代谢，可缓解脑血管痉挛和气管平滑肌的痉挛。日本医科大学研究发现：每天喝一杯咖啡，有抑制肝癌的作用。

▲ 食用方法

品咖啡前先喝一口白水冲掉口中异味，才能感受到香醇。
经常喝咖啡的人应注意补钙。

◆ 适宜人群

一般健康人均可饮用。
孕妇、患心血管疾病的人、老年妇女、有胃病和维生素B₁缺乏症的人少饮为佳。

◎ 食用量

每天1~2杯为宜，最多不超过5杯。

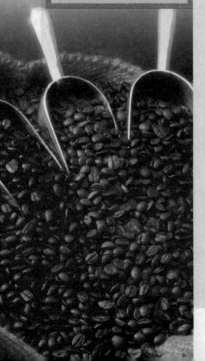

饮品类

营养指数

维生素		三大营养素		热量（千卡）	126
维生素 A（微克）	48	蛋白质（克）	2.4	胆固醇（毫克）	–
维生素 B_1（毫克）	0.01	脂肪（克）	5.3	膳食纤维（克）	0.6
维生素 B_2（毫克）	0.03	碳水化合物（克）	17.3		
维生素 B_6（毫克）	–	矿物质			
维生素 B_{12}（微克）	–				
维生素 C（毫克）	–	钙（毫克）	126		
维生素 D（微克）	–	铁（毫克）	0.5		
维生素 E（毫克）	0.24	磷（毫克）	67		
生物素（微克）	–	钾（毫克）	125		
维生素 K（微克）	–	钠（毫克）	54.2		
维生素 P（微克）	–	铜（毫克）	0.2		
胡萝卜素（毫克）	–	镁（毫克）	40		
叶酸（微克）	–	锌（毫克）	0.37		
泛酸（毫克）	–	硒（微克）	1.73		
烟酸（毫克）	0.2				

（营养指数中的数值均为每百克食物的含量）

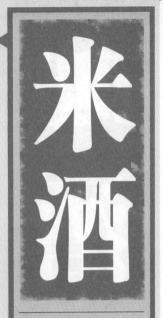

米酒

⊙米酒又称江米酒、甜酒、酒酿、醪糟等。主要原料是糯米（江米），酿制工艺简单，口味香甜醇美，含酒精量极低，因此深受人们喜爱。

★ 营养价值

米酒甘甜芳醇，能刺激消化腺的分泌，增进食欲，有助消化。糯米经过酿制，营养成分更易于人体吸收，是中老年人、孕产妇和身体虚弱者补气养血的佳品。它还有提神解乏、解渴消暑、促进血液循环、润肤的功效。

◢ 食用方法

在米酒中打个鸡蛋、煮些糯米圆子或加入适量红糖，滋补效果更佳。

米酒不宜久存，冬季注意保温，3~4 天后也可食用；夏天可在酒中加少许水煮沸，从而延长储存时间。

◆ 适宜人群

适合所有人食用，中老年人、孕产妇和身体虚弱者更加适合。

◎ 食用量

每次约 200 克。

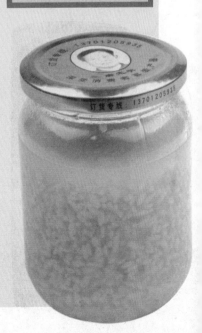

❋ 饮品类

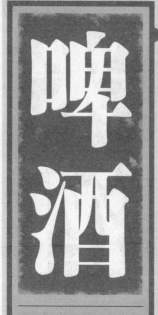

啤酒

⊙啤酒营养丰富，能健脾开胃，被誉为"液体面包"。

营养指数 ////////////

维生素		三大营养素		热量（千卡）	56
维生素 A（微克）	–	蛋白质（克）	0.4	胆固醇（毫克）	–
维生素 B₁（毫克）	0.2	脂肪（克）	–	膳食纤维（克）	–
维生素 B₂（毫克）	0.02	碳水化合物（克）	3.1		
维生素 B₆（毫克）	0.05				
维生素 B₁₂（微克）	0.1	矿物质			
维生素 C（毫克）	–	钙（毫克）	4		
维生素 D（微克）	–	铁（毫克）	0.3		
维生素 E（毫克）	–	磷（毫克）	15		
生物素（微克）	–	钾（毫克）	–		
维生素 K（微克）	–	钠（毫克）	2.5		
维生素 P（微克）	–	铜（毫克）	–		
胡萝卜素（毫克）	–	镁（毫克）	7		
叶酸（微克）	7	锌（毫克）	0.01		
泛酸（毫克）	0.08	硒（微克）	–		
烟酸（毫克）	1				

（营养指数中的数值均为每百克食物的含量）

★ 营养价值

啤酒由发酵的谷物制成，含有丰富的 B 族维生素和其他营养成分，具一定热量。啤酒，特别是黑啤酒可使动脉硬化和白内障的发病率降低 50%。男性以及年轻女性经常饮用啤酒，可以降低年老时患骨质疏松症的概率。骨质的密度和硅的摄取量有密切关系，而啤酒中含有大量的硅，经常饮用有助于保持人体骨骼强健。

▲ 食用方法

大量饮用有损健康。

◆ 适宜人群

健康成年人可以饮用。

胃炎、肝病、痛风、糖尿病、心脏病、泌尿系结石、溃疡病患者及正在服药者不宜饮啤酒。

◎ 食用量

每天约 300 毫升，最多不超过 2 升。

饮品类 ❀

营养指数

维生素		三大营养素		热量（千卡）	132
维生素 A（微克）	–	蛋白质（克）	0.2	胆固醇（毫克）	–
维生素 B_1（毫克）	0.04	脂肪（克）	–	膳食纤维（克）	–
维生素 B_2（毫克）	0.01	碳水化合物（克）	1.5		
维生素 B_6（毫克）	0.03				
维生素 B_{12}（微克）	–	矿物质			
维生素 C（毫克）	–	钙（毫克）	27		
维生素 D（微克）	–	铁（毫克）	0.4		
维生素 E（毫克）	–	磷（毫克）	5		
生物素（微克）	–	钾（毫克）	8		
维生素 K（微克）	–	钠（毫克）	2.6		
维生素 P（微克）	–	铜（毫克）	0.02		
胡萝卜素（毫克）	–	镁（毫克）	4		
叶酸（微克）	–	锌（毫克）	0.18		
泛酸（毫克）	0.07	硒（微克）	0.1		
烟酸（毫克）	0.1				

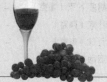

（营养指数中的数值均为每百克食物的含量）

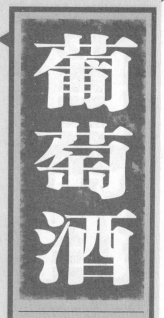

葡萄酒

⊙葡萄酒由葡萄发酵酿制而成，酒精含量通常在 8%~20%，味道甘甜醇美，营养丰富。法国盛产葡萄酒。

★ 营养价值

葡萄酒是唯一的碱性酒精性饮品，可中和大鱼大肉以及米面类酸性食物，降低血中的不良胆固醇，促进消化。含有抗氧化成分和丰富的酚类化合物，可防止动脉硬化和血小板凝结，起到保护心脏、防止中风的作用。红葡萄酒富含单宁酸，能预防蛀牙、防止辐射伤害。饮用葡萄酒可养气活血，预防老年痴呆。红葡萄酒由葡萄全果酿制，是预防癌症的佳品。

▲ 食用方法

兑入雪碧、可乐、加冰块饮用是不正确的。
红葡萄酒不须冰镇，白葡萄酒冰镇后饮用口味更佳。

◆ 适宜人群

健康成年人、女性更适宜。糖尿病、严重溃疡病患者不宜饮用。

◎ 食用量

每次 50~100 毫升，每天不宜超过 200 毫升。

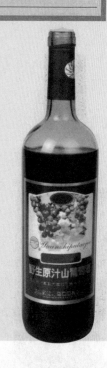

❋ 饮品类

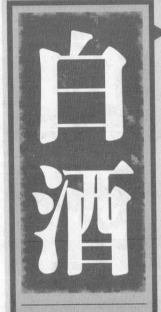

白酒

⊙白酒又叫烧酒、白干儿。酒精度很高，除含有极少量的钠、铜、锌外，几乎不含维生素和钙、磷、铁等。

营养指数

维生素		三大营养素			
维生素 A（微克）	–	蛋白质（克）	–	热量（千卡）	352
维生素 B₁（毫克）	–	脂肪（克）	–	胆固醇（毫克）	–
维生素 B₂（毫克）	–	碳水化合物（克）	–	膳食纤维（克）	–
维生素 B₆（毫克）	–				
维生素 B₁₂（微克）	–	矿物质			
维生素 C（毫克）	–	钙（毫克）	–		
维生素 D（微克）	–	铁（毫克）	–		
维生素 E（毫克）	–	磷（毫克）	–		
生物素（微克）	–	钾（毫克）	–		
维生素 K（微克）	–	钠（毫克）	0.5		
维生素 P（微克）	–	铜（毫克）	–		
胡萝卜素（毫克）	–	镁（毫克）	–		
叶酸（微克）	–	锌（毫克）	0.04		
泛酸（毫克）	–	硒（微克）	–		
烟酸（毫克）	–				

（营养指数中的数值均为每百克食物的含量）

★ 营养价值

传统认为白酒有活血通脉，助药力，增进食欲，消除疲劳的功效。饮用少量白酒特别是低度白酒可以扩张小血管，促进血液循环，延缓胆固醇等脂质在血管壁的沉积。

△ 食用方法

服用某些中药材可用少量白酒送服。

不可和其他酒一起饮用。

饮白酒前后不能服用各类镇静药、降糖药、抗生素和抗结核药，严重时会导致死亡。

◐ 适宜人群

35 岁以上的健康男性和过了绝经期的妇女可适量饮用。

孕妇、哺乳期妇女不可饮用；高血压病、心脑血管病患者、肝功能不佳或有肝病者禁用。计划要小孩的夫妇，至少半年内应绝对戒酒。

◎ 食用量

每次 10~16 毫升，每天不超过 50 毫升，且不可天天饮用。

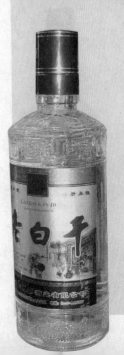

营养指数

维生素		三大营养素			
维生素 A（微克）	–	蛋白质（克）	–	热量（千卡）	102
维生素 B$_1$（毫克）	–	脂肪（克）	–	胆固醇（毫克）	–
维生素 B$_2$（毫克）	–	碳水化合物（克）	–	膳食纤维（克）	–
维生素 B$_6$（毫克）	–				
维生素 B$_{12}$（微克）	–	矿物质			
维生素 C（毫克）	2	钙（毫克）	6		
维生素 D（微克）	–	铁（毫克）	0.2		
维生素 E（毫克）	–	磷（毫克）	3		
生物素（微克）	–	钾（毫克）	131		
维生素 K（微克）	–	钠（毫克）	1.4		
维生素 P（微克）	–	铜（毫克）	0.02		
胡萝卜素（毫克）	0.01	镁（毫克）	2		
叶酸（微克）	–	锌（毫克）	–		
泛酸（毫克）	–	硒（微克）	–		
烟酸（毫克）	–				

（营养指数中的数值均为每百克食物的含量）

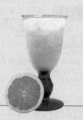

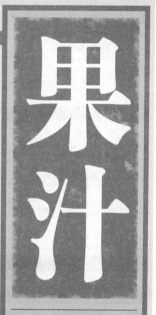

⊙果汁（碳酸饮料）是日常生活中常见的饮品，因口感甜美而深受大众欢迎。

★ 营养价值

　　果汁可补充水分和一部分糖、矿物质，一定程度上维持体内的水液电解质平衡。果汁能增强免疫力、延缓衰老。鲜榨果汁则有该水果的一切营养功效。碳酸饮料含大量碳酸成分，能分解产生二氧化碳气体，带走体内热量并减轻胃肠负担。可乐饮料含咖啡因、可乐宁，能令人振奋精神。

▲ 食用方法

　　吃饭前后、用餐中都不宜喝果汁和饮料。

　　果汁不能替代水果，因其极度缺乏人体必需的膳食纤维。

　　碳酸饮料含有磷酸等成分，会和钙发生反应，对牙齿、骨骼有重要影响，不宜多饮。

　　可乐饮料中的化学成分对生殖功能不利。

　　不宜与酒同饮，以免对胃、肝、肾造成严重损害。

◆ 适宜人群

　　除糖尿病患者以外都可饮用。

◎ 食用量

　　每天约 200 毫升。

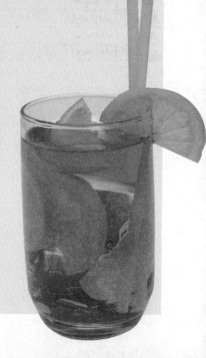

附录一：人体生化参考值

血液一般检查

	儿童	成人（男）	成人（女）
总血量	65~90ml/kg体重		
红细胞数		$4.0~5.5\times10^{12}$/L	$3.5~5.0\times10^{12}$/L
血红蛋白	110~120g/L	130g/L	120g/L
红细胞压积	0.37~0.50		
网织红细胞	0.005~0.015		

24小时尿检查

	儿童	成人（男）	成人（女）
肌酐	44~352μmol/L·kg⁻¹	7~18mmol	5.3~16.0mmol
肌酸	0~456μmol	0~304μmol	0~456μmol
尿素氮	357~535μmol		
羟脯氨酸	150~1370μmol	150~420μmol	
钠	<5mmol/kg	130~261mmol	
钾	1.03±0.7mmol/kg	51~102mmol	
钙	<0.2mmol/kg	2.5~7.5mmol	
磷（无机）	16~48mmol	22~48mmol	

维生素

维生素B₁	>0.163μmol
维生素B₂	>0.330μmol
烟酸	>14.15μmol
维生素C	>56.8μmol

血液生化检查

	儿童	成人（男）	成人（女）
葡萄糖（空腹、血清）	3.4~5.6mmol/L	3.9~5.9mmol/L	
葡萄糖（全血）		3.9~5.6mmol/L	
非蛋白氮（全血）	17.8~28.6mmol/L	14.3~25.0mmol/L	
尿素氮（血清）	2.5~6.4mmol/L	2.9~7.5mmol/L	
肌酐（血清）	27~62μmol/L	53~106μmol/L	44~97μmol/L
丙酮酸（全血）		45~140μmol/L	
钠（血清）	138~145mmol/L	136~146mmol/L	
钾（血清）	3.4~4.7mmol/L	4.1~5.6mmol/L	
钙（血清）	2.2~2.7mmol/L	2.1~2.55mmol/L	
磷（血清）	1.45~1.78mmol/L	0.87~1.45mmol/L	
铁（血清）	8.95~21.48μmol/L	8.95~28.64μmol/L	7.16~26.85μmol/L
铁蛋白（血清）	7~140μg/L	15~200μg/L	12~150μg/L
铜（血清）	14.13~29.83μmol/L	10.99~21.98μmol/L	12.56~24.2μmol/L
硒（全血）	1.27~4.32μmol/L		
锌（血清）	7.69~22.95μmol/L		

血脂

总脂（血清）		4~7g/L
总胆固醇（血清）	3.12~5.20mmol/L	2.90~6.0mmol/L
低密度脂蛋白（血清）		1.56~5.72mmol/L
高密度脂蛋白（血清）		0.78~2.2mmol/L
甘油三酯（血清）		0.22~1.2mmol/L
磷脂总量（血清）		1.7~3.2mmol/L
总蛋白（血清）		64.0~83.0mmol/L
白蛋白（血清）		35.0~55.0mmol/L
球蛋白（血清）		20.0~30.0mmol/L
碱性磷酸酶（血清）	5~14u	1.5~4u

维生素

维生素A（血清）	0.5~2.1μmol/L
维生素C（血浆）	23~85μmol/L
维生素D	37~200μmol/L
维生素E	11.6~46.4μmol/L
叶酸	>7.5μmol/L

附录二：正常人每日所需营养素供给量

营养素		热量	蛋白质	脂肪	胆固醇	钙	铁	磷	钾	钠	锌	硒	碘	铜	氟	铬	钼
		千卡	克	克	毫克	毫克	毫克	毫克	毫克	毫克	毫克	微克	微克	毫克	毫克	微克	微克
1~7岁	男	1700	55			800	10	700	1500	900	8.66	25	90	1	0.8	30	20
	女	1600	55														
7~14岁	男	2400	80	25~30		1200	15	1000	1500	1200	9.68	35	90~120	1.2	1.2	40	30
	女	2200	80				20										
14~18岁	男	2900	90			1000	15	1000	2000	1800	13.88	45	150	1.8	1.4	40	50
	女	2400	90				20				11.2						
18岁~	男	2400	70	<300		800	12		2000	2200	11.23	50	150	2	1.5	50	60
	女	2100	65				18				8.26						
孕妇、乳母		2600	80			1500	28		2500	2200	15.26	65	200	2.2	2.5	52	63
50岁~	男	2300	70	20~25				700									
	女	1900	65														
60岁~	男	1900	70			800	12		2000	2200	8	50	150	2	1.5	50	60
	女	1800	60														

维生素		维生素A	维生素B1	维生素B2	维生素B6	维生素B12	维生素C	维生素D	维生素E	生物素	叶酸	泛酸	烟酸
		微克	毫克	毫克	毫克	微克	毫克	微克	毫克	毫克	微克	毫克	毫克
1~7岁	男	600	0.7	0.7	0.6	1.2	60~70	10	28.5	12~16	200	3	7~9
	女								25.5				
7~14岁	男	700	1.5	1.2	0.7~0.9	1.8	80~90	10	42	20	300	4~5	12
	女		1.2						41				
14~18岁	男	800	1.5	1.5	1.1	2.4	100	5	56.5	25	400	5	15
	女	700	1.2	1.2					50				12
18岁~	男	800	1.4	1.4	1.2	2.4	100	5	63	30	400	5	14
	女	700	1.3	1.2					56				13
孕妇、乳母		900~1200	1.5~1.8	1.7	1.9	2.6~2.8	130	10	70	30~35	600	6~7	15~18
50岁~	男	700	1.3	1.2	1.5	2.5	100	5	60	30	400	5	14
	女												
60岁~	男												
	女												

附录三：日常食物营养指数（汇总表）

每百克食物中营养成分含量

	热量	蛋白质	脂肪	碳水化合物	胆固醇	膳食纤维	钙	铁	磷	钾	钠	铜	镁	锌	硒	维生素A	维生素B$_1$	维生素B$_2$	维生素B$_6$	维生素B$_{12}$	维生素C	维生素D	维生素E	生物素	维生素K	维生素P	胡萝卜素	叶酸	泛酸	烟酸
	千卡	克	克	克	毫克	克	毫克	毫克	毫克	毫克	毫克	毫克	毫克	毫克	微克	微克	毫克	毫克	毫克	微克	毫克	微克	毫克	微克	微克	微克	毫克	微克	毫克	毫克
大米	343	7.7	0.6	76.8	-	0.6	11	1.1	121	97	2.4	0.19	34	1.45	2.5	-	0.33	0.08	0.2	20	8	-	1.01	220	-	-	-	3.8	0.6	1.5
小麦	350	9.4	1.4	75		2.8	25	0.6	162	127	0.6	0.26	32	0.2	0.32	11	0.24	0.07	0.05	17.3	-		0.3	185	-	-	-	8	0.7	0.47
玉米	196	4	2.3	40.2	-	10.5	1	1.5	187	238	1.1	0.25	96	0.9	1.63	63	0.21	0.06	0.11	15	10	-	1.7	216	1	-	0.34	12	1.9	1.6
小米	359	9.2	3.2	73.3	-	1.6	9	5.6	240	239	9	0.54	107	2.08	4.74	17	0.67	0.12	0.18	73	-	-	3.63	143	-	-	0.19	29	1.7	1.6
糯米	345	7.3	1.4	77.5	-	0.8	26	6.7	155	231	1.5	0.25	49	1.54	2.71	-	0.19	0.03	0.04	23	-	-	1.29	120	-	-	-	7	0.5	2
黑米	339	8.9	2.2	70.8	-	2.8	12	1.6	179	256	7.1	0.15	147	3.8	3.2	19	0.41	0.33	0.54	104	32	-	0.6	270	-	-	3.87	15	0.2	2.3
燕麦	367	15	6.7	61.6	-	5.3	186	7	291	214	3.7	0.45	177	2.59	4.31	420	0.3	0.13	0.16	54.4	-	-	3.07	-	-	-	-	25	1.1	1.2
薏米	357	12.8	3.3	69.1	-	2	42	3.6	217	238	3.6	0.29	88	1.68	3.07	416	0.33	0.5	0.07	150	-	-	2.08	-	-	-	-	16	0.16	2
芡实	144	9.8	0.2	75	-	0.4	9	0.4	110	134	2.3	0.12	8	1.72	2.28	10	0.4	0.08	0.02	110	6	-	-	-	-	-	0.02	18	0.52	2.5
养麦	324	9.3	2.3	66.5	-	6.5	47	6.2	297	401	4.7	0.56	258	0.56	3.62	13	0.28	0.16	0.35	0.02	-	-	4.4	0.2	-	0.33	2.4	44	1.54	2.2
萝卜	16	0.5	0.2	3.1	-	0.8	77	0.3	25	196	91.2	0.03	17	0.18	0.61	-	0.02	0.04	0.07	-	12	-	0.92	-	1	-	0.02	53	0.18	0.5
胡萝卜	38	0.9	0.3	7.9	-	1.2	65	0.4	20	232	105.1	0.03	7	0.14	2.8	802	0.04	0.04	0.11	-	12	-	0.5	-	3	-	4.81	28	0.07	0.4
土豆	88	1.7	0.3	19.6	-	0.3	47	0.6	64	302	0.7	0.12	23	0.18	0.78	5	0.1	0.03	0.18	-	16	-	0.34	-	-	-	0.01	21	1.3	0.4
红薯	119	0.9	0.5	27.7	-	1.1	44	0.7	20	5.3	15.4	0.18	12	0.14	0.48	35	0.12	0.04	0.28	-	30	-	1.6	-	-	-	0.21	49	0.06	0.5
山药	64	1.5	-	14.4	-	0.8	14	0.3	42	452	18.6	0.24	20	0.27	0.55	3	0.08	0.02	0.06	-	6	-	0.2	-	-	-	0.02	8	0.4	0.61
莲藕	84	1.9	0.1	15.2	-	1.2	19	1.4	51	497	44.2	0.11	19	0.23	0.39	3	0.11	0.04	-	-	25	-	0.73	-	200	-	0.02	-	-	0.4
荸荠	59	1.2	0.2	13.1	-	1.1	4	0.6	44	306	15.7	0.07	12	0.34	0.7	-	0.02	0.02	-	-	7	-	0.65	-	-	-	0.02	-	-	0.7
芋头	79	2.2	0.2	17.1	-	1	36	1	55	378	33.1	0.37	23	0.49	1.45	27	0.06	0.05	0.15	-	6	-	0.45	-	-	-	0.16	30	1	0.7
百合	125	4	0.1	28.3	-	5.4	9	1	71	740	1	0.32	34	2.38	2	-	0.08	0.07	0.12	-	9	-	0.5	212	-	-	-	77	0.7	-
洋葱	39	1.1	0.2	8.1	-	0.9	24	0.6	39	138	4.4	0.05	15	0.23	0.92	-	0.03	0.03	-	-	8	-	0.14	210	-	-	20	16	0.19	0.2
茎蓝	30	1.3	0.2	5.7	-	1.3	25	0.3	46	190	29.8	0.02	13	0.45	1	-	0.04	0.02	-	-	76	-	0.13	68	-	-	0.02	-	-	0.5
魔芋	7	0.1	0.1	3.3	-	3	68	0.6	7	44	2	0.11	26	3	1.85	15	0.02	0.03	0.06	-	-	-	0.11	87	-	-	-	2	-	6

	热量	蛋白质	脂肪	碳水化合物	胆固醇	膳食纤维	钙	铁	磷	钾	钠	铜	镁	锌	硒	维生素A	维生素B₁	维生素B₂	维生素B₆	维生素B₁₂	维生素C	维生素D	维生素E	生物素	维生素K	维生素P	胡萝卜素	叶酸	泛酸	烟酸
	千卡	克	克	克	毫克	克	毫克	毫克	毫克	毫克	毫克	毫克	毫克	毫克	微克	微克	毫克	毫克	毫克	微克	毫克	微克	毫克	微克	微克	毫克	毫克	微克	毫克	毫克
大头菜	36	2.4	0.3	6	-	2.4	77	6.1	41	268	23.7	0.09	19	0.78	1.4	47	0.03	0.08	0.21	-	5	-	0.16	-	-	-	2.38	-	-	0.8
榨菜	29	2.2	0.3	4.4	-	2.1	155	3.9	41	363	52.6	0.14	54	0.63	1.93	83	0.03	0.06	0.25	-	2	-	0.2	-	-	-	0.49	-	-	0.5
雪里蕻	24	2	0.4	3.1	-	1.6	230	3.2	47	281	30.5	0.08	24	0.7	0.7	52	0.06	0.12	0.32	-	70	-	0.74	-	-	-	1.2	-	-	0.5
白菜	10	0.8	0.1	1.5	-	1.2	43	0.7	33	90	48.4	0.04	9	0.87	0.39	13	0.03	0.04	0.09	-	9	-	0.36	-	59	-	0.02	61	0.6	0.3
小白菜	15	1.5	0.3	1.6	-	1.1	90	1.9	36	178	73.5	0.08	18	0.51	1.17	280	0.02	0.09	0.12	-	28	-	0.7	-	110	-	1.68	110	0.32	0.7
菠菜	22	2.4	0.3	2.5	-	1.4	158	1.7	44	140	1178	0.1	58	0.52	0.97	487	0.04	0.11	0.3	-	15	-	1.74	270	210	-	1332	110	0.2	0.6
油菜	12	1.3	0.3	1.2	-	0.2	148	1.1	58	110	89	0.06	22	0.4	0.79	3	0.03	0.07	0.08	-	12	-	0.88	-	33	-	0.02	66	0.17	0.3
芹菜	13	0.6	-	2.7	-	0.9	152	8.5	18	163	5169	0.09	8	0.1	0.57	8	0.03	0.04	0.08	-	6	-	0.2	-	10	-	0.05	29	0.26	0.4
生菜	12	1.3	0.3	1.4	-	0.7	36	1.3	24	250	147	0.08	29	0.21	1.15	133	0.03	0.06	0.05	-	4	-	1.02	-	29	-	0.8	73	0.2	0.4
莴笋	14	1	0.1	2.2	-	0.6	23	0.9	48	318	36.5	0.07	19	0.33	0.54	25	0.02	0.02	0.05	-	4	-	0.19	-	54	-	0.15	120	0.23	0.5
空心菜	20	2.2	0.3	2.2	-	1.4	99	2.3	38	266	94.3	0.1	29	0.39	1.2	253	0.03	0.08	0.11	-	25	-	1.09	-	250	-	1.52	120	0.4	0.8
苋菜	47	3.2	0.6	7.1	-	2.3	228	10.5	57	473	52.6	0.07	38	0.64	0.09	137	0.03	0.1	-	-	13	-	1.54	-	78	-	0.82	-	-	0.6
芥蓝	19	2.8	0.4	1	-	1.6	128	2	50	104	50.5	0.11	18	1.3	0.88	575	0.02	0.09	-	-	76	-	0.96	-	26	-	3.45	-	-	1
芦笋	18	1.4	0.1	15.1	-	1.9	10	1.4	42	273	3.1	0.07	10	0.41	0.21	583	0.04	0.05	0.12	-	15	-	2	-	43	-	0.1	128	0.59	0.7
木耳菜	20	1.6	0.3	2.8	-	1.5	166	3.2	42	140	47.2	0.07	62	0.32	2.6	337	0.06	0.06	-	-	34	-	1.66	-	-	-	2.02	-	-	0.6
韭菜	16	2.7	0.4	0.3	-	1.6	48	1.3	38	290	2.7	0.08	25	0.31	1.38	1332	0.06	0.13	0.16	-	15	-	2.6	-	180	-	7.99	-	0.6	0.8
圆白菜	20	1.5	0.2	3.4	-	0.5	31	1.9	31	124	42.8	0.04	12	0.26	0.02	12	0.03	0.03	-	-	16	-	0.5	-	-	-	0.07	100	-	0.4
茭白	23	1.2	0.1	1.5	-	2.6	28	0.5	38	209	7.2	0.06	8	0.18	0.45	5	0.04	0.05	0.08	-	2	-	0.99	-	2	-	0.03	43	0.25	0.6
绿豆芽	19	1.4	0.1	3.2	-	0.4	1.5	0.4	40	68	1.5	0.1	18	0.22	0.5	3	0.05	0.06	0.1	-	9	-	0.19	-	47	-	20	56	0.46	0.5
黄豆芽	40	3.9	1.8	2	-	1.4	68	1.5	61	160	5.3	0.14	21	0.27	0.96	5	0.04	0.07	0.06	-	6	-	0.8	-	-	-	30	42	0.34	0.6
蒜薹	37	2.1	-	6.2	-	1.8	29	1.4	44	226	5.1	0.05	18	0.46	1.24	47	0.11	0.08	-	-	35	-	0.81	-	-	-	0.28	-	-	0.5
香菜	11	1.6	-	1.2	-	3.9	285	4	33	631	284.1	0.21	33	0.45	0.53	52	0.14	0.15	0.01	120	5	-	0.8	-	-	-	0.31	14	0.15	1
竹笋	40	4.1	0.1	4.4	-	2.8	22	2.4	36	587		0.15	8	0.43	0.66	5	0.05	0.11	0.13	-	5	-	0.7	-	2	-	0.08	63	0.63	0.4
香椿	47	1.7	0.4	9.1	-	1.8	96	3.9	147	548	4.6	0.09	36	2.25	0.42	117	0.07	0.12	-	-	40	-	0.99	-	230	-	-	-	-	0.9
蕨菜	251	6.6	0.9	54.2	-	25.5	851	23.7	253	59	1297	2.79	82	18.11	6.34	120	0.1	0.16	0.02	-	3	-	0.53	-	120	-	-	99	8	2.7
茼蒿	21	1.9	0.3	2.7	-	1.2	73	2.5	36	220	161.3	0.06	20	0.35	0.6	252	0.04	0.09	0.13	-	18	-	0.92	-	250	-	1.51	190	0.23	0.6

	热量	蛋白质	脂肪	碳水化合物	胆固醇	膳食纤维	钙	铁	磷	钾	钠	铜	镁	锌	硒	维生素A	维生素B$_1$	维生素B$_2$	维生素B$_6$	维生素B$_{12}$	维生素C	维生素D	维生素E	生物素	维生素K	维生素P	胡萝卜素	叶酸	泛酸	烟酸
	千卡	克	克	克	毫克	克	毫克	毫克	毫克	毫克	毫克	毫克	毫克	毫克	微克	微克	毫克	毫克	毫克	微克	毫克	微克	毫克	微克	微克	毫克	微克	微克	毫克	毫克
豆瓣菜	17	2.9	0.5	0.3	-	1.2	30	1	26	61.2	179	0.06	9	0.69	0.7	450	0.01	0.11	0.13	-	52	-	0.59	-	190	-	9.55	150	0.3	0.3
仙人掌	27	1.3	0.1	5.8	-	6.7	20.4	2.6	17	112	87	0.13	22	1.44	1.28	332	0.03	0.04	-	-	15.9	-	-	-	-	-	-	-	2.02	2.3
芦荟	33	1.5	0.12	4.9	-	5.6	24.8	3	32	164	76	0.18	20	2.23	1.76	280	0.02	0.01	0.03	-	-	-	-	132	-	-	-	-	1.87	3.14
豌豆	108	8.5	0.4	17.7	-	2.9	20	1.7	130	160	1.1	0.22	43	1.01	1.74	8	0.43	0.09	0.09	-	43	-	1.21	-	33	-	0.05	53	0.7	2.3
四季豆	32	1.9	0.3	5.3	-	1.9	53	1.2	46	178	0.6	0.12	34	0.28	0.94	100	0.04	0.07	0.07	-	6	-	0.2	-	60	-	0.6	50	0.17	0.7
茄子	23	0.8	0.2	4	-	1.3	32	0.4	19	152	11.3	0.1	13	0.23	0.48	63	0.03	0.04	0.06	-	8	-	1.13	-	9	700	0.04	19	0.6	0.5
青椒	15	0.7	0.2	3	-	1.3	21	0.5	20	300	6	0.09	12	0.1	0.38	103	0.04	0.03	0.19	-	10	-	0.8	-	20	-	0.62	0.26	0.3	0.6
菜花	27	2.1	0.4	3.8	-	1.1	41	0.8	57	316	30.3	0.05	18	0.06	0.73	5	0.06	0.08	0.23	-	88	-	0.8	-	17	-	0.08	94	1.3	0.7
西蓝花	33	4.1	0.6	2.7	-	1.6	67	1	72	17	18.8	0.03	17	0.78	0.71	1202	0.09	0.13	0.27	-	51	-	0.91	-	160	-	7.21	210	0.8	0.9
西红柿	15	0.9	0.2	3.54	-	0.5	10	0.8	24	191	5	0.06	9	0.13	0.15	92	0.03	0.03	0.08	-	8	-	0.57	-	4	700	0.37	22	0.17	0.6
黄花菜	199	19.4	1.4	27.2	-	7.7	301	8.1	216	380	59.2	0.37	85	3.99	4.22	307	0.05	0.21	0.09	-	10	-	4.92	-	35	-	1.84	36	0.4	3.1
四棱豆	450	45	18.8	40.5	-	1.2	290	170	222	205	0.3	0.74	20	4.4	1.88	200	0.2	0.1	-	-	26.2	0.9	44	-	-	-	15.8	1.2	-	0.7
黄瓜	15	0.8	0.2	2.4	-	0.5	24	0.5	24	102	4.9	0.05	15	0.18	0.38	15	0.04	0.04	0.05	-	9	-	0.46	-	34	-	90	25	0.2	0.2
冬瓜	7	0.2	-	1.5	-	0.5	23	0.2	7	136	3.6	0.07	8	0.2	0.22	13	0.01	0.02	0.03	-	16	-	0.08	-	1	-	0.01	26	0.21	0.3
苦瓜	18	1.2	0.1	3	-	1.5	34	0.6	36	200	1.8	0.06	18	0.29	0.36	10	0.07	0.04	0.06	-	125	-	0.85	-	41	-	0.06	72	0.37	0.3
丝瓜	20	1	0.2	3.6	-	0.6	14	0.4	29	115	2.6	0.06	11	0.21	0.86	15	0.02	0.04	0.07	-	5	-	0.22	-	12	-	90	92	0.4	0.2
南瓜	22	0.7	0.1	4.5	-	0.8	16	0.4	24	287	0.8	0.03	8	0.14	0.46	148	0.03	0.04	0.12	-	8	-	0.36	-	26	-	0.89	80	0.5	0.4
西葫芦	15	0.9	0.2	2.5	-	0.9	10	0.2	21	320	40.4	0.03	9	0.1	0.28	42	0.01	0.03	0.09	-	2	-	0.34	-	35	-	0.25	36	0.4	0.2
草菇	18	1.7	0.1	2.7	-	3.4	23	1	33	328	4.7	0.4	21	0.36	0.02	8	0.21	0.22	0.09	1.2	156	1	0.4	-	-	-	-	65	2.9	8
香菇	211	20	1.2	30.1	-	31.6	83	10.5	258	1960	11.2	0.45	104	8.57	6.42	3	0.19	1.26	0.45	1.7	5	17	0.66	-	-	-	20	240	16.8	7.93
平菇	20	7.8	2.3	69	-	5.6	21	3.2	220	258	3.8	0.08	14	0.61	1.07	2	0.12	7.09	0.09	0.8	4	1	0.79	-	-	-	0.01	65	1.32	6.7
金针菇	22	17.8	1.3	32.3	-	2.7	12	1.4	97	360	4.3	0.14	17	0.39	0.28	5	0.24	0.17	0.12	-	2	1	1.14	-	-	-	0.03	75	1.4	4.1
猴头菇	13	26.3	4.2	44.9	-	6.4	2	18	8.6	8	175.2	0.06	5	0.4	1.28	4	0.69	1.89	-	0.6	4	2	0.46	-	-	-	0.01	-	-	16.2
松蕈	112	20.3	3.2	0.4	-	47.8	14	86	50	330	1.3	0.1	29	6.22	98.4	5	0.02	1.4	0.15	1.9	2	4	3.09	-	-	-	-	63	1.19	0.6
口蘑	242	38.7	3.3	14.4	-	17.2	169	19.4	1655	106	5.2	5.88	167	9.04	0.02	5	0.07	0.08	0.11	6.5	1	1	8.57	-	-	-	-	28	0.3	1.56
鸡腿蘑	346	25.4	3.3	58.8	-	7.3	106.7	1.38	634.2	1662	34.01	0.15	15	0.09	2.74	2	0.14	0.28	0.18	3.1	2	2	-	-	-	-	-	80	1.61	8.1
黑木耳	205	12.4	1.2	36.2	-	33.4	295	11.9	292	773	7.1	0.32	152	1.66	3.72	17	0.17	0.44	0.1	4	5	440	11.34	-	-	-	0.1	87	1.14	2.5

	热量	蛋白质	脂肪	碳水化合物	胆固醇	膳食纤维	钙	铁	磷	钾	钠	铜	镁	锌	硒	维生素A	维生素B_1	维生素B_2	维生素B_6	维生素B_{12}	维生素C	维生素D	维生素E	生物素	维生素K	维生素P	胡萝卜素	叶酸	泛酸	烟酸
	千卡	克	克	克	毫克	克	毫克	毫克	毫克	毫克	毫克	毫克	毫克	毫克	微克	微克	毫克	毫克	毫克	微克	毫克	微克	毫克	微克	微克	微克	毫克	微克	毫克	毫克
银耳	200	10	1.7	36.2	-	33.7	62	2.6	369	987	78.6	0.08	54	4.11	2.95	18	0.05	0.25	0.1	2.6	2	970	1.26	-	-	-	0.11	76	1.37	5.3
竹荪	235	19.4	2.6	60.6	-	8.4	55	12.1	288	567	68.9	4.32	134	3.21	3.1	8	0.03	0.06	-	1.4	-	5	1.2	-	-	-	0.4	-	-	42.8
鸡枞	250	28.8	0.1	42.7	-	2.1	23	10.6	750	882	62.7	3.98	168	2.85	11.2	77	1.2	1.7	-	5.5	-	27	-	-	-	-	7.2	-	12	642
黄豆	391	35.6	19	19.5	-	11.9	169	8.3	400	1800	0.5	1.35	199	3.04	6.16	28	0.41	0.11	0.59	-	-	-	18.9	-	34	-	0.17	260	1.64	2.1
蚕豆	345	25.8	1.5	57	-	1.2	1119	4.4	30	1100	2	0.64	113	2.84	2.02	85	0.37	0.12	-	-	16	-	1.2	-	13	-	0.51	260	0.48	1.5
腐乳	133	10.9	8.2	3.9	-	0.9	61	3.8	74	84	2460	0.2	78	0.69	1.51	22	0.03	0.04	0.33	-	-	-	8.4	-	20	-	0.13	160	1.21	1
黄酱	131	12.1	1.2	17.9	-	3.4	70	7	160	508	3606.1	0.48	48	1.25	12.26	13	0.05	0.28	0.26	-	-	-	14.12	-	23.2	-	0.08	182	1.2	2.4
绿豆	326	20.6	1	58.6	-	5.2	162	22.8	336	1900	1.9	1.08	125	2.48	4.28	75	0.25	0.11	0.41	-	1	-	10.95	-	6	-	0.45	130	1.26	2
红小豆	313	20.1	0.5	57	-	7.1	91	6.7	340	1500	1.7	0.64	138	2.27	3.8	30	0.45	0.09	0.39	-	-	-	0.6	-	8	-	0.79	130	2.2	1
饭豇豆	29	2.9	0.3	3.6	-	2.3	27	0.5	63	200	2.2	0.14	31	0.54	0.74	42	0.07	0.09	0.24	-	9	-	4.39	-	14	-	0.25	20.8	1.3	1.4
长豇豆	27	2.1	0.2	4.1	-	1.8	65	1	55	210	33.8	0.11	43	1.46	1.4	23	0.07	0.07	0.1	-	11	-	0.65	-	16	-	0.14	30	0.6	0.8
芸豆	296	23.4	1.4	47.4	-	9.8	130	6	400	1520	0.8	75	193.5	0.54	0.2	14.4	0.18	0.26	0.36	-	-	-	6.16	2	8	-	3.6	85	0.63	2.4
豆腐	98	12.2	4.8	1.5	-	0.5	138	1.5	158	106	7.3	0.22	63	0.63	1.55	5	0.05	0.02	0.03	0.06	0.03	-	6.7	-	-	-	0.03	-	0.4	0.3
豆浆	21	2.5	0.7	1.1	-	0.1	19	0.5	32	110	3	0.07	9	0.16	0.14	15	0.03	-	0.06	-	-	0.8	-	4	-	-	-	28	0.55	0.2
牛奶	54	3	2.9	4.1	151	-	135	0.3	73	157	36.5	0.02	11	3.36	1.94	11	0.04	0.07	0.03	0.3	1	240	0.21	117	2	-	-	5	0.55	0.2
酸奶	101	3.1	4.6	11.7	151	-	118	0.3	85	150	30.2	0.03	12	1.74	1.71	17	0.04	0.06	0.04	0.1	1	232	0.12	120	1	-	-	11	-	0.2
奶酪	294	26.4	19	4.4	111	-	799	1.4	393	75	584.6	0.13	57	4.13	1.5	79	0.08	0.08	0.07	2.8	-	312	1.3	260	8	-	-	10	0.72	0.2
冰激凌	396	14.5	3.5	76.7	86	-	539	1.2	320	235	180.6	0.06	123	1.09	0.1	62	0.08	0.41	-	-	-	160	-	-	-	-	-	-	-	0.3
猪肉	331	14.6	30.8	1.1	69	-	11	2.4	130	162	57.5	0.13	12	0.84	2.94	16	0.26	0.11	0.37	0.3	1	230	0.95	8	-	-	-	1	-	2.8
猪肝	143	22.7	5.7	0.3	368	-	54	7.9	330	300	88.3	0.65	24	3.86	19.21	10756	0.22	2.41	0.89	52.8	30	420	0.3	28	1	-	-	1000	6.4	13.5
猪蹄	260	23.2	17.7	1.9	-	-	32	2.4	32	50	110	0.09	5	0.78	5.85	6	0.05	0.04	0.02	0.4	-	182	0.1	3	1	-	-	1	0.7	1.5
猪血	55	12.2	0.3	0.9	116	-	4	8.7	16	29	56	0.1	5	0.28	7.94	12	0.03	0.04	-	-	-	386	0.2	2.3	90	-	-	-	-	0.3
牛肉	125	17.8	2	0.2	122	-	6	2.2	150	270	48.6	0.1	17	1.77	6.26	3	0.02	0.24	0.38	0.8	-	243	0.42	10.1	7	-	-	6	0.66	4.1
羊肉	118	20.5	3.9	-	60	-	9	3.9	196	403	69.4	0.11	17	6.06	7.18	11	0.15	0.16	0.3	2	1	320	0.31	12	6	-	-	1	0.72	5.2
兔肉	102	19.7	2.2	0.9	59	-	12	2	165	284	45.1	0.12	15	1.3	10.93	212	0.11	0.1	-	2.68	-	188	0.42	6	-	-	-	-	-	5.8
狗肉	116	16.8	4.6	1.8	62.5	-	52	2.9	107	140	47.4	0.14	14	3.18	14.75	157	0.34	0.2	-	2.21	-	206	1.4	4.3	-	-	-	-	-	3.5
驴肉	124	20.2	4.8	0.4	73	-	2	4.3	178	185	46.9	0.23	7	4.26	6.1	72	0.03	0.16	-	1.86	-	201	2.76	2	-	0.07	-	-	-	1.4

	热量	蛋白质	脂肪	碳水化合物	胆固醇	膳食纤维	钙	铁	磷	钾	钠	铜	镁	锌	硒	维生素A	维生素B_1	维生素B_2	维生素B_6	维生素B_{12}	维生素C	维生素D	维生素E	生物素	维生素K	维生素P	胡萝卜素	叶酸	泛酸	烟酸
	千卡	克	克	克	毫克	克	毫克	毫克	毫克	毫克	毫克	毫克	毫克	毫克	微克	微克	毫克	毫克	毫克	微克	毫克	微克	毫克	微克	微克	毫克	微克	微克	毫克	毫克
鹿肉	108	22	2.6	0.4	61	-	15	6	202	316	50.2	-	-	2.25	10	172	0.06	0.04	-	6.2	-	325	-	12	-	-	-	-	5.6	7.2
鸡肉	166	18.5	9.6	1.4	187	-	17	0.9	160	340	72.4	0.08	7	1.29	5.4	42	0.07	0.08	0.18	0.4	3	221	0.2	2	53	-	-	11	1.68	5
鸡蛋	140	12.9	9.1	1.5	1200	-	30	1.2	182	60	196.4	0.07	11	1.01	14.98	154	0.16	0.17	0.07	0.9	-	3	2.29	13	12	-	-	36	0.1	-
鸭肉	149	17.3	9	0.2	89	-	12	2.5	84	100	80.7	0.21	14	0.9	10	47	0.22	0.34	0.33	0.6	-	136	0.2	2	8	-	-	2	1.13	2.4
鸭蛋	180	12.6	13	3.1	550	-	62	2.9	226	60	106	0.11	13	1.67	15.68	261	0.17	0.35	-	-	-	4	4.98	20	-	-	-	-	-	0.2
松花蛋	161	14.2	10.7	4.5	1100	-	63	3.3	165	73	542.7	0.12	13	1.48	25.24	215	0.06	0.18	0.01	1.1	-	6	3.05	22	26	-	-	63	0.94	0.1
鹌鹑肉	97	18.8	2.4	0.1	138	-	69	1.4	100	204	58.5	0.1	20	2.23	11.67	133	0.04	0.09	0.53	0.7	-	352	0.44	5.5	53	-	-	11	1.85	6.3
鹌鹑蛋	162	11.7	12.4	1	500	-	140	4.6	220	138	94.7	0.09	11	1.4	25.48	345	0.11	0.31	0.13	4.7	-	3	3.08	15	15	-	-	91	0.98	0.1
鸽肉	201	16.5	14.2	1.7	99	-	30	3.8	136	334	63.6	0.24	27	0.82	11.08	53	0.06	0.2	0.53	2	3	186	0.99	4	5	-	-	2	4.48	6.9
鸽蛋	170	10.8	16	1.1	480	-	100	4.1	210	120	76	0.14	24	1.62	18.66	33	0.08	0.07	0.36	4.23	-	2	3	12	-	-	-	60	0.62	0.08
乌鸡肉	111	22.3	2.3	0.3	106	-	17	2.3	210	323	64	0.26	51	1.6	7.73	42	0.02	0.2	0.33	2.12	-	250	1.77	16	-	-	-	-	-	7.1
野鸡肉	147	20	6.7	1.6	106	-	839	24.8	522	249	81.9	0.45	51	10.6	36	11	0.36	0.04	0.04	0.08	-	242	-	18	-	-	-	-	-	5.4
田鸡	99	22.3	0.4	0.3	40	-	127	1.5	200	230	33	0.06	16	1.15	16	13	0.26	0.28	0.22	0.9	-	88	0.55	2	1	-	0.09	4	0.18	4.1
蜗牛	135	23	0.26	0.6	39	-	15	1.8	114	78	33	0.05	9	1.88	3.45	22	0.03	0.04	0.12	0.71	-	56	-	4.8	-	-	-	-	-	-
蚕蛹	176	43	8.6	0.1	78	-	24	5.6	263	362	88.7	0.42	40	2.77	4.6	128	0.05	0.02	0.04	0.12	-	140	-	2	-	-	-	-	-	-
燕窝	46	7.4	1	2	-	0.2	2	-	110	-	46	0.02	6	-	-	-	-	-	-	-	-	-	-	-	-	-	-	-	-	-
鲤鱼	109	17.7	4.1	0.5	83	-	50	1	204	334	53.7	0.06	33	2.08	15.4	25	0.03	0.09	0.13	10	-	14	1.27	-	-	-	-	5	1.48	2.7
草鱼	112	18.5	4.3	2.5	86	-	36	0.8	166	312	46	0.05	31	0.87	6.66	11	0.03	0.15	-	8	-	20	2.03	-	-	-	-	-	-	1.95
鲫鱼	91	17.4	1.3	2.5	130	-	64	1.2	193	290	70.8	0.08	41	2.75	14.3	32	0.04	0.07	0.11	5.5	1	4	0.68	-	-	-	-	14	0.69	2.5
胖头鱼	100	15.3	2.2	4.7	112	-	82	0.8	180	229	60.6	0.07	26	0.76	19.5	34	0.04	-	-	11	-	4.3	2.65	18	-	-	-	-	-	2.8
鳜鱼	117	19.9	4.2	0.5	96	-	63	1	217	295	68.6	0.1	32	1.07	26.5	12	0.02	0.07	-	2.8	-	32	0.87	-	-	-	-	-	-	5.9
鲈鱼	100	18.6	3.4	0.4	86	-	56	1.2	131	205	144.1	0.05	37	2.83	33.1	19	0.03	0.17	-	4.6	-	30	0.75	-	-	-	-	-	-	3.1
鲇鱼	102	17.3	3.7	0.5	73	-	42	2.1	195	351	49.6	0.09	22	0.53	27.5	71	0.33	0.1	0.16	2.3	-	4	6.3	-	-	-	-	10	0.81	2.5
带鱼	127	17.7	4.9	3.1	76	-	28	1.2	191	280	150.1	0.08	43	0.7	36.6	29	0.02	0.06	0.2	0.9	1	14	0.82	-	-	-	-	2	0.56	2.8
黄鱼	96	7.7	2.5	-	86	-	53	0.7	174	260	120.3	0.04	39	0.58	42.6	10	0.03	0.1	0.18	2.5	-	62	1.13	-	-	-	-	6	0.18	1.9
平鱼	142	18.5	7.8	0.5	77	-	46	1.1	155	328	62.5	0.14	39	0.8	27.2	24	0.04	0.07	0.3	1.4	1	30	1.26	-	-	-	-	7	1.37	2.1
三文鱼	133	22.3	4.1	0.1	54	-	15	0.4	260	390	53	0.03	36	1.8	17.2	63	0.11	0.14	0.52	7.6	1	10	2.3	-	-	-	-	21	0.97	8.8

	热量	蛋白质	脂肪	碳水化合物	胆固醇	膳食纤维	钙	铁	磷	钾	钠	铜	镁	锌	硒	维生素A	维生素B1	维生素B2	维生素B6	维生素B12	维生素C	维生素D	维生素E	生物素	维生素K	维生素P	胡萝卜素	叶酸	泛酸	烟酸
	千卡	克	克	克	毫克	克	毫克	毫克	毫克	毫克	毫克	毫克	毫克	毫克	微克	微克	毫克	毫克	毫克	微克	毫克	微克	毫克	微克	微克	毫克	微克	微克	毫克	毫克
鲨鱼	110	22.2	3.2	0.5	70	-	41	0.9	212	285	102.2	0.06	30	0.73	57.02	21	0.01	0.05	0.33	1.7	-	10	0.58	-	-	-	-	2	0.73	3.1
鱼翅	342	83.9	1.6	0.01	250	-	65	1.2	36	3	180	0.24	55	-	-	-	-	0.02	0.9	-	11	0.4	-	-	-	-	-	23	0.24	0.5
鳝鱼	89	18	1.4	1.2	126	-	42	2.5	206	263	70.2	0.05	18	1.97	34.6	890	0.06	0.98	0.1	2.3	2	21	1.34	-	-	-	-	9	0.86	3.7
海水虾	93	18.6	0.8	2.8	193	-	62	1.5	228	215	165.2	0.44	46	2.38	33.72	15	0.01	0.07	0.12	1.9	-	123	0.62	-	-	-	-	23	3.8	1.7
淡水虾	84	16.4	2.4	2.2	240	-	325	4	186	329	133.8	0.64	60	2.24	29.65	48	0.04	0.03	0.1	1.1	-	104	5.33	-	-	-	-	57	0.38	2.2
海蟹	95	13.8	2.3	4.7	125	-	208	1.6	142	232	260	1.67	47	3.32	82.65	30	0.01	0.1	0.18	4.7	-	95	2.99	-	-	-	-	22	0.78	2.5
河蟹	103	17.5	2.6	2.3	267	-	126	2.9	182	181	19.35	2.97	24	3.68	56.72	389	0.06	0.28	0.16	1.9	-	110	6.09	-	-	-	-	13	0.14	1.7
蛤	45	7.7	0.6	2.2	63	-	59	6.1	126	235	309	0.2	82	1.19	77.1	23	0.01	0.13	0.08	28.4	1	84	0.5	-	-	-	-	20	0.37	1.9
田螺	60	11	0.2	3.6	154	-	55	19.7	93	98	26	0.8	77	2.71	16.73	3	0.02	0.19	0.03	2.1	-	23	0.75	-	-	-	-	8	0.2	2.2
海螺	163	22.7	3.5	10.1	195	-	91	3.2	109	333	278.9	0.72	231	2.89	79.2	3	0.04	0.24	0.11	6.5	-	20	7.17	-	-	-	-	15	0.59	3.3
鲍鱼	84	12.6	0.8	6.6	242	-	266	22.6	77	136	2011.7	0.72	59	1.75	21.38	24	0.01	0.16	0.02	-	1	24	2.2	-	23	0.03	-	22	1	0.9
鱿鱼	77	60.1	4.7	7.9	638	-	62	4.1	393	1130	965.3	0.2	0.61	4.98	155.6	20	0.02	0.13	-	0.3	-	18	9.73	-	-	-	-	-	-	1.9
海参	71	16.5	0.2	0.9	51	-	285	13.2	28	43	502.9	0.05	149	0.63	63.93	42	0.03	0.04	0.04	2.3	-	10	3.14	-	-	-	-	4	0.71	0.1
海蜇	33	3.7	0.3	3.8	8	-	150	4.8	30	160	235	0.12	124	0.55	30	12	0.03	0.05	-	0.2	-	9	2.13	-	-	-	-	3	-	0.2
甲鱼	197	16.5	0.1	1.6	95	-	107	1.4	135	150	10	0.05	23	4.4	3.25	94	0.62	0.37	0.11	1.2	1	4	1	-	5	-	-	16	0.2	3.7
紫菜	216	28.2	3.9	16.9	-	27.3	422	46.8	350	1640	365.6	1.68	105	2.3	7.22	403	0.44	2.07	0.06	-	2	-	1.82	-	110	-	2.42	720	1.24	7.3
海带	64	4	0.1	11.9	-	6.1	445	10.2	52	1338	353.8	0.14	129	0.97	5.84	40	0.04	0.23	0.07	-	-	-	0.85	-	74	-	0.24	19	0.33	0.8
石花菜	314	5.4	0.1	72.9	-	4.2	167	2	209	141	380.8	0.12	15	1.94	15.19	57	0.06	0.2	0.08	0.1	-	-	14.84	-	17	-	-	-	0.29	3.3
苹果	57	0.1	0.3	13.4	-	0.5	11	0.1	11	119	0.9	0.06	5	0.01	1	100	0.01	0.03	0.06	-	8	-	1.46	66	-	-	600	5	0.09	0.1
梨	45	0.7	0.4	9.6	-	2.1	11	0.7	11	115	0.7	0.08	10	0.1	0.98	100	0.03	0.03	0.03	-	4	-	1.46	57	-	-	0.6	5	0.09	0.1
桃	38	0.6	0.1	8.8	-	1	12	0.5	20	144	1	0.04	8	0.15	0.1	5	0.01	0.03	0.02	-	9	-	0.7	45	-	-	0.06	5	0.13	0.7
杏	36	0.9	0.1	7.8	-	1.3	14	0.6	15	226	2.3	0.11	11	0.2	0.2	75	0.02	0.03	0.05	-	4	-	0.95	11	-	220	1.15	2	0.3	0.6
杏仁	514	24.7	44.8	2.9	-	19.2	71	1.3	27	106	7.1	0.81	-	3.64	15.65	1	0.08	1.25	0.1	-	26	-	18.53	-	-	-	1.03	63	0.66	3.5
李子	36	0.7	0.4	7.8	-	0.9	8	0.6	11	144	3.8	0.04	10	0.14	0.2	25	0.03	0.02	0.04	-	5	-	0.74	23	-	-	0.15	37	0.14	0.4
葡萄	4	0.3	0.4	0.2	-	1.8	5	0.2	7	124	0.5	0.1	6	0.02	0.5	5	0.05	0.03	0.04	-	4	-	0.34	44	-	-	0.13	4	0.1	0.2
香蕉	89	1.5	0.2	20.3	-	1.1	32	0.4	31	472	0.8	0.14	43	0.17	0.87	56	0.02	0.04	0.38	-	3	-	0.24	76	-	-	60	26	0.7	0.7
草莓	25	0.8	0.1	5.2	-	1.6	15	2.2	27	170	6.5	0.04	12	0.11	0.7	2	0.03	0.03	0.04	-	35	-	0.4	155	-	-	0.01	90	0.33	0.4

	热量	蛋白质	脂肪	碳水化合物	胆固醇	膳食纤维	钙	铁	磷	钾	钠	铜	镁	锌	硒	维生素A	维生素B₁	维生素B₂	维生素B₆	维生素B₁₂	维生素C	维生素D	维生素E	生物素	维生素K	维生素P	胡萝卜素	叶酸	泛酸	烟酸
	千卡	克	克	克	毫克	克	毫克	毫克	毫克	毫克	毫克	毫克	毫克	毫克	微克	微克	毫克	毫克	毫克	微克	毫克	微克	毫克	微克	微克	微克	微克	微克	毫克	毫克
橙子	47	0.8	0.2	10.5	-	0.6	20	0.4	22	159	1.2	0.03	14	0.14	0.31	27	0.05	0.04	0.06	-	33	-	0.56	61	-	500	0.16	34	0.28	0.3
橘子	42	0.8	0.4	8.9	-	1.4	35	0.2	18	177	1.3	0.07	16	1	0.45	277	0.05	0.04	0.05	-	33	-	0.45	62	-	350	1.66	13	0.05	0.2
柚子	41	0.8	0.2	9.1	-	0.4	12	0.3	24	119	3	0.18	4	0.4	3.02	2	0.07	0.1	0.09	-	110	-	3.4	33	-	480	0.1	21	0.5	0.89
西瓜	34	0.5	-	8.1	-	0.2	13	0.2	8	120	2.3	0.02	11	0.05	0.08	180	0.03	0.04	0.07	-	10	-	0.1	22	-	-	1.08	3	0.2	0.22
哈密瓜	34	0.5	0.1	7.7	-	0.2	4	0.3	19	190	26.7	0.01	19	0.13	1.1	153	0.05	0.01	0.11	-	35	-	-	34	-	-	0.92	24	0.16	0.8
桑葚	41	1.6	0.4	9.6	-	3.3	30	0.3	33	150	1	0.07	-	1.33	2.31	19	0.02	0.05	0.07	-	22	-	12.78	85	-	-	0.03	38	0.43	0.6
柿子	71	0.4	0.1	17.1	-	1.4	9	0.2	23	151	0.8	0.06	19	0.08	0.24	20	0.02	0.02	0.06	-	30	-	1.12	63	-	-	0.12	18	0.28	0.3
枣	139	1.4	0.3	33.1	-	2.4	16	0.7	51	127	7	0.06	25	1.82	1.02	2	0.06	0.09	0.14	-	297	-	0.1	16	-	320	0.01	140	-	0.86
荔枝	61	0.7	0.6	13.3	-	0.5	0.5	0.5	34	193	1.7	0.16	12	0.17	0.14	2	0.02	0.06	0.09	-	36	-	0.1	12	-	-	0.01	100	1	0.7
龙眼	70	1.2	0.1	16.2	-	0.4	6	0.2	30	248	3.9	0.1	10	0.4	0.83	106	0.01	0.14	0.02	-	43	-	-	20	-	-	0.02	20	-	1.3
芒果	32	0.6	0.2	7	-	1.3	15	0.2	11	138	2.8	0.06	14	0.09	1.44	1342	0.01	0.04	0.13	-	23	-	1.21	-	-	120	8.05	84	0.22	0.3
猕猴桃	53	1	0.1	13.5	-	2.5	32	0.3	42	144	3.3	1.87	12	0.57	0.28	66	0.01	0.02	0.12	-	652	-	1.3	33	-	-	35	36	0.29	0.29
菠萝	42	0.4	0.3	9	-	0.4	18	0.5	28	147	0.8	0.07	8	0.14	0.24	33	0.08	0.02	0.08	-	24	-	-	51	-	-	0.08	11	0.28	0.2
山楂	98	-	1.5	20.7	-	2.9	162	0.8	24	299	0.9	0.11	19	0.02	1.22	8	0.02	0.01	-	-	19	-	7.32	52	-	-	0.05	-	-	0.4
椰子	231	4	12.1	26.6	-	4.7	2	1.8	90	475	55.6	0.19	65	0.92	6.21	21	0.01	0.01	-	-	6	-	-	26	-	-	1	-	-	0.5
柠檬	35	1.1	1.2	4.9	-	1.3	101	0.8	22	209	1.1	0.14	37	0.65	0.5	4	0.05	0.02	0.08	-	40	-	1.14	37	-	560	0.13	31	0.42	0.6
木瓜	27	0.4	0.1	6.2	-	0.8	17	0.2	12	18	28	0.03	9	0.25	1.8	145	0.02	0.04	0.01	-	50	-	0.3	38	-	-	0.87	44	0.42	0.3
枇杷	39	0.8	0.2	8.5	-	0.8	17	1.1	8	122	4	0.06	10	0.21	0.72	117	0.02	0.03	0.06	-	8	-	0.24	-	-	120	0.7	9	0.22	0.3
无花果	58	1.5	0.2	13	-	3	67	0.1	18	212	5.5	0.01	17	1.42	0.67	5	0.03	0.02	0.07	-	2	-	1.82	25	-	-	0.03	22	0.2	0.1
杨梅	28	0.8	0.2	5.7	-	1	14	1	8	149	0.7	0.02	10	0.14	0.31	7	0.01	0.05	0.05	-	9	-	0.81	19	-	-	0.04	26	0.3	0.3
杨桃	30	0.7	0.1	7.5	-	1.8	5	0.6	27	126	0.7	0.04	10	0.84	-	12	0.03	0.02	0.02	-	27.2	-	0.3	18	-	-	11	-	0.3	0.38
樱桃	6	0.1	0.2	9.9	-	0.3	11	6	27	232	8	0.1	12	0.23	0.21	35	0.02	0.02	0.02	-	10	-	2.22	62	-	230	0.21	38	0.2	0.6
榴莲	133	2.3	3.3	27.1	-	2.1	5	0.3	36	510	35	0.19	27	0.27	1.18	6	0.33	0.2	0.25	-	31	-	2.3	24	-	-	150	-	0.22	1.4
山竹	67	0.6	0.2	17.5	-	1.4	6	0.1	12	100	1	0.07	18	0.61	1.34	5	0.11	0.03	0.04	-	3	-	0.7	22	-	-	20	-	0.33	0.5
金橘	55	1	0.2	12.3	-	1.4	56	1	20	144	3	0.07	20	0.21	0.62	62	0.04	0.03	0.03	-	35	-	1.58	37	-	280	0.37	20	0.29	0.3
石榴	63	1.6	0.2	13.7	-	4.7	9	0.2	70	231	0.7	0.15	17	0.3	-	43	0.05	0.03	0.04	-	5	-	2.28	11	-	-	6	-	0.32	0.2
番荔枝	41	1.1	0.4	8.3	-	5.9	13	0.2	16	235	3.3	0.08	10	0.21	1.62	53	0.02	0.05	0.06	-	68	-	0.3	10	-	-	0.32	41	0.8	0.3

	热量	蛋白质	脂肪	碳水化合物	胆固醇	膳食纤维	钙	铁	磷	钾	钠	铜	镁	锌	硒	维生素A	维生素B₁	维生素B₂	维生素B₆	维生素B₁₂	维生素C	维生素D	维生素E	生物素	维生素K	维生素P	胡萝卜素	叶酸	泛酸	烟酸
	千卡	克	克	克	毫克	克	毫克	毫克	毫克	毫克	毫克	毫克	毫克	毫克	微克	微克	毫克	毫克	毫克	微克	毫克	微克	毫克	微克	微克	微克	毫克	微克	毫克	毫克
枸杞	44	5.6	1.1	2.9	-	1.6	36	2.4	32	170	29.8	0.21	74	0.21	0.35	87.8	0.08	0.32	0.25	-	58	-	2.99	29	-	-	-	150	0.22	1.3
橄榄	49	0.8	0.2	11.1	-	4	49	0.2	18	23	44.1	-	10	0.25	0.35	22	0.01	0.01	-	-	3	-	-	40	-	-	0.13	-	-	0.7
火龙果	50	1.4	0.3	11.8	-	1.9	6	0.3	29	350	76	0.03	41	2.28	3.36	18	0.08	0.06	0.05	-	7	-	0.4	-	-	-	0.01	44	0.53	0.4
西番莲	56	1.8	0.1	13	-	2.2	42	8.6	73	245	133	0.08	15	2.99	4.55	33	0.12	0.18	0.22	7.3	23	-	23.9	65	9	126	0.82	56	1.64	5.8
蓝莓	49	0.5	0.1	12.9	-	3.3	8	0.2	9	70	1	0.04	5	0.26	0.1	9	0.03	0.03	-	0.05	9	-	1.7	0.2	33	232	55	12	0.12	0.2
核桃	654	15.2	65.6	0.8	-	11.6	25	2.2	280	540	4	1.17	131	2.05	4.62	10	0.26	0.15	0.49	-	-	-	43.21	-	7	-	0.06	91	0.67	1
栗子	191	4.1	1.2	40.9	-	2.1	5	1.7	89	560	2	0.4	50	0.55	1.13	2	0.14	0.17	0.37	-	24	-	4.56	-	-	-	0.01	100	1.3	0.8
松子	698	13.4	70.6	2.2	-	10	78	4.3	569	502	10.1	2.68	567	4.61	0.74	2	0.19	0.25	0.17	-	-	-	32.79	-	-	-	0.01	79	0.59	4
开心果	653	21	55	19	-	7	120	3	440	970	270	1.15	120	4.2	0.88	20	0.43	0.24	1.22	-	-	-	4	-	29	-	-	59	1.06	1
腰果	576	21	47.6	26.7	-	6.7	38	4.8	490	590	220	1.89	240	3.6	1.72	2	0.54	0.18	0.36	-	0.25	-	1.1	-	28	-	-	63	1.32	0.9
榛子	452	20	44.8	14.7	-	9.6	104	6.4	422	1244	4.7	3.03	420	5.83	0.78	8	0.62	0.14	0.39	-	-	-	36.43	-	4	-	0.05	54	1.07	2.5
榧子	423	0.77	0.1	18.9	-	5.2	50	1.6	31	12	43.6	0.01	8	0.01	0.02	320	0.01	0.02	-	-	-	-	14.2	27	-	-	-	-	0.18	0.6
葵花子	597	23.9	49.9	13	-	6.1	72	5.7	238	562	5.5	2.51	264	6.03	1.21	5	0.36	0.2	1.18	-	-	-	34.53	-	-	-	0.03	280	1.66	4.8
南瓜子	520	35.1	31.8	8	-	4.9	235	6.7	670	102	20.6	1.11	2	2.57	2.78	-	0.15	0.15	-	-	-	-	13.25	-	-	-	0.47	-	1.5	0.62
西瓜子	555	32.4	45.9	3.2	-	5.4	170	4.7	760	186	9.4	0.04	1	0.39	11	-	0.2	0.08	-	-	-	-	27.37	-	-	-	-	-	-	1.4
莲子	344	17.2	2	64.2	-	3	97	3.6	550	846	5.1	1.33	242	2.78	3.36	-	0.16	0.08	-	-	5	-	2.71	-	-	-	-	-	-	4.2
花生	298	12.1	25.4	5.2	-	7.7	8	3.4	250	1004	3.7	0.68	110	1.79	4.5	6	0.85	0.1	0.46	-	14	-	2.93	-	100	-	0.01	76	17	14.1
大葱	23	1.1	0.2	4.2	-	1.5	13	0.8	28	180	3.4	0.08	19	1.63	0.67	17	0.03	0.05	0.11	-	10	-	0.3	-	7	-	0.1	56	0.4	0.5
小葱	23	1.7	0.3	3.4	-	1.4	71	2.2	21	320	3.1	0.06	18	0.12	1.06	888	0.05	0.06	0.13	-	15	-	0.59	-	120	-	5.33	120	0.6	0.4
姜	66	1.5	1.5	11.5	-	2.2	46	2.1	42	387	28.2	0.1	44	0.34	0.56	30	0.01	0.04	0.13	-	5	-	0.2	-	-	-	0.18	8	0.7	0.4
大蒜	117	7	0.1	22.1	-	0.8	4	1	138	530	17.6	0.22	21	1.06	3.09	5	0.19	0.07	1.5	-	10	-	0.5	-	-	-	0.03	92	0.7	0.55
青辣椒	29	2	0.5	4.2	-	2.3	11	0.6	36	300	2.1	0.11	15	0.12	0.62	23	0.04	0.03	1	-	62	-	185	-	27	-	0.73	41	3.7	0.3
干辣椒	212	15	12	11	-	41.7	12	6	29	1470	1.8	0.61	131	8.21	0.9	232	0.61	0.9	3.81	-	28	-	30.7	-	58	-	16.89	30	14	8.1
花椒	232	14.1	5.5	31.6	-	33.8	139	8.1	210	1700	37.3	0.33	100	0.39	0.87	7	0.1	0.45	-	-	-	-	0.04	-	-	-	-	-	-	2.8
大茴香	263	5	0.3	1.8	-	1.4	162	3.8	40	1621	120.2	0.33	102	0.72	0.55	5.3	0.12	0.12	0.08	-	-	-	0.01	-	-	-	3.92	25	2.33	2.1
茴香菜	24	2.5	0.4	2.6	-	1.6	154	1.2	23	231	186.3	0.52	120	0.73	0.77	4.2	0.06	0.09	-	-	26	-	0.94	-	-	-	2.41	-	-	0.8
桂皮	182	4.4	0.2	1.9	-	2.7	142	7.6	25.8	1835	47.1	0.49	87	0.29	0.17	3.1	0.01	0.01	-	-	-	-	-	-	-	-	4.2	-	1.7	1.25

	热量	蛋白质	脂肪	碳水化合物	胆固醇	膳食纤维	钙	铁	磷	钾	钠	铜	镁	锌	硒	维生素A	维生素B1	维生素B2	维生素B6	维生素B12	维生素C	维生素D	维生素E	生物素	维生素K	维生素P	胡萝卜素	叶酸	泛酸	烟酸
	千卡	克	克	克	毫克	克	毫克	毫克	毫克	毫克	毫克	毫克	毫克	毫克	微克	微克	毫克	毫克	毫克	微克	毫克	微克	毫克	微克	微克	微克	毫克	微克	毫克	毫克
孜然	212	2.1	0.3	2.4	-	1.8	155	1.6	23	211	143.8	0.56	98	0.77	0.62	3	0.03	0.02	0.02	-	-	-	-	-	-	-	2.8	-	0.6	1.2
咖喱	274	9.5	8	40.9	-	6.6	906	136	421	2199	18.4	1.2	180	3.38	10.2	29	0.03	0.4	-	-	-	-	-	-	-	-	0.76	-	-	2.3
芥末	476	23.6	29.9	28.1	-	7.2	656	17.2	530	366	7.8	0.63	321	3.62	9.01	32	0.17	0.38	-	-	-	-	9.83	-	-	-	0.19	-	-	4.83
胡椒	357	9.6	2.2	74.6	-	2.3	2	9.1	172	154	4.9	0.32	2	1.23	7.64	10	0.09	0.06	-	-	-	-	-	-	-	-	0.06	-	0.7	1.8
豆蔻	334	8	1	22	-	5.2	452	12.3	550	363	121.7	0.53	130	3.64	5.5	14	0.02	-	0.1	-	-	-	-	-	-	-	-	-	0.52	0.8
盐	10	-	-	-	-	-	2	0.8	-	1228	2513	0.01	18	0.24	-	-	-	-	-	-	-	-	-	-	-	-	-	-	-	-
白糖	392	0.1	-	98.1	-	-	6	0.2	3	131	1.4	0.02	2	0.03	0.38	-	-	-	-	-	-	-	-	-	-	-	-	-	-	0.2
红糖	390	0.7	-	96.2	-	-	157	2.2	11	120	18.3	0.15	54	0.35	4.2	0.01	-	0.09	-	-	-	-	-	-	-	-	-	-	-	0.3
冰糖	401	-	0.3	99.6	-	-	34	0.4	-	122	1	0.03	2	0.05	-	-	0.03	0.03	-	-	-	-	-	-	-	-	-	-	-	-
味精	268	40.1	0.2	26.5	-	-	100	1.2	4	450	5894.9	0.12	7	0.31	0.98	-	0.08	-	-	-	-	-	-	-	-	-	-	-	-	0.3
醋	130	2.1	0.3	4.9	-	-	17	6	96	351	262.1	0.04	13	1.25	2.43	-	0.03	0.05	0.02	0.1	-	-	-	-	-	-	-	-	0.08	0.7
酱油	27	5.5	0.2	1.3	-	0.2	30	4.6	38	636	4056	0.06	130	0.76	5.32	-	0.05	0.17	0.18	0.2	-	-	-	-	-	-	-	30	0.37	1.5
料酒	114	1.7	-	5.1	-	-	15	1.3	20	123	4.2	0.02	19	0.39	0.26	12	0.05	0.03	0.03	-	-	-	-	-	-	-	-	1	0.19	0.6
沙拉油	898	-	99.8	-	-	-	18	1.7	1	3	5.1	0.05	1	0.23	1.87	-	-	-	-	-	-	-	24.01	-	170	-	-	-	-	-
花生油	899	-	99.9	-	-	-	12	2.9	15	1	3.5	0.15	2	8.48	2.29	-	-	-	-	-	-	-	42.06	-	4	-	-	-	-	-
常用水	-	-	-	-	-	-	8.5	45	-	-	-	0.01	6.5	0.1	0.01	-	-	-	-	-	-	-	-	-	-	-	-	-	-	-
绿茶	296	32.5	2.3	38.5	-	15.6	332	14.4	191	1643	28.2	1.74	196	4.24	3.18	417	0.36	0.35	0.46	-	19	-	9.57	-	140	230	2.5	16	3.1	8
红茶	294	27.6	0.9	43.8	-	14.8	486	28.1	390	1934	13.6	2.56	183	3.5	5.6	628	0.1	0.17	0.28	-	8	-	5.47	-	1500	350	3.77	210	2	6.2
乌龙茶	270	22.8	1.3	41.9	-	14.2	416	27.6	262	1543	22.7	2.07	217	2.35	3.2	432	0.08	0.03	0.36	-	6	-	3.42	-	121	288	1.88	2	0.02	0.1
咖啡	288	14.7	0.3	56.5	-	-	-	3	-	223	100	3.8	440	0.77	0.24	120	0.02	0.14	0.01	0.1	-	-	0.2	-	-	-	-	8	0.11	47
江米酒	126	2.4	5.3	17.3	-	0.6	126	0.5	67	125	54.2	0.2	40	0.37	1.73	48	0.01	0.03	-	-	-	-	0.24	-	-	-	-	-	-	0.2
啤酒	56	0.4	-	3.1	-	-	4	0.3	15	-	2.5	-	7	0.01	-	-	0.2	0.02	0.05	0.1	-	-	-	-	-	-	-	7	0.08	1
红葡萄酒	132	0.2	-	1.5	-	-	27	0.4	5	8	2.6	0.02	4	0.18	-	-	0.04	0.01	0.03	-	-	-	-	-	-	-	-	-	0.07	0.1
白葡萄酒	62	0.1	-	-	-	-	23	0.3	1	12	2.8	0.03	4	-	0.06	-	0.01	-	0.02	-	-	-	-	-	-	-	-	-	0.07	0.1
白酒	352	-	-	-	-	-	-	0.5	-	-	-	-	-	0.04	-	-	-	-	-	-	-	-	-	-	-	-	-	-	-	-

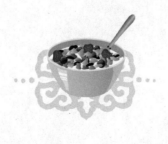

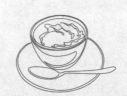